IDATEN
INFECTIOUS DISEASES ASSOCIATION FOR TEACHING AND EDUCATION IN NIPPON

病院内/免疫不全関連感染症診療の考え方と進め方

IDATEN感染症セミナー

編集　IDATENセミナーテキスト編集委員会

医学書院

> 謹告　著者並びに出版社として，本書に記載されている内容が最新・正確
> であるように最善の努力をしておりますが，薬の適応症・用量・用法など
> は，ときに変更されることがあります．したがって，使い慣れない薬の使用
> に際しては，読者御自身で十分に注意を払われることを要望いたします．
> 　　　　　　　　　　　　　　　　　　　　　　　　　　　　　医学書院

病院内/免疫不全関連感染症診療の考え方と進め方

― IDATEN 感染症セミナー

発　行	2011年3月1日　第1版第1刷©
	2016年11月1日　第1版第3刷
編　集	IDATENセミナーテキスト編集委員会
発行者	株式会社　医学書院
	代表取締役　金原　優
	〒113-8719　東京都文京区本郷 1-28-23
	電話　03-3817-5600(社内案内)
印刷・製本	三美印刷

本書の複製権・翻訳権・上映権・譲渡権・公衆送信権(送信可能化権を含む)
は㈱医学書院が保有します．

ISBN978-4-260-01244-7

本書を無断で複製する行為(複写，スキャン，デジタルデータ化など)は，「私
的使用のための複製」など著作権法上の限られた例外を除き禁じられています．
大学，病院，診療所，企業などにおいて，業務上使用する目的(診療，研究活
動を含む)で上記の行為を行うことは，その使用範囲が内部的であっても，私的
使用には該当せず，違法です．また私的使用に該当する場合であっても，代行
業者等の第三者に依頼して上記の行為を行うことは違法となります．

JCOPY 〈出版者著作権管理機構　委託出版物〉

本書の無断複製は著作権法上での例外を除き禁じられています．
複製される場合は，そのつど事前に，出版者著作権管理機構
(電話 03-3513-6969，FAX 03-3513-6979，info@jcopy.or.jp)の
許諾を得てください．

IDATENセミナーテキスト編集委員会

岩渕千太郎	都立墨東病院感染症科
大野博司	洛和会音羽病院ICU/CCU，感染症科，総合診療科，腎臓内科
大曲貴夫	(独)国立国際医療研究センター病院国際感染症センター
笠原　敬	奈良県立医科大学附属病院感染症センター

執筆者一覧
(五十音順)

稲角麻衣
(いなかく　まい)

飯塚病院総合診療科
2002年神戸大学医学部卒．福井県立病院初期研修医，麻生飯塚病院総合診療科後期研修医，神戸大学医学部附属病院総合診療部，亀田総合病院総合診療・感染症科を経て，2011年より現職．

岩田健太郎
(いわた　けんたろう)

神戸大学大学院医学研究科微生物感染症学講座感染治療学分野
島根県生まれ．島根医科大学卒．米国，中国での臨床研修，診療を経て，亀田総合病院に勤務の後，2008年より現職．

岩渕千太郎
(いわぶち　せんたろう)

都立墨東病院感染症科
2001年東京医科歯科大学卒．亀田総合病院，都立墨東病院などで研修後，旭中央病院内科/感染症科を経て2010年より現職．

上田晃弘
(うえだ　あきひろ)

東海大学医学部附属病院総合内科
2000年北海道大学医学部卒．神戸市立中央市民病院，国立国際医療センターエイズ治療研究・開発センター，静岡県立静岡がんセンター感染症科を経て2008年より東海大学医学部附属病院総合内科助教．

上原由紀
(うえはら　ゆき)

順天堂大学医学部感染制御科学/総合診療科
1998年日本大学医学部卒．現在の国立国際医療研究センターで初期研修の後，日本大学医学部臨床検査医学科，聖路加国際病院内科感染症科フェローを経て2008年から順天堂大学医学部感染制御科学/総合診療科，2012年より同大学准教授．

宇野健司
（うの　けんじ）

奈良県立医科大学附属病院感染症センター
2000年奈良県立医科大学医学部卒．奈良県立医科大学呼吸器感染症血液内科で研修後，同院感染症センターで勤務，大阪市立総合医療センターの勤務を経て，2009年より奈良県立医科大学附属病院感染症センター助教．感染症専門医，ICD制度協議会認定インフェクションコントロールドクター，日本化学療法学会抗菌化学療法指導医．

大路　剛
（おおじ　ごう）

神戸大学大学院医学研究科微生物感染症学講座感染治療学分野
1998年神戸大学医学部卒．旧カネボウ記念病院での消化器内科後期研修，亀田総合病院で感染症内科後期研修を修了．ペルーのカエタノ大学で熱帯医学ディプロマ取得．亀田総合病院総合診療・感染症科医長を経て現在，神戸大学大学院医学研究科微生物感染症学講座感染治療学分野と神戸大学都市安全研究センター講師．

大野博司
（おおの　ひろし）

洛和会音羽病院 ICU/CCU，総合診療科，腎臓内科，感染症科
2001年千葉大学医学部卒．麻生飯塚病院初期研修後，舞鶴市民病院内科勤務．2004年より米国ブリガム・アンド・ウィメンズホスピタル感染症科短期研修後，洛和会音羽病院総合診療科．2005年より現職．内科医として多臓器不全管理，一般病棟・透析管理，一般・特殊外来をこなす．著書に『感染症入門レクチャーノーツ』（医学書院），『診療エッセンシャルズ』（共著，日経メディカル開発）．

大場雄一郎
（おおば　ゆういちろう）

大阪府立急性期・総合医療センター総合内科
2000年に大阪大学医学部卒．大阪大学医学部附属病院にて1年間の内科系ローテート初期研修，大阪府立呼吸器・アレルギー医療センターにて2年間の内科系ローテート研修，市立豊中病院にて1年間の呼吸器内科専攻医，大阪府立急性期・総合医療センターにて5年間の内科・呼吸器内科勤務，2009年より神戸大学医学部附属病院にて3年間の感染症内科フェローシップを修了．2012年4月より大阪府立急性期・総合医療センターに着任し，診療責任者として総合内科を新規開設．

大曲貴夫
（おおまがり　のりお）

（独）国立国際医療研究センター病院国際感染症センター
聖路加国際病院，会田（あいだ）記念病院内科への勤務を経て，2002年1月よりテキサス大学ヒューストン校医学部内科感染症科クリニカルフェローとして感染症の臨床トレーニングを受ける．2004年3月静岡県立静岡がんセンター感染症科医長，2007年4月同部長，2010年9月感染症内科部長．2011年7月国立国際医療研究センター感染症内科医長，2012年5月同国際感染症センターセンター長．日本感染症学会感染症専門医，日本化学療法学会抗菌化学療法指導医，ICD制度協議会認定インフェクションコントロールドクター．

岡　秀昭
（おか　ひであき）

関東労災病院感染治療管理部
2000年日本大学医学部卒．日本大学病院血液内科，横浜市立大学病院呼吸器内科を経て，横浜市立大学，神戸大学で感染症内科の立ち上げに参加．その経験を生かし，出身の関東に戻り，感染症診療と教育に活動中（現在，関東労災病院感染治療管理部室長．後期研修医を募集しています．興味のある方は見学にいらしてください）．
聖マリアンナ医科大学非常勤講師，日本感染症学会感染症専門医／暫定指導医，日本呼吸器学会呼吸器専門医など．

沖中敬二
（おきなか　けいじ）

国立がん研究センター中央病院総合内科・造血幹細胞移植科
2000年浜松医科大学医学部卒．浜松医科大学附属病院，聖隷浜松病院，袋井市立袋井市民病院での研修・勤務を経て，2008年より静岡県立静岡がんセンター感染症内科フェローとして研修．2011年4月より国立がん研究センター中央病院造血幹細胞移植科チーフレジデントを経て現職．

笠原　敬
（かさはら　けい）

奈良県立医科大学附属病院感染症センター

奈良県橿原市生まれ．橿原市にある奈良県立医科大学卒．2009 年，初めて橿原市外に引っ越し（フィラデルフィア），カルチャーショックを受ける．2010 年，やはり橿原市に戻り，地域に根ざした医療を展開中．得意技は地の利を生かすこと．

神谷　亨
（かみや　とおる）

洛和会音羽病院総合診療科・感染症科

1991 年名古屋大学医学部卒．市立舞鶴市民病院内科，自治医科大学附属大宮医療センター総合内科，ハワイ大学内科レジデント，ユタ大学感染症科フェローを経て，2007 年より現職．

岸田直樹
（きしだ　なおき）

手稲渓仁会病院総合内科・感染症科

北海道函館市生まれ．東京工業大学中退．2002 年旭川医科大学卒．手稲渓仁会病院初期研修，同総合内科・医学教育フェロー修了．静岡県立静岡がんセンター感染症科フェローを経て，2010 年 4 月より手稲渓仁会病院総合内科・感染症科，感染症科チーフ．地域中核病院の総合内科医に必要な臨床感染症カリキュラムを構築中．感染症のサブスペシャリティは最も common な臨床免疫不全である"がん患者の感染症"．

忽那賢志
（くつな　さとし）

国立国際医療研究センター国際感染症センター

奈良県内での感染症研修を終了後，2012 年 4 月より現職．

齋藤昭彦
（さいとう　あきひこ）

新潟大学大学院医歯学総合研究科小児科学分野

1991 年新潟大学医学部卒．聖路加国際病院小児科レジデント，ハーバー UCLA メディカルセンター・アレルギー臨床免疫部門リサーチフェロー，南カリフォルニア大学小児科レジデント，カリフォルニア大学サンディエゴ校小児感染症科 Clinical Fellow, Assitant Professor を経て，2008 年国立成育医療センター感染症科医長，2011 年より新潟大学大学院医歯学総合研究科小児科学分野教授．米国小児科学会上級会員（FAAP），米国小児研究学会（SPR）上級会員，日本人初の米国小児感染症学会専門医．

土井朝子
（どい　あさこ）

洛和会音羽病院総合診療科・感染症科

奈良県生まれ．2000 年大阪医科大学卒．静岡県立総合病院で総合診療科の後期研修終了後，亀田総合病院総合診療科・感染症フェローを経て，2007 年より現職．

中村　造
（なかむら　いたる）

東京医科大学感染制御部

2004 年東京医科大学卒．立川相互病院で初期研修後に都立墨東病院で一般感染症，輸入感染症，救急医療の研修を受ける．その他，都立駒込病院で HIV 感染症，都立府中病院で結核を経験し，2009 年 4 月より現職．最近の興味は集中治療領域の感染症，多剤耐性菌，血液培養．

藤田崇宏 (ふじた たかひろ)	東京女子医科大学感染症科 北海道大学医学部卒．麻生飯塚病院にて初期研修，手稲渓仁会病院総合内科にて後期研修，静岡県立静岡がんセンター感染症科にて感染症科専門研修を行い，2010年4月より現職．専門領域は一般感染症，がん患者の感染症．感染症コンサルテーションを通じた，より適切な感染症診療の拡大を目標としている．
細川直登 (ほそかわ なおと)	亀田総合病院総合診療・感染症科 1990年日本大学医学部卒．日本大学板橋病院総合臨床研修医，日本大学医学部小児科学教室/臨床検査医学教室を経て亀田総合病院感染症科へ．2010年から2011年までIDATEN(日本感染症教育研究会)代表世話人をつとめた．亀田総合病院では毎年，感染症フェローを募集し，卒業生は感染症の専門家としてそれぞれ活躍している．院外ではIDATENや学会などの活動を通し，臨床感染症教育の場を提供している．
堀　賢 (ほり さとし)	順天堂大学大学院感染制御科学 1991年順天堂大学医学部卒．1994年大学院医学研究科(細菌学)卒，2001年 London School of Hygiene & Tropical Medicine, Diploma in Hospital Infection Control Course 修了．2006年から順天堂医院感染対策室長(併任)．2010年から順天堂大学大学院感染制御科学先任准教授．産業医，ICD制度協議会認定インフェクションコントロールドクター，英国感染制御専門医(DipHIC)．
本郷偉元 (ほんごう いげん)	米国バンダービルト大学感染症科フェローシップ修了．2007年より武蔵野赤十字病院感染症科．赴任以来，何度もベスト指導医に選ばれている．感染症科フェローシップも立ち上げ，すでに人材を輩出している．また他院からの短期研修も受け入れている．フェローシップや短期研修に関する問い合わせは，当院HPから総務課見学係までメールで問い合わせをお願いいたします．
松永直久 (まつなが なおひさ)	帝京大学医学部内科学講座(感染症) 1999年東京大学医学部卒．在沖縄米国海軍病院，東京大学医学部附属病院，茨城県立中央病院で研修．その後，コロンビア大学関連病院 St. Luke's-Roosevelt Hospital Center で一般内科，UCLA関連プログラムにて感染症科研修．2008年東京医科大学病院感染制御部に着任．感染症コンサルトのシステムづくりや教育活動に従事．2010年より帝京大学医学部内科学講座(感染症)講師，帝京大学医学部附属病院感染制御部部長．
水澤昌子 (みずさわ まさこ)	ベスイスラエル・メディカルセンター(ニューヨーク)内科 2001年東北大学医学部卒．亀田総合病院で初期研修，東京都立府中病院(現在の多摩総合医療センター)で後期研修を修了後，2006年より同院呼吸器内科常勤医，2007年より自治医科大学感染症科病院助教を経て，2010年7月よりベスイスラエル・メディカルセンター(ニューヨーク)内科レジデント．

矢野(五味)晴美 [やの(ごみ) はるみ]	自治医科大学附属病院臨床感染症センター感染症科 1993年岡山大学医学部卒，沖縄米海軍病院，岡山赤十字病院を経て，1995年渡米．NY Beth Israel Medical Center 内科レジデント，1998年 University of Texas-Houston Medical School 感染症科フェロー，英国 London School of Hygiene and Tropical Medicine にて DTM&H（熱帯医学専門医）取得．2002年 Johns Hopkins Bloomberg School of Public Health で，MPH（公衆衛生修士）取得．2003年 Southern Illinois University School of Medicine Assistant Professor，2005年帰国し，自治医科大学附属病院感染制御部講師．2006年より同院臨床感染症センター感染症科准教授．ホームページ：www.harumigomi.com
山本 舜悟 [やまもと しゅんご]	京都市立病院感染症内科 2002年京都大学医学部卒．麻生飯塚病院で初期研修，洛和会音羽病院で後期研修，亀田総合病院で感染症フェロー．2011年英国 Liverpool School of Tropical Medicine で DTM & H 取得．2011年7月より現職．2012年6月阪南市民病院で開催された第1回尋常じゃないカンファレンス総合1位． ブログ（今にも落ちて来そうな空の下で）：http://blog.livedoor.jp/kmcid929/

序

　日本感染症教育研究会(IDATEN)は日本の感染症診療と教育を普及・確立・発展させるために活動しています．活動の柱は，年に2回夏と冬に行われるIDATEN感染症セミナーです．全国から応募した医学生・医師を対象に，臨床感染症の考え方から各論まで幅広く講義が行われます．指導的立場にあるIDATENのメンバーが講師として参加し，毎回大変な賑わいを見せています．このセミナーの内容を，なかなか参加できない方々に対して伝えること，IDATENの教育内容のさらなる普及を目的として，本シリーズの第1巻である『市中感染症診療の考え方と進め方—IDATEN感染症セミナー』を2009年に刊行しました．これに対して大きな反響をいただきました．

　さて，感染症診療の学びの入り口は確かに市中感染症の診療にあります．しかし実際の医療現場では入院患者に起こる感染症の診療もきわめて重要です．加えて，医療の複雑化，高度化とともに免疫不全を抱える患者が増えており，免疫不全者の感染症診療についても関心が高まっています．

　IDATENとしては両分野の感染症についても十分な教育啓発を行っていく必要があります．IDATENセミナーは年2回，夏と冬に行われますが，夏は市中感染を，冬には院内での感染症・免疫不全者の感染症を扱います．そこで冬のセミナーの内容を活字化してまとめたのが本書です．前回同様，セミナーの講師の面々に執筆を依頼し，内容は相互でレビューを行い意見を交換しつつ内容を詰めていきました．

　院内での感染症・免疫不全者の感染症の診療は，一筋縄ではいきません．しかし医療が複雑高度化し，今や市中であっても医療への濃厚な曝露や免疫不全を抱える患者が増えていることを考えれば，この分野の診療は経験年数を問わずすべての医師に必要とされる素養といえるでしょう．

　本セミナーテキストは，前回同様大野博司医師が企画実行しているIDATENセミナーから生まれました．人一倍多忙ななかでセミナーの企画開催を行い，本セミナーテキストの編集でも中心になった彼の働きに，変わらぬ敬意を表します．

2011年1月10日

日本感染症教育研究会　前代表世話人
大曲貴夫

目次

序　　大曲貴夫................IX

第1章
病院内/免疫不全関連感染症　総論................1

1. 内科病棟での発熱へのアプローチ　大曲貴夫................2
ケース：腸閉塞により入院し，絶食で補液中に発熱した68歳男性
CHARTでみる本ケースにおける「考え方と進め方」................8

2. 外科術後の発熱へのアプローチ　大野博司................9
ケース：右大腿骨頸部骨折で入院し，観血的骨接合術後3日目に発熱した70歳男性，他
CHARTでみる本ケースにおける「考え方と進め方」................16

3. ICUでの発熱へのアプローチ　大野博司................17
ケース：多発外傷で搬送され，ICUで全身管理中に高熱をきたした20歳男性
CHARTでみる本ケースにおける「考え方と進め方」................25

4. 免疫不全状態の発熱へのアプローチ　齋藤昭彦................27
ケース：両下肢20%の深部熱傷で入院し，10日目に高熱をきたした45歳男性，他
CHARTでみる本ケースにおける「考え方と進め方」................34

第2章
病院内感染症　各論................37

5. 人工呼吸器管理中の発熱へのアプローチ　大野博司................38
ケース：緊急開腹術後，ICUで発熱した人工呼吸器管理下の84歳男性
CHARTでみる本ケースにおける「考え方と進め方」................48

6. 尿路カテーテル留置中の発熱へのアプローチ　細川直登................51
ケース：入院中に発熱をきたした80歳女性
CHARTでみる本ケースにおける「考え方と進め方」................56

7. 中心静脈カテーテル留置中の発熱へのアプローチ　岡秀昭................58
ケース：腸閉塞で中心静脈ラインを留置され，入院中に発熱した77歳男性
CHARTでみる本ケースにおける「考え方と進め方」................66

8. 病院内での下痢へのアプローチ　中村　造………68
   ケース：院内で発熱，下痢をきたした78歳女性
   CHARTでみる本ケースにおける「考え方と進め方」…………75

9. 術後の発熱（手術部位感染症）への
   アプローチ　稲角麻衣・細川直登……………76
   ケース：発熱，術後の創部痛を主訴に来院した72歳男性
   CHARTでみる本ケースにおける「考え方と進め方」…………84

10. 心臓外科術後の発熱へのアプローチ　岩渕千太郎……………85
    ケース：心臓外科術を受けて退院した直後から微熱が続く72歳男性
    CHARTでみる本ケースにおける「考え方と進め方」…………94

11. ペースメーカ留置後の発熱へのアプローチ　水澤昌子……………96
    ケース：ペースメーカ留置後に発熱した60歳男性
    CHARTでみる本ケースにおける「考え方と進め方」…………102

12. 脳外科術後の発熱へのアプローチ　矢野晴美……………104
    ケース：血腫除去後，VPシャント術後に発熱が持続し，寝たきり，応答なしの72歳男性
    CHARTでみる本ケースにおける「考え方と進め方」…………114

13. 人工関節置換術後の発熱へのアプローチ　松永直久……………116
    ケース：右人工膝関節置換術後に創部から排膿のあった78歳女性
    CHARTでみる本ケースにおける「考え方と進め方」…………124

第3章
免疫不全関連感染症　各論……………127

14. 肝硬変患者の発熱へのアプローチ　山本舜悟……………128
    ケース：吐血で来院した肝硬変のある56歳男性
    CHARTでみる本ケースにおける「考え方と進め方」…………135

15. 糖尿病患者の発熱へのアプローチ　岩田健太郎・土井朝子……………136
    ケース：糖尿病性足病変にて左足趾デブリドマン後，創部離開があり，微熱などの高炎症所見が持続している72歳男性，他
    CHARTでみる本ケースにおける「考え方と進め方」…………141

16a. 腎不全・透析患者の発熱への
     アプローチ〈総論〉　大野博司……………144
     ケース：3日前から発熱，左腰痛があり受診した，血液維持透析が導入されている75歳男性，他
     CHARTでみる本ケースにおける「考え方と進め方」…………151

16b. 腎不全・透析患者の発熱への アプローチ〈各論〉　大野博司……………152
ケース：透析から帰宅後に高熱をきたしERを受診した74歳男性，他
CHARTでみる本ケースにおける「考え方と進め方」……………160

17. 脾臓摘出後の発熱へのアプローチ　岩渕千太郎……………163
ケース：高熱と悪寒戦慄ののち，家族の呼びかけに反応が乏しく救急車で来院した，脾臓摘出の既往のある25歳男性
CHARTでみる本ケースにおける「考え方と進め方」……………169

18. 固形腫瘍多発転移の発熱へのアプローチ　岸田直樹……………170
ケース：悪寒戦慄を伴う発熱を主訴に来院した65歳男性
CHARTでみる本ケースにおける「考え方と進め方」……………178

19. 骨髄移植後1カ月以内の発熱へのアプローチ　冲中敬二……………180
ケース：造血幹細胞移植後6日目に発熱，呼吸器症状をきたした45歳男性
CHARTでみる本ケースにおける「考え方と進め方」……………189

20. ステロイド/生物製剤投与中の 感染症へのアプローチ　上原由紀……………191
ケース：発熱，呼吸困難を訴える血管炎の64歳男性
CHARTでみる本ケースにおける「考え方と進め方」……………199

21. 免疫不全患者の中枢神経感染症への アプローチ　大場雄一郎……………202
ケース：38℃台の発熱，悪寒戦慄，頭痛の訴えで救急外来を受診した多発性骨髄腫の既往がある70歳女性，他
CHARTでみる本ケースにおける「考え方と進め方」……………212

22. 免疫不全患者の皮膚感染症へのアプローチ　本郷偉元……………214
ケース：10日間持続する発熱がある，急性骨髄性白血病で化学療法治療中の36歳男性
CHARTでみる本ケースにおける「考え方と進め方」……………220

23. 免疫不全患者の肺感染症へのアプローチ　大曲貴夫……………221
ケース：3日前からの発熱で緊急入院した65歳男性
CHARTでみる本ケースにおける「考え方と進め方」……………229

第4章

病院内/免疫不全関連感染症の予防……………231

24. 人工呼吸器関連肺炎の予防　堀　賢……………232
人工呼吸器関連肺炎発生のメカニズム/VAPの具体的予防策について

25. 免疫不全患者での感染症予防　藤田崇宏　　237
免疫不全状態での感染症予防／造血幹細胞移植時／造血幹細胞移植以外の化学療法／ステロイド投与下／脾摘後／脾機能不全患者／高齢者

第5章
病院内/免疫不全関連感染症で重要な微生物と治療薬　　243

26. 病院内感染症で重要な耐性菌　忽那賢志・笠原　敬　　244
グラム陽性球菌／グラム陰性桿菌／嫌気性菌／真菌

27. 耐性グラム陽性菌の治療薬　笠原　敬　　258
バンコマイシン，テイコプラニン／リネゾリド／アルベカシン／キヌプリスチン，ダルホプリスチン／Daptomycin／Tigecycline

28. 耐性グラム陰性桿菌の治療薬　大路　剛　　263
βラクタム系抗菌薬と耐性機構／アミノグリコシド系／フルオロキノロン／高度耐性GNRを生み出さないために

29. その他の治療薬　中村　造　　271
ST合剤／ペンタミジン／メトロニダゾール

30. 抗真菌薬　上田晃弘　　276
抗真菌薬の作用機序／臨床的に問題となる真菌／抗真菌薬のスペクトラム／ポリエン系／アゾール系／キャンディン系

31. 抗ウイルス薬　宇野健司・笠原　敬　　284
抗ヘルペスウイルス薬の歴史と種類／抗ウイルス薬の作用機序／抗ウイルス薬のスペクトラム／PK-PD／耐性機序／副作用／注意すべき薬物相互作用／標準投与量／主なヘルペスウイルス疾患に対する抗ウイルス薬の実際の使用

32. 腎障害時（血液透析，急性血液浄化療法を含む）/肝障害時の抗菌薬・抗真菌薬・抗ウイルス薬の使い方　神谷　亨　　294
血中濃度上昇による副作用・毒性の代表例／腎障害時の抗菌薬の使い方／肝障害時の抗菌薬の使い方

あとがき　大野博司　　305
索引　　307

表紙画：窪田義和
装丁：高橋佳久（ヒップスター・デザイン）

第1章

病院内/免疫不全関連感染症 総論

1. 内科病棟での発熱へのアプローチ

大曲貴夫

> **ケース** 腸閉塞により入院し，絶食で補液中に発熱した68歳男性

▶現病歴

　68歳男性．胃がん術後の再発が原因となった腸閉塞により入院．絶食で補液中である．ある日，悪寒戦慄とともに40℃の発熱あり．ほかの症状ははっきりしない．

▶身体所見

　身長156 cm，体重74 kg，入院時体温38.5℃，血圧130/84 mmHg，心拍数100/分，呼吸数18/分，SpO_2 98%（大気下），意識清明，頭頸部では眼瞼結膜に貧血あり，眼球結膜黄疸なし．口腔内では粘膜・舌に問題なし．頸部リンパ節を触知せず．胸部では心音・呼吸音正常．腹部は平坦，軟で圧痛なし．直腸診では圧痛なし．四肢・皮膚・神経系には特記事項なし．

Q1 この症例の背景からは，どのような感染のリスクが高いと考えられるか？

　感染症の問題に限らず，患者の医学的問題に迫っていくには，患者の背景を知ることが重要である．その理由は，患者の背景が変わればその医学的問題も変わってくるからである．感染症も，傾向や表現が当然に異なってくる．

　そこでまずは，目の前の患者がどのような疾患を抱えていて，それに対してどのような治療を受けているのかをよく把握する．そのうえで，市中感染の場合と同じく患者の社会的な背景についても把握していく．

●入院中の患者の背景上重要なのは？

1. 年齢：高齢者が多い
2. 基礎疾患を有している
 ・さまざまな解剖学的異常
 ・臓器機能の低下
3. 医学的処置の影響を受ける
 ・手術
 ・デバイス使用
4. 免疫不全を伴う場合がある
 ・バリアの障害
 ・好中球減少
 ・細胞性免疫不全
 ・液性免疫不全
5. 感染以外の要因での発熱も多い
6. 原因微生物の傾向が市中感染とは異なる

　高齢者はさまざまな臓器疾患を抱え，加齢による免疫不全があり，感染症そのものは症状所見に乏しい．また入院患者は諸処の基礎疾患を抱えている．術後の患者であれば手術に伴い解剖学的な変化が起こっている．また心疾患，慢性閉塞性肺疾患，慢性腎疾患，慢性肝疾患などの基礎疾患は，感染罹患時に重症化しやすくなるばかりでなく，感染罹患時に臓器機能も著明に低下して，臨床像を修飾する．また入院患者はなんらかの医学的処置を受けているが，実はこの医学的処置そのものが感染リスクを高くする．抗がん剤治療，免疫抑制薬の投与などがよい例である．手術をすれば手術部位感染のリスクが高くなり，血管内カテーテルや尿道カテーテルを用いればデバイス関連感染症が起こる．また，患者は免疫不全の状態にあることも多い．疾患の治療のために抗がん剤やステロイドの投与を行えば患者の免疫は著明に低下する．発熱患者のすべてが感染というわけではない．腫瘍熱・薬剤熱・血栓などの理由で患者は非特異的な発熱をきたすこともある．そして最後に，患者が

病院内で感染症に罹患した場合，問題となる原因微生物は市中感染とは異なってくる．

上記のような多面的な観点から患者の背景を把握しておくことが，院内患者の発熱診療の成功につながる．

そこで冒頭の症例をふりかえってみる．本例はそもそも：
1)腸閉塞という消化管の問題を有しており
2)絶飲食のために静脈カテーテルが留置され補液中である
3)問題がもし感染であるとすれば，医療関連感染であるので，原因微生物の傾向は市中感染と異なり抗菌薬耐性菌が多い

などの背景的特徴を有するので，これらを意識しつつ診療を進めていく．

Q2 問題の起こっている臓器・系統として考慮すべきところはどこか？

院内の発熱患者において問題臓器・系統を同定することは実は容易ではない．

なぜならば，院内の患者では臓器特異的所見が出にくいからである．高齢である，免疫不全である，術後である…といった患者背景がまずはそうさせている．加えて，症状や所見があっても微妙なことが多く，つい見落としがちである．あるいは「この程度だったらいいか」と医師の側でついつい軽視しがちでもある．よって院内の発熱患者においては症状所見が出にくいことを念頭に診療を行う．

院内の発熱では感染症が原因のことも多いが，院内発症の感染症も臓器特異的所見の乏しい疾患が多い．さて，院内の感染症で頻度が高いのは何であろうか(表1)．

頻度が最も高いのはやはり尿路感染(腎盂腎炎・前立腺炎)である．院内には術後の患者は多いので，手術部位感染も見過ごせない．院内の感染としての肺炎は頻度が高いばかりでなく死亡率も高いために早期発見が重要である．また血流感染，なかでもカテーテル関連血流感染は院内ならではの感染症であり，局所的な所見をきたしにくいために重要である．

また，発熱の原因はなにも感染症ばかりではない．術後の痛風発作などの代謝性疾患，薬剤に対するアレルギー，血栓症とそれに伴う肺塞栓などの合併症も発熱の原因となる．

表1 院内で発症する感染症で頻度が高いのは？

年度	感染の起こった部位				
	尿路(%)	術創(%)	呼吸器(%)	血流(%)	その他(%)
1990-96	34	17	13	14	21

(Emerging Infectious Diseases. Vol 4, No 3, p416, July-September 1998 より改変)

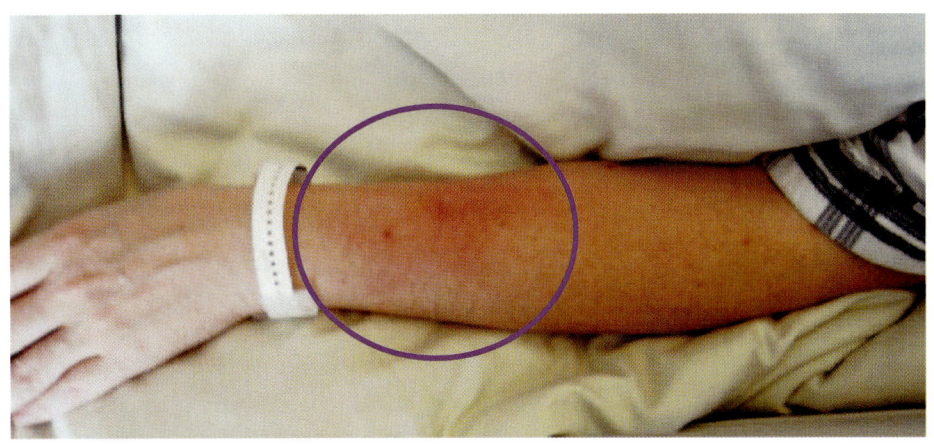

図1 左前腕部の皮膚所見

　このように，院内の発熱の原因は多岐にわたるばかりでなく，症状所見が出にくいものも多い．多くは微細なる異常所見で発症することが多く，その異常を診てとれる実力が必要である．また，この時点では問題が感染であると確定しているわけではないので，非感染性疾患もしっかりと念頭に置いて診療を進めていく．

　本例では，局所の所見がはっきりしない．患者の状態が不安定で，なおかつ問題のフォーカス（focus）がはっきりしないと，つい焦ってしまう．しかしこのような時こそ「院内の感染症で頻度が高いものは何か」を思い出す．本例は呼吸器・手術部位の所見ははっきりせず，尿も沈渣では濃尿もない．こういうフォーカスのはっきりしないときこそ，カテーテルを疑う．そこで患者のパジャマをめくってみると，腕は図1のようになっていた．

　左前腕の発赤がある．中心にはなにやら跡があり，看護師に聞くと末梢カテーテルの刺入部であったとのこと．

　どうも，カテーテル関連血流感染症の可能性は高いようだ．

Q3 カテーテル関連血流感染疑いの患者に対して，「あなたの所属する病院」であれば，どのような抗菌薬を選択するか？

　さて，今この患者ではカテーテル関連血流感染症が疑われている．その場合のエンピリック治療では，通常，メチシリン耐性黄色ブドウ球菌（MRSA）などの多剤耐性グラム陽性球菌および緑膿菌などのグラム陰性桿菌を考慮して治療を選ぶ必要がある．

　さて，ここで緑膿菌などのグラム陰性桿菌のカバーを考える．抗緑膿菌作用のあ

表2 P. aeruginosa の抗菌薬感受性率

	イミペネム	セフタジジム	ピペラシリン
病院A	94%	93%	90%
病院B	66%	86%	92%

る抗菌薬であれば，何を使ってもいいのだろうか？

　ここで生きてくるのが，ローカルファクター(local factor)の考え方である．

　抗菌薬は，どの病院においても同等に効くわけではない．これはどういうことかといえば，自分が慣れ親しんでいるAという抗菌薬が，勤務先が変わってしまえば，とたんに「効かなくなる」ことがあることを意味している．なぜだろうか？ それは抗菌薬を選択する際には，自身が医療を行う環境(クリニック・病院・医院…)ごとにそれぞれlocal factorがあるからなのだ！ たとえば医療を行う環境が変われば，その環境ごとによくみられる菌の頻度は違ってくる．ある病院では*Acinetobacter*の感染症をよくみかけるけれど，その隣の病院ではむしろ*Serratia*の感染症をよくみかける，という具合だ．しかも同じ菌ひとつとっても「顔」が違ってくる．

　たとえば*Pseudomonas aeruginosa*に関するあるデータを紹介しよう(表2)．

　*P. aeruginosa*のイミペネム感受性に注目してほしい．A病院では94%であったのに，B病院では66%でしかない．つまりは「前の勤務先で効いていた抗菌薬Aが，今の勤務先Bでは耐性を取られていて効かないことがある」ということなのだ．医療関連肺炎では，その死亡率は重症群(日本呼吸器学会の成人院内肺炎診療ガイドラインにおけるC群)では40.8%にも及ぶ．このような重篤な疾患で最初の治療が不適切であった場合，患者の死亡率が明らかに高くなることが知られている[1,2]．よって患者を救うためには，予測されている原因微生物を的確にカバーする抗菌薬を選択することがきわめて重要なのだ．

　ここで，local factorが生きてくる．地域や医療機関が変われば，標的となる原因微生物の顔ぶれは微妙に変わってくる．加えて，原因微生物の抗菌薬に対する感受性は，これは劇的に変わってくる．がん患者の感染症は医療関連感染の側面があるので，こうした医療環境の違いによってもたらされる変化，つまりlocal factorを十分考慮して抗菌薬を選択する必要がある．

Column 「人工物感染とバイオフィルム」

　病院あるいは広い意味での医療現場で遭遇する感染症のなかで最も特徴的なものは，中心静脈カテーテル・尿道カテーテル・人工関節などの人工物感染症だろう．

　人工物感染はなかなか厄介である．なぜならば，難治性で抗菌薬治療だけで治癒することはまず期待できず，原則としてデバイス(device)の除去・抜去が必要となるからである．

　ではなぜ難治性なのだろうか？　その原因は，medical device 感染においてはデバイスの表面に，病原体によるバイオフィルム(biofilm)が形成されるからである．バイオフィルムとは物体の表面に付着した生物由来のマトリクスであり，内部で細菌が繁殖している．バイオフィルム内部の菌は分裂スピードが落ちており，なおかつバイオフィルム内への抗菌薬の浸透速度は著明に低下しているからである．このために，バイオフィルム内の細菌は抗菌薬に耐性を示す．

　よって，デバイス感染の治療はすなわちバイオフィルムの関連した感染の治療になる．バイオフィルムの物理的除去は難しいので，通常は人工物ごと除去して対応する．しかしどうしても抜去できない場合には，バイオフィルムへの透過性の良好な抗菌薬を用いて治療する．よく使用されるのがリファンピシンの併用などである．

文献

1) Weinstein MP, et al：The clinical significance of positive blood cultures in the 1990s：a prospective comprehensive evaluation of the microbiology, epidemiology, and outcome of bacteremia and fungemia in adults. Clin Infect Dis 24(4)：584-602, 1997.
2) Kollef MH, et al：Inadequate antimicrobial treatment of infections：a risk factor for hospital mortality among critically ill patients. Chest 115(2)：462-474, 1999.

CHARTでみる
本ケースにおける「考え方と進め方」

① 内科病棟での発熱へのアプローチ

1 患者背景を考える

68歳の男性で，消化器系の悪性疾患が原因となって腸閉塞となっている．そして中心静脈カテーテルを留置している状況である．そして入院中である．消化器系悪性疾患があるため，胆道感染・肝膿瘍・腹膜炎などの腹腔内の問題は起こりうるであろう．なにより中心静脈カテーテルを留置しているので，カテーテル関連血流感染のリスクもある．

2 感染臓器を考える

本例の場合，症状所見に乏しく，問題の所在が一見はっきりしない．ただ本例では，①発熱とともに頻脈・頻呼吸などの生命徴候の変化がみられている点と，②静脈内カテーテルが留置してある，という特徴がある．これにより，院内の感染症として頻度が高いカテーテル関連血流感染は十分に考えうる．そこで末梢静脈カテーテルの刺入部位を観察すると，実際に圧痛，発赤がある．これは少なくとも同部位に静脈炎があることを強く示唆する．

3 原因微生物を考える

カテーテル関連血流感染のエンピリック治療では，通常MRSAなどの多剤耐性グラム陽性球菌および緑膿菌などのグラム陰性桿菌を考慮して治療を選ぶ．これに加えて，特に重症時で患者の背景（細胞性免疫の低下・好中球減少などの免疫不全がある，腸管粘膜の障害や虚血，ICU長期滞在，広域抗菌薬の使用中など）のリスク因子があれば，Candidaのカバーも考慮する．当然ではあるが，血液培養は複数セット採取する．

4 抗菌薬を考える

抗菌薬の選択においては，local factorを意識する．地域や医療機関が変われば，原因微生物の抗菌薬に対する感受性は劇的に変わってくる．多くの医療機関ではこのデータをantibiogram（特定の抗菌薬に対する分離菌の耐性）という形で整理してあるので，これを参考に抗菌薬を選択する．

末梢カテーテルは感染の原因となっている可能性が高いので抜去した．当該医療機関では緑膿菌のセフタジジムに対する感受性が最も優れているので，バンコマイシン1回15 mg/kg 12時間毎，およびセフタジジム 1回1 g 6時間毎で治療を開始した．

5 最終的な治療方針

血液培養によりメチシリン感受性黄色ブドウ球菌が検出されたため，治療はバンコマイシンとセフタジジムの併用からセファゾリン1回2 g 8時間毎に変更した．幸い心内膜炎や骨髄炎，化膿性関節炎などの合併症はなく，抗菌薬は合計14日間継続して終了とした．

2. 外科術後の発熱への アプローチ

大野博司

▶ケース 1

　胆石の既往のある70歳男性．ADLは自立していた．右大腿骨頸部骨折で入院．入院5日目に右観血的骨接合術施行．術後経過良好であったが，入院8日目に発熱38.2℃．
　抗菌薬は周術期にセファゾリン1g1日2回が入院5〜7日目まで使用されていた．
　発熱時のバイタルサイン：血圧140/70 mmHg，心拍数90/分，呼吸数20/分，酸素飽和度SpO_2 98％（室内気）．診察上は特に胸部・腹部・四肢問題なし．創部も縫合不全なし．現在のルートは末梢1本と尿カテーテル．

▶ケース 2

　肺気腫・直腸がんのある78歳男性．直腸癌手術目的で入院．入院4日目に低位前方切除術施行．術後は経過良好であったが入院7日目より38℃台の発熱あり．
　早期離床を促していたが創部痛のため思うようにはかどらなかった．抗菌薬は周術期にセフメタゾール1g1日2回が入院4〜7日目まで使用されていた．
　発熱時のバイタルサイン：血圧140/70 mmHg，心拍数110/分，呼吸数25/分，酸素飽和度SpO_2 90％（室内気）．診察上は腹痛あり，呼吸状態もいまひとつ．現在のルートは末梢1本，中心静脈(CV)ライン，創部ドレーンはまだ抜けておらず，また尿カテーテル留置中．

Q1 術後の発熱へのアプローチ：
その必要なスキルとストラテジーとは？

術後の発熱にアプローチする際には，
①患者の状態，特にバイタルサイン（呼吸数も含め）にこだわること．
②患者の背景（基礎疾患・社会歴含む）を余念なく情報収集すること．
③患者に入っているルート類すべてに敏感になり，特に創部ドレーン排液の性状・量に注意を払うこと．
の3つを守れば発熱の原因を見つけ出すことができる．

そのうえで，術後の発熱の原因は，①非感染性疾患によって起こる発熱，②感染症によって起こる発熱，に分けて考えることが大切である．

術後の発熱の原因として感染症について考える場合，術前の状態から以下の3つに分けて考えるとよい．

術後の発熱が感染症の場合

①待機的手術で基礎疾患なし
　→創部感染を含めた病院内感染症（後述）
②待機的手術で基礎疾患あり
　→創部感染を含めた病院内感染症＋基礎疾患に関連した感染症（後述）
③緊急手術で基礎疾患あり
　→創部感染を含めた病院内感染症リスク上昇＋呼吸・循環不全からの要素（気道トラブル，皮膚のトラブル，腸管虚血からのバクテリアルトランスロケーションなど）

Q2 術後のバイタルサインの異常：
まず注意を払うべきものは何か？

まずはバイタルサインの異常として，SIRS（systemic inflammatory response syndrome，全身性炎症反応症候群）の状態であるかどうかをまずは確認することから始める．SIRSを満たす場合，迅速に対応しなければいけない．

SIRSの診断基準

以下の4つのうち2項目以上
　①体温＞38℃または＜36℃
　②呼吸数＞20/分またはPaCO$_2$＜32 mmHg
　③心拍数＞90/分

④白血球数＞12,000/mm³ または＜4,000/mm³，幼若好中球（桿状核球）＞10%

敗血症（sepsis）

SIRS 2項目該当＋感染症あり・疑い

術後に患者のバイタルサインがくずれたときに考える疾患は感染症も含め以下の7つである．これらを迅速に鑑別し対応する．それぞれの診断・鑑別のポイントとともに示す．

術後の患者でバイタルサインがくずれるときに考える7疾患

①**出血やサードスペース**

血管内ボリュームが足りないことでバイタル不安定．出血量・ドレーン排液量，In/Outバランスを含め麻酔チャートの確認．心エコーでの下大静脈径虚脱がないかを確認．

②**低酸素血症**

誤嚥の可能性を考える．また術後覚醒はどうか？ 筋弛緩遅延はどうか？ 呼吸数・呼吸パターンの確認，酸素投与量，血液ガス分析，動脈血酸素飽和度の確認．

③**敗血症および病院内感染症（後述）**

④**心不全/周術期心筋虚血**

心電図モニターのⅡ，V5誘導では残念ながら見逃してしまう．12誘導心電図フォローと心筋逸脱酵素フォローで診断をつける．

⑤**肺塞栓**

よくわからない酸素飽和度低下＋循環不全では常に考える．深部静脈血栓症予防はされているか？ 心エコーでの原因不明の右心負荷所見はないか？ 診断的治療でのヘパリン投与は可能かを考慮する．

⑥**アナフィラキシー**

稀だが見逃すと致死的である．特に病棟帰室後の2回目の抗菌薬投与時には注意が必要である．血圧低下ではなく，血圧上昇や原因不明の呼吸困難感はどうか？ 心エコーでの下大静脈径虚脱がないかを確認．

⑦**低体温**

手術室は保温に努めているがやはり寒い．帰室後十分加温されているか．腋窩温は当てにならない．深部温はどうか？

Q3 術後の発熱アプローチの第1歩とは？
― fever work-up 3点セットから

術後の発熱に対しては，まずはfever work-upから始める．血液培養2セット，

胸部単純X線写真，尿一般・沈渣，培養を行う．fever work-up の適応は以下を参照してほしい．術後の発熱以外のセッティングでも重症感染症が想定される場合には積極的には血液培養提出を怠らないことである．

術後の fever work-up の適応となる状態＝重症感染症の可能性がある場合
・発熱，悪寒戦慄（shaking chill）があるとき（特に術後 48〜72 時間以降）
・術後のよくわからない意識障害・せん妄
・術後のよくわからない血圧低下
・術後のよくわからない代謝性アシドーシス
・術後のよくわからない心不全
・術後のよくわからない呼吸不全
・術後のよくわからない肝不全
・術後のよくわからない DIC
・術後のよくわからない腎不全
・術後のよくわからない横紋筋融解症
・術後のよくわからない低体温
・術後のよくわからない白血球異常高値・異常低値
・術後のよくわからない CRP 異常高値，プロカルシトニン高値
・術後抗菌薬予防投与を行ったにもかかわらず，やむをえず広域抗菌薬に変更せざるをえない場合

Q4 術後の発熱へのアプローチ①とは？
―基本情報のチェック

基本情報チェックのキーワードは，"その人の背景をふまえた全体像の把握"が重要である．チェックする項目は以下の通りである．

術後の発熱患者での基本情報チェックシート
①入院した原疾患，患者の ADL
②病歴と入院後の経過・入院後の合併症
③術式と術前・術中診断，術中バイタルサイン，出血量・輸液量・尿量
④現時点で投与されている薬剤（静注，内服，輸血含む）
⑤現時点で挿入されているライン，人工物
⑥既往歴
⑦アルコール/タバコ
⑧今まで使用した抗菌薬の種類・期間・投与量
⑨術後のストレス潰瘍予防・誤嚥予防・DVT（深部静脈血栓症）予防

Q5 術後の発熱へのアプローチ②とは？
―すべてのルートチェック（挿入日の確認も）

基本情報のチェックが終わったら，次に行うことは患者につながっているすべてのルートを書き出すことである（次項「ICUでの発熱へのアプローチ」も参照）．

術後の発熱が感染症による場合，ルートに関連していることが大部分であり，①入院後，そして②術後，③コンサルトを受けた時点で，すべてのルートを挿入日も含めて確認する必要がある．

そのうえで，挿入部での発赤，腫脹，熱感といった局所所見がないかどうかを診察で確認していく．不要なルートはコンサルトされた時点ですべて抜去してもらうよう主治医に相談する．この相談のしかた，外科医とのコミュニケーション能力も感染症科医の腕の見せ所である．

主なルートと関連した感染症

①経鼻胃管 →カテーテル関連副鼻腔炎
②気管内挿管，人工呼吸器管理 →人工呼吸器関連肺炎（ventilator-associated pneumonia：VAP）
③創部，ドレーン留置 →手術部位感染症（surgical site infection：SSI）
④尿カテーテル →カテーテル関連尿路感染症（catheter-associated urinary tract infection：CAUTI）
⑤中心静脈カテーテル →カテーテル関連血流感染症（catheter-related bloodstream infection：CRBSI）

Q6 術後の発熱へのアプローチ③とは？
―病院内感染症と基礎疾患に関連した感染症

病院内感染症としては以下の6項目を意識する．また，手術領域別の手術部位感染症は以下の7項目を参照．そして，情報収集により得られた患者の基礎疾患に伴う感染症としては，後述の術後の発熱・基礎疾患に関連した感染症8項目を考慮する．

代表的な病院内感染症

①副鼻腔炎（経鼻チューブ挿入，経鼻挿管の場合）
　　診断：副鼻腔CTおよび副鼻腔穿刺・培養
②人工呼吸器関連肺炎（VAP）
　　診断：胸部単純X線・CT，吸痰による喀痰分泌物のグラム染色・培養

③手術部位感染（SSI）
　　診断：浅い部分—診察で発赤・腫脹・熱感，深い部分—CT
④カテーテル関連血流感染（CRBSI）
　　診断：血液培養2セット（末梢血，中心ライン），カテーテル先端培養
⑤カテーテル関連尿路感染（CAUTI）
　　診断：尿定量培養，尿グラム染色
⑥偽膜性腸炎
　　診断：*Clostridium difficile* トキシン，大腸内視鏡（肛門鏡）

手術領域別の手術部位感染症（SSI）
①脳外科領域：術後髄膜炎，VPシャント感染症
②心臓血管外科領域：術後縦隔洞炎，胸骨骨髄炎，人工弁感染性心内膜炎，人工血管グラフト感染症
③胸部外科領域：術後膿胸
④消化器外科領域：腹腔内膿瘍，後腹膜膿瘍，術後リーク腹膜炎，化膿性血栓性静脈炎，門脈内化膿性血栓症
⑤泌尿器科領域：後腹膜膿瘍
⑥産婦人科領域：骨盤内化膿性血栓性静脈炎，尿管損傷による複雑性尿路感染症
⑦整形外科領域：人工関節感染症

術後の発熱：基礎疾患に関連した感染症
①胆石，総胆管結石の既往 →胆嚢炎，胆管炎
②肺気腫，慢性呼吸不全の既往 →気管支炎，肺炎，COPD急性増悪
③脳梗塞後遺症で長期臥床の既往 →誤嚥性肺炎，尿路感染症，褥瘡感染症
④尿カテーテル留置の既往 →尿路感染症
⑤下腿浮腫，蜂窩織炎の既往 →蜂窩織炎
⑥大腸癌の既往 →イレウス，消化管穿孔
⑦血液透析患者 →ブラッドアクセス関連血流感染
⑧肝硬変の既往 →特発性細菌性腹膜炎

Q7 術後の発熱へのアプローチ④とは？
—非感染性疾患

　術後の発熱としてよくみる非感染性疾患は後述の12項目である．そのなかでも術後早期48時間以内の発熱は手術侵襲が大部分であり，必ずしも fever work-up の適応にならないことがある．実際，経験が豊富な外科医は自身が行った清潔操作での手術では，術後2日間は診察フォローは行うものの，抗菌薬の安易な変更や必

要以上の培養提出などは行わないところを何度も目にする.

　また，手術部位感染症(SSI)との鑑別が難しい創部出血・血腫，臥床に伴う深部静脈血栓症・肺塞栓，アルコール多飲者での入院後禁酒によるアルコール離脱症候群，睡眠薬常用者での術後絶食によるベンゾジアゼピン離脱症候群などはよく遭遇する．また，低栄養患者でのRefeeding症候群や術後臥床時期での偽痛風発作も，高齢者の外科手術が多い施設では頻繁に見逃されている可能性がある．これらはそれなりの頻度を占める一方で，知らないと不要な検査を多々することになるため，ぜひ頭に入れておかねばならない．

術後の発熱：非感染性疾患
①術後発熱(48時間以内)(侵襲度が高い手術では高率)
②創部出血・血腫
③薬剤熱(抗菌薬が最も多い)
④輸血[最多は血小板！，FFP(新鮮凍結血漿)投与でも熱発する]
⑤深部静脈血栓症・肺塞栓
⑥消化管出血
⑦誤嚥
⑧ベンゾジアゼピン離脱症候群・アルコール離脱症候群
⑨プロポフォール注入症候群
⑩Refeeding症候群：低栄養状態で高カロリー輸液を開始したとき
⑪痛風/偽痛風
⑫静脈炎/血栓性静脈炎

　以上みてきたように，術後の発熱のアプローチとして，緊急性の判断として常に患者のバイタルサインへの注意が必要である．また患者背景，入院後・周術期の情報収集を余念なく行うこと，そして現在入っているルートをすべてチェックし，可能性のある感染臓器をひとつずつつぶしていくことが大切である．そしてなによりも，fever work-upを大切にする習慣，病院としての文化をつくることが大切だと考える．

文献

1) O'Grady NP, et al : Guidelines for evaluation of new fever in critically ill adult patients : 2008 update from the American College of Critical Care Medicine and the Infectious Diseases Society of America. Crit Care Med 36 : 1330, 2008.

CHARTでみる
本ケースにおける考え方と進め方

② 外科術後の発熱へのアプローチ

■ ケースの考え方と選択した抗菌薬と治療方針

▷ケース 1

ケース1は胆石の既往のある患者(70歳男性)の右大腿骨頸部骨折への観血的骨接合術後の発熱である．本文で述べたとおりの情報収集を行うと以下のようになるだろう．

既往のチェック：胆石
手術のチェック：右大腿骨頸部骨折への観血的骨接合術
発熱時のルート：末梢ルート，尿カテーテル
使われた抗菌薬：セファゾリン
可能性のある臓器：診察上は感染臓器はっきりせず．可能性としては胆道系，尿路，創部(可能性は低い)，呼吸器，ルート刺入部の感染症．非感染性疾患としては深部静脈血栓症/肺塞栓．
行うべき検査：fever work-up 3点セット，腹部エコー，下肢静脈エコー，末梢ルート交換，尿カテーテル抜去．

▷ケース 2

ケース2は肺気腫の既往のある患者(78歳男性)の直腸がんへの低位前方切除術後の発熱である．本文で述べたとおりの情報収集を行うと以下のようになるだろう．

既往のチェック：肺気腫，直腸がん
手術のチェック：直腸がんへの低位前方切除術
発熱時のルート：末梢ルート，CVライン，創部ドレーン，尿バルーン
使われた抗菌薬：セフメタゾール
可能性のある臓器：診察上は呼吸が悪く，腹痛もあり．可能性としては呼吸器，腹腔内を含む創部，尿路，中心静脈ライン，ルート刺入部の感染症．非感染性疾患としては深部静脈血栓症/肺塞栓．
行うべき検査：fever work-up 3点セット，心・腹部エコー，下肢静脈エコー，胸部・腹部造影CT

3. ICUでの発熱への アプローチ

大野博司

ケース 多発外傷で搬送され，ICUで全身管理中に高熱をきたした20歳男性

▶現病歴と入院後経過

　ADL自立した20歳男性．特に既往なし．入院当日転落事故にて多発外傷で搬送．外傷性くも膜下出血，脳挫傷，多発肋骨骨折，肺挫傷，血胸，肝損傷・脾破裂，腎破裂，腸腰筋挫滅，骨盤骨折，右上腕骨折からの出血性ショックの全身管理目的でICU入室．入院初日に動脈ライン，尿カテーテル挿入，右内頸静脈から中心静脈ライン確保され，IVR（interventional radiology）にて左腎動脈，脾動脈，内腸骨動脈に塞栓術施行．呼吸状態不安定のため気管内挿管，人工呼吸器管理された．血行動態不安定なため，入院1～3日目にかけてドパミンが使用され，RCC（赤血球濃厚液）24単位，FFP（新鮮凍結血漿）30単位，血小板40単位輸血．入院8日目に気管切開術を施行された．入院8日目まで鎮静・鎮痛として，デクスメデトミジン，フェンタニルの使用あり．不穏時適宜，ハロペリドール，ミダゾラム静注．感染予防で入院1～5日目にセフメタゾール（6g/日）が使用された．それまで36～37.5℃（膀胱温）であったが，入院9日目より41℃まで上昇．入院10日目も高熱持続するため感染症科コンサルトあり．アレルギー：なし，内服：なし，飲酒・喫煙：なし．

▶身体所見

　JCS II-10～20，体温41.5℃，脈拍130/分（整），呼吸数30/分，血圧110/80 mmHg，SpO_2 92％（インスピロン5L/分）．全身状態：意思疎通はかろうじて可能だが不随意運動のような動きあり，非常にきつそう．頸部：気切部発赤軽度，圧痛なし．胸部：呼吸音背側でラ音あり，心音異常なし．腹部：平坦・軟，CVA叩打痛：両側あり，前立腺：触れず．四肢：皮疹なし，冷感強い，中心静脈カテーテル刺入部：発赤・熱感なし．

▶一般採血（血算，生化学，凝固），尿一般

　白血球19,600/μL，Hb 9.3 dL，Ht 27.8％，血小板39.4万/μL，T-Bil 2.7 mg/dL，AST 167 IU/L，ALT 124 IU/L，LDH 2,043 IU/L，ALP 588 IU/L，γ-GTP 171 IU/L，BUN 59.3 mg/dL，Cr 2.1 mg/dL，UA 8.2 mg/dL，Alb 3.6 g/dL，TP 7.2 g/dL，CPK 42,864 IU/L，BS（血糖値）129 mg/dL，CRP 25.84 mg/dL，PT-INR 2.03，APTT 38.4秒，Fibrinogen 413 mg/dL，尿pH 6.0，Pro 2＋，Suger－，RBC＞100万/μL，WBC－，尿グラム染色陰性．

Q1 ICUでの発熱に対応するためのスキル・戦略にはなにが必要か？

ICUでの発熱へのアプローチを理解するために必要なスキル・戦略として，以下の6つが大切だと考えている．

●患者の全身状態－バイタルサインに集中せよ！

SIRS（全身性炎症反応症候群）の状態で敗血症が常に想定されるようなバイタルサインでは，培養結果を待つことなく，短時間で患者評価を行い，検査をオーダーし，エンピリック治療を開始する必要がある．そのため，必ずバイタルサインには注意を払う．

●感染症か非感染性疾患かを常に意識せよ！ ─場合によっては難しい…

ICUでの発熱の半分は"非"感染性疾患が原因といわれており，常に臓器別に鑑別を挙げるときには，感染症ならば××，非感染性疾患ならば△△と意識して考える．

感染症か非感染性疾患かの判断は，身体所見，検査所見，検体のグラム染色，培養結果などを総合的に判断して決定するが，鑑別が困難なこともあり，感染症として治療を開始し，培養結果陰性で抗菌薬投与を中止することもある．

ICUでの発熱の臓器別の鑑別としては表1のようなものがある．

●余念なく患者のバックグラウンド（基礎疾患，免疫状態）に関する情報収集を行う

基礎疾患に関連した発熱も頻度としては多く［例：慢性閉塞性肺疾患（COPD）→ COPD急性増悪，深部静脈血栓症（DVT）→ DVT進行/肺血栓塞栓症（PE）発症，脳梗塞後遺症・嚥下障害→誤嚥性肺炎など］，患者のバックグラウンドには注意を払う．

●患者がされた処置（手術など），入っている薬剤，ルート類すべてもれなく検討する

処置関連，薬剤関連，挿入されているルート・カテーテル関連による感染症・非感染性疾患も頻度としては高いため注意を払う必要がある．

表1　ICUでよくみられる発熱の臓器別原因疾患：感染症と非感染性疾患

臓器	感染症	非感染性疾患
中枢神経系	髄膜炎，脳炎	後頭蓋窩症候群，中枢熱，痙攣，脳梗塞，脳出血
心血管系	中心ライン，ペースメーカー感染，心内膜炎，胸骨骨髄炎，ウイルス性心外膜炎，心筋・弁周囲膿瘍	心筋梗塞，IABP（大動脈内バルーンパンピング）症候群，心外膜切除後症候群
呼吸器系（気管・肺）	VAP（人工呼吸器関連肺炎），縦隔洞炎，気管気管支炎，膿胸	肺塞栓，ARDS（急性呼吸促迫症候群），無気肺，BOOP（閉塞性細気管支炎性器質化肺炎），気管支原性腫瘍，ループス肺臓炎，間質性肺炎
消化器系	腹腔内膿瘍，胆管炎，胆嚢炎，ウイルス性肝炎，腹膜炎，偽膜性腸炎	膵炎，無石性胆嚢炎，腸管虚血，消化管出血，肝硬変，虚血性腸炎
腎・尿路系	カテーテル関連細菌尿，ウロセプシス，腎盂腎炎，膀胱炎	
皮膚・軟部組織	褥瘡，蜂窩織炎，創部感染	薬疹，Stevens-Johnson症候群
骨・関節	慢性骨髄炎，化膿性関節炎	痛風，偽痛風発作
その他		副腎不全，静脈炎，血栓性静脈炎，腫瘍熱，アルコール・薬物離脱，振戦せん妄，薬剤熱，脂肪塞栓，深部静脈血栓，術後発熱（＜48時間），輸血後発熱

● **fever work-up（血液培養2セット，尿一般・培養，胸部単純X線・胸部CT）は入院患者の発熱を問題視し，治療開始する場合は必須**

　決して培養なしに抗菌薬投与開始や抗菌薬の変更（特にescalation）は行ってはいけない．診断不可能な状態に陥る．

● **感染症を考えるときは常に微生物学的な鑑別を挙げる**

　細菌ならば？　真菌ならば？　ウイルスならば？　原虫・寄生虫ならば？　と具体的な菌名をリストアップする習慣をもつとよい．

Q2　fever work-upとは？

①血液培養2セット
②尿一般検査，尿培養
③胸部単純X線（前後，側面）：ICUセッティングでは胸部単純X線では十分な情

報が得られないこともあり，胸部疾患を想定する場合は特に胸部CTオーダーの閾値を下げるべきである

上記3つの検査を必ず行ってから治療を開始する習慣をつける．特にICUでの発熱評価では，たとえ非感染性疾患の可能性が高くても血液培養2セットのfollow-upが推奨されている(SCCM/IDSA 2008)[2]．

熱源がわからずSIRSの状態で待てない場合や，これから抗菌薬投与開始を考えているなら，とにかくワークアップをまず行う．

fever work-up―特に血液培養2セット採取の適応は以下のように考える．

●fever work-upの適応となる状態＝重症感染症の可能性がある場合

・発熱，悪寒戦慄(shaking chill)があるとき
・ICUのよくわからない意識障害・せん妄
・ICUのよくわからない血圧低下
・ICUのよくわからない代謝性アシドーシス
・ICUのよくわからない心不全
・ICUのよくわからない呼吸不全
・ICUのよくわからない肝不全
・ICUのよくわからないDIC(播種性血管内凝固)
・ICUのよくわからない腎不全
・ICUのよくわからない横紋筋融解症
・ICUのよくわからない低体温
・ICUのよくわからない白血球異常高値・異常低値
・ICUのよくわからないCRP異常高値・プロカルシトニン異常高値
・ICU入室後にやむをえず広域抗菌薬に変更せざるをえない場合

Q3 敗血症の定義とは？

まず"敗血症とはなにか？"について定義を確認する．ACCP/SCCM(米国胸部疾患学会/集中治療医学会)Consensus Conference 1992では，SIRSおよび敗血症は以下のように定義されている．

●SIRS(systemic inflammatory response syndrome, 全身性炎症反応症候群)：以下の4つのうち2項目以上

①体温＞38℃または＜36℃
②呼吸数＞20/分またはPaCO$_2$＜32 mmHg
③心拍数＞90/分

④白血球数＞12,000/mm³ または＜4,000/mm³
　幼若好中球（桿状核球）＞10%

● **敗血症，重症敗血症，敗血症性ショック**

敗血症（sepsis）：SIRS 2 項目該当＋感染症あり・疑い
重症敗血症（severe sepsis）：敗血症＋多臓器障害＋循環不全
　（循環不全…尿量低下，乳酸アシドーシス，意識レベル低下）
敗血症性ショック（septic shock）：重症敗血症＋難治性低血圧
　［難治性低血圧…十分な輸液に反応しない低血圧（血圧 90 mmHg 未満，平時より 40 mmHg 以上低下）］

　ここで重要なポイントは，SIRS と診断するための項目 4 つのうち，3 つがバイタルサインであるということである．そのため SIRS を疑ったときにはバイタルサインのチェックおよび採血での末梢血白血球数の確認を迅速に行い，SIRS の判定基準を満たすかどうかを判断する．
　SIRS の状態が感染症（疑い）で起こっている場合を敗血症と定義する．
　敗血症もその重症度によって，①敗血症（sepsis），②重症敗血症（severe sepsis），③敗血症性ショック（septic shock）に分かれる．当然，重症度が高くなればなるほど死亡率・合併症率が高くなる．
　また非感染性疾患で SIRS を起こす疾患としては，以下が知られている．
急性膵炎，熱傷，多発外傷，急性心筋梗塞，肺塞栓，副腎不全，消化管出血など．

Q4 ICU での発熱へのアプローチ①とは？

　まずは患者の基本情報の入念なチェックから始める．ここで注意する情報は以下の 9 項目である．

● **基本情報チェック**

①入院した原疾患，患者の ADL・免疫状態
②病歴と入院後の経過・入院後の合併症
③現時点で投与されている薬（静注，内服，輸血含む）
④現時点で挿入されているライン，人工物
⑤既往歴，アルコール/タバコ
⑥今まで使用した抗菌薬の種類・期間・投与量
⑦ICU でのストレス潰瘍予防・誤嚥予防・DVT（深在性静脈血栓症）予防
⑧今までの培養・感受性結果

⑨手術ケースでは，術式と術前診断・術中診断，術中のバイタルサイン，出血量・輸液量・尿量

　これら9項目を検討する理由としては，最初に触れたとおり，ICUでの発熱の半数は非感染性疾患が原因であるといわれており，これらの鑑別をもらさず挙げられるようになるためである．

●入院後の処置関連：非感染性疾患による発熱の原因

①薬剤熱(抗菌薬―特にβラクタム系―が最も多い)
②輸血［一番は血小板！　FFP(新鮮凍結血漿)投与でも発熱報告あり］
③鎮静薬離脱症候群，アルコール離脱症候群
④深部静脈血栓症，肺塞栓
⑤誤嚥
⑥消化管出血，腸管虚血
⑦ Refeeding 症候群
⑧痛風/偽痛風
⑨静脈炎/血栓性静脈炎
⑩術後発熱(特に48時間以内，侵襲度が高い手術では高率)
⑪血腫・創部出血
⑫その他：膵炎，副腎不全，造影剤関連［コレステロール塞栓，アレルギー，甲状腺クリーゼ］，プロポフォール注入症候群，中枢熱(脳梗塞，脳出血，SAH〔くも膜下出血〕)，頭部外傷，痙攣重積］

Q5 ICUでの発熱へのアプローチ②とは？

　患者情報の収集が終わったら，次に現時点で患者に入っているルート・カテーテル類を交換日も含めて，すべてチェックする．このときに図1のような図を表示させると理解しやすいだろう．

　これらのルート・カテーテル類をチェックする理由は，ルート・カテーテルが挿入されている場所に発熱の原因が隠されているからである．自分が担当する患者では，どのようなルート・カテーテルがいつから挿入されていて，いつ交換されたか，またどのようになったら抜去可能かを常に覚えておく必要がある．

　これらルート・カテーテル関連およびICU入室後の発熱の感染症による原因としては以下のような疾患が考えられる．

●入院後の処置関連：感染症による発熱の原因

①副鼻腔炎(経鼻チューブ挿入，経鼻挿管の場合)
　・診断：副鼻腔CTおよび副鼻腔穿刺・培養

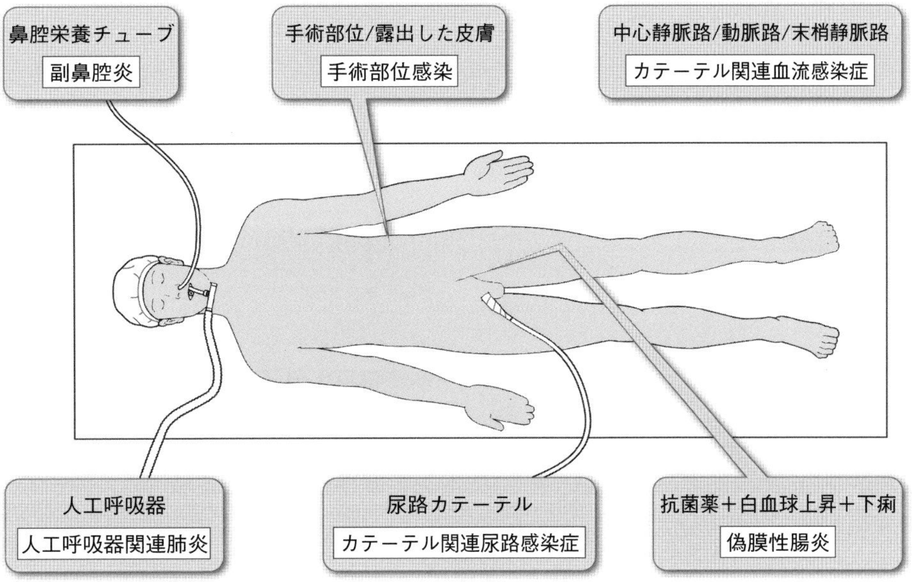

鼻腔栄養チューブ
副鼻腔炎
手術部位/露出した皮膚
手術部位感染
中心静脈路/動脈路/末梢静脈路
カテーテル関連血流感染症
人工呼吸器
人工呼吸器関連肺炎
尿路カテーテル
カテーテル関連尿路感染症
抗菌薬＋白血球上昇＋下痢
偽膜性腸炎

図1　チェックすべきルート・カテーテル類

②人工呼吸器関連肺炎

・診断：胸部単純X線・CT，吸痰による喀痰分泌物のグラム染色・培養

③術後創部感染

・診断：浅い部分—診察で発赤・腫脹・熱感，深い部分—CT・エコー

④カテーテル関連血流感染

・診断：血液培養2セット(末梢血，中心ライン)，カテーテル先端培養

⑤カテーテル関連尿路感染

・診断：尿定量培養，尿グラム染色

⑥偽膜性腸炎

・診断：*Clostridium difficile* トキシン×2セット，大腸内視鏡

Q6 実践的なICUでの発熱アプローチをまとめると

今までの議論をふまえて，実践的なICUでの発熱へのアプローチをまとめると，以下の3点に気をつけるとよいと思われる．

ICUでの発熱の原因を考えるうえで，

①ICU入室となった疾患関連の発熱ではないか？

②ICU入室後の処置関連の発熱ではないか？

③上記と関連しない感染症が入院後に起こる頻度は少ない(注意は必要)．

その上で，ICUの発熱患者へのアプローチのアルゴリズムを示す．

●ICUの発熱患者へのアプローチ：アルゴリズム

① ICU/術後の発熱患者：38〜38.5℃以上
 ・fever work-up＋head to toe アプローチによる感染臓器の絞り込み
② ①で感染臓器決定→特異的な検査とエンピリックな抗菌薬投与
③ ①で感染臓器不明→非感染性疾患の原因を考慮し，それに対する治療を行う
④ ③を行っても 24〜48 時間発熱持続：3 つの感染症の可能性を考える
 ・中心静脈ラインが 48 時間以上留置されている場合：ライン抜去と培養（血液 2 セット，先端）
 ・経鼻胃管，経鼻挿管されている場合：胃管・挿管チューブ抜去と副鼻腔 CT
 ・下痢がある場合：便 CD（*Clostridium difficile*）抗原と抗菌薬投与（経口バンコマイシン，メトロニダゾール）
⑤ ④を行っても 48 時間以上発熱が持続：4 つの検査・治療を考慮する
 ・抗真菌薬投与（*Candida* カバー）
 ・腹部造影 CT：腹腔内感染症の可能性
 ・薬剤熱：抗菌薬投与中ならばスペクトラムが同じ他の系統への変更
 ・胸部造影 CT，換気/血流肺スキャン，下肢静脈エコー：肺塞栓，深部静脈血栓症の可能性

文献
1) Marik PE：Fever in the ICU. Chest 117：855, 2000.
2) O'Grady NP, et al：Guidelines for evaluation of new fever in critically ill adult patients：2008 update from the American College of Critical Care Medicine and the Infectious Diseases Society of America. Crit Care Med 36：1330, 2008.

CHARTでみる
本ケースにおける「考え方と進め方」

③ ICUでの発熱へのアプローチ

1 患者背景を考える

　もともとADL自立していた20歳男性が多発外傷で気管切開術されている．そのうえで，気管切開術翌日からの41℃の高熱が続いている．
　その他の問題点としては，多発外傷：頭部外傷，胸部外傷（多発肋骨骨折，肺挫傷），腹部外傷（外傷性肝損傷，脾破裂），後腹膜損傷（左右腎破裂），骨盤・腰椎骨折，右上腕近位端骨折がある．また，これらの多発外傷への抗菌薬予防投与（セフメタゾール）がされた後である．また出血性ショック後であり，急性呼吸不全，急性腎不全の状態である．

2 感染臓器を考える

　ICUでの発熱と考えると鑑別としては，非感染性疾患［薬剤性，輸血関連（FFP含む），悪性症候群，深部静脈血栓症，鎮静薬離脱，血腫など］と，感染症［カテーテル関連血流感染（CRBSI），人工呼吸器関連肺炎（VAP），カテーテル関連尿路感染症（CAUTI），経鼻胃管関連副鼻腔炎，創部感染症（ここでは縫合不全からの三次性腹膜炎や腹腔内膿瘍など），偽膜性腸炎など］を考える．
　今回のケースでは気管切開されており呼吸器感染症の可能性と，中心静脈カテーテル挿入されておりCRBSIが感染臓器として鑑別に挙がる．
　以上より，fever work-upを行ったうえで，VAPの原因微生物およびCRBSIをカバーするように抗菌薬を選択する必要がある．

3 原因微生物を考える

　このケースでは，ICUでの発熱であり，病院内感染症と考える．エンピリック治療を行ううえでは，病院内感染症―特にVAPでは多剤耐性菌リスクも含めた―の要素を考え，想定される感染臓器ごとの原因微生物は以下のようになる．
①病院内肺炎（HAP）・人工呼吸器関連肺炎（VAP）
想定される原因微生物：
　　グラム陽性球菌（GPC）：黄色ブドウ球菌（MRSA）
　　グラム陰性桿菌（GNR）：*Klebsiella*，大腸菌，ESBL産生菌，緑膿菌，*Acinetobacter*
　　嫌気性菌：口腔内連鎖球菌
②カテーテル関連血流感染（CRBSI）
想定される原因微生物：
　　GPC：表皮ブドウ球菌，黄色ブドウ球菌（MRSA）
　　GNR：腸内細菌科（大腸菌，*Klebsiella*），緑膿菌

4 抗菌薬を考える

　想定した上記の原因微生物をもれなくカバーすること，そして緑膿菌などブドウ糖非発酵菌の感受性が出るまでは，アミノ配糖体併用でスペクトラムを広げておくように，抗菌薬を選択するというオプションも考えられる．以下のようになる．
　抗菌薬バンコマイシン 1.5 g（15 mg/kg）を2回/日，セフェピム 2 g を2回/日でスタート．
例：
- セフェピム 2 g　12時間毎　（国内では一般感染症では 2 g/日，発熱性好中球減少症では 4 g/日まで使用可能）

　ないし

- メロペネム 1 g　8時間毎　（国内では一般感染症では 2 g/日，発熱性好中球減少症では 3 g/日まで使用可能）［Acinetobactor の可能性が高く，また ESBL（基質特異性拡張型 β ラクタマーゼ）産生菌分離率が高い地域・施設ではカルバペネムを選択すべき］

　に以下を併用．

- バンコマイシン 15 mg/kg　12時間毎　（国内では 2 g/日まで使用可能），30 mg/kg 24時間（トラフ値 15〜20 mg/L）

グラム陰性菌へのスペクトラムを外さないことを考慮すると，以下を追加するオプションもある

- アミカシン 20 mg/kg　24時間毎（国内では 100〜200 mg を2回/日まで使用可能）

上記はあくまで，腎機能正常の場合である．

5 最終的な治療方針

　fever work-up 提出し，CV（中心静脈）ライン抜去，末梢ルート入れ替えを行う．
　また非感染性疾患の鑑別に対しては，悪性症候群疑い（ハロペリドール，メトクロプラミド），薬剤離脱症候群疑い（デクスメデトミジン，ミダゾラム）に対して，原因と考えられる薬剤を中止とし，多発外傷による血腫および横紋筋融解症へは大量輸液療法をメインとして経過フォロー．
　感染症と考えると早期の抗菌薬投与に加えて，敗血症の状態であり，早期目標指向型治療（early goal directed therapy：EGDT）を含めた surviving sepsis campaign に従った全身管理，人工呼吸器管理が大切である［詳細は『市中感染症診療の考え方と進め方 IDATEN 感染症セミナー』（医学書院）の「敗血症のマネジメント」の項目を参照のこと］．

最終的な治療方針（例）
○選択した抗菌薬
- セフェピム 2 g　1回3時間で投与し12時間毎，に加え，
- バンコマイシン 15 mg/kg　1回3時間で投与し12時間毎

○抗菌薬以外の感染症治療オプション
- 敗血症への全身管理を中心とした集学的治療
- 気管切開部分から再度人工呼吸器装着を行い，急性呼吸促迫症候群（acute respiratory distress syndrome：ARDS）併発のリスクを考慮した人工呼吸器管理

4. 免疫不全状態の発熱へのアプローチ

齋藤昭彦

■はじめに

　免疫不全の患者の発熱へのアプローチは，非常に挑戦的な領域である．なぜなら，ヒトが生来もっている免疫能が低下，消失し，さまざまな病原体に感染を起こす可能性があり，しかも，それらの感染症は重症化する可能性があるからである．重要なのは，免疫不全と一言でいってもその障害された免疫能の種類と程度によって，原因微生物は大きく異なることである．一方で，小児においては，患者の年齢が免疫機能を決定する重要な因子である．

免疫不全の種類と感染を起こしやすい原因微生物

　免疫不全の種類と感染を起こしやすい原因微生物を表1にまとめた．それぞれの系統が障害されることで，原因微生物が異なることが重要である．一方，病歴，検出された微生物によって，特定の免疫系統の障害が考えられる場合もある．ここでは，症例をもとに，どの免疫系統が障害され，どのような原因微生物が考えられ，そしてどの治療が必要なのかを検討する．

▷ケース 1

　両下肢20％の深部熱傷にて入院加療中の45歳男性．創部は黒色壊死部分をデブリドマンし，スルファサラジンを塗布中である．創部から滲出液が多量にあり，入院時からセファゾリン点滴静注を行っている．入院10日目に40℃の高熱があり，感染症科にコンサルト．

表1 免疫不全の種類と原因微生物

好中球異常
　好中球減少症:重症細菌感染症(グラム陰性桿菌など),真菌感染症(アスペルギルス,カンジダ,ムコールなど)
　好中球機能異常症:重症細菌感染症(黄色ブドウ球菌,ノカルジア,グラム陰性桿菌),真菌感染症(アスペルギルスなど)

液性免疫不全
　繰り返す中耳炎,副鼻腔炎,肺炎(肺炎球菌,インフルエンザ菌,モラキセラなど),消化器感染症(腸内細菌など)

細胞性免疫不全
　病原体の再活性化(サイトメガロウイルス,トキソプラズマ,EBウイルス,単純ヘルペスウイルス),結核,稀な感染症(非結核性抗酸菌,ニューモシスチス肺炎など)

補体欠損
　莢膜をもった細菌(肺炎球菌,インフルエンザ菌,髄膜炎菌など)による重症感染症

特定の臓器の障害
　脾臓[莢膜をもった細菌(肺炎球菌,インフルエンザ菌,髄膜炎菌など)の重症感染症]
　皮膚(皮膚常在菌,緑膿菌を含むグラム陰性桿菌)

Q1 この症例では,どの免疫系統の障害が考えられるか?

　深部熱傷をきたしており,皮膚のバリアの障害がある.皮膚は,外界からの感染に対する最初のバリアであり,ここが破綻すると,外界からの微生物が容易に侵入し,皮膚の抗原提示細胞の消失,皮膚からの抗微生物ペプチドの消失などが加わり,感染のリスクが高まる.さらには,熱傷そのものによる好中球,リンパ球機能の低下なども関与しているといわれている.

Q2 この症例で考えなくてはいけない原因微生物は?

　皮膚に感染源があることは間違いなく,皮膚の常在菌による感染が最も考えやすい.グラム陽性球菌として黄色ブドウ球菌,連鎖球菌,グラム陰性桿菌として緑膿菌,エンテロバクター属の腸内細菌などが考えられる[1].また,カンジダなどの真菌,すでに感染を起こしたヘルペスウイルス属の再活性化(単純ヘルペスウイルス,水痘ウイルスなど)も関与することがある.重要なのは,創部滲出液の培養を行い,原因微生物を同定することである.この症例の場合,すでに第一世代のセファロスポリンであるセファゾリンが使用されているので,それに感受性のない黄色ブドウ球菌(MRSAなど)やエンテロバクター属の腸内細菌,緑膿菌などが考えられる.

Q3 この症例の治療として、どの抗菌薬を選択するか？

原因微生物を同定するために、滲出液の培養、グラム染色を行い、治療を決定する。高熱をきたしていることから、全身感染症をきたしている可能性が高く、最低2セットの血液培養採取後、静注抗菌薬の投与が必要である。グラム染色、培養結果には皮膚の常在菌が混入する可能性があるので、原因微生物となりうる有意な菌を同定することが重要である。グラム陽性球菌が原因微生物と考えられる場合、MRSAを考慮してバンコマイシンの投与、グラム陰性桿菌が原因微生物と考えられる場合は緑膿菌、他の腸内細菌をカバーする意味で第四世代のセファロスポリンであるセフェピム、あるいは、抗緑膿菌作用のある第三世代セファロスポリン、セフタジジムが適応になるものと考えられる。ただし、注意が必要なのは、火傷を専門に治療する病棟(burn unit)では、多剤耐性緑膿菌が検出されることが多く、その施設のローカルファクター(local factor)を考慮した抗菌薬の選択が望ましい。

▶ケース 2

急性骨髄性白血病の化学療法後、2週間持続する発熱の50歳男性。3日前からの右季肋部痛、ALP上昇、白血球数の低下(800/μL)がある。腹部エコーで特に異常はないが、腹部造影CTにて多発する肝内微小膿瘍の所見あり。抗菌薬はバンコマイシン、セフタジジム、ゲンタマイシンが投与されている。培養(血液、尿、喀痰)はすべて陰性であり、この時点で感染症科コンサルト。

Q1 この症例では、どの免疫系統の障害が考えられるか？

化学療法後、好中球減少症をきたしており、好中球の数、機能ともに低下している状態である。同時に白血球数が低下しているので、当然、リンパ球の数、機能も低下している。したがって、好中球、液性免疫、細胞性免疫の障害、さらには粘膜障害などがあると、皮膚のバリア機能の低下も考えなくてはいけない。

Q2 この症例で考えなくてはいけない原因微生物は？

好中球減少時に、スペクトラムの広い抗菌薬が3剤投与されており、カバーされ

ていない細菌はほとんど存在しないにもかかわらず，肝臓内に微小膿瘍が多発している．したがって，抗菌薬に反応しない原因微生物，すなわち多剤耐性菌，真菌あるいはウイルスなどの関与を考えなくてはいけない．肝内に多発する微小膿瘍であるので，カンジダの関与が最も考えられるが，ムコール，アスペルギルスなどの真菌でも肝内病変をきたすことがある．一方で，細菌による散在性の肝膿瘍をきたし，抗菌薬が届かない状況である可能性も考慮しておかなくてはいけない．

Q3 この症例の治療として，どの抗菌薬を選択するか？

まず，肝臓の病変の生検を行い，菌体の証明，培養を提出するのが微生物学的診断をつけるうえで重要である．しかしながら，患者の状態によっては，出血傾向があり，生検ができない状況におかれている可能性もある．そのような場合は，血液培養を最低2セット採取のうえ，アムホテリシンBリポソーム製剤をエンピリックに開始する[2]．そして，その後の生検の培養結果，あるいは血液培養の結果から，適切な抗真菌薬（フルコナゾール，ミカファンギンなど）に変更する．培養の結果は非常に重要である．なぜなら，カンジダのなかにはアムホテリシンBに対して耐性を示すことがある *Candida lusitaniae*，フルコナゾールに対して耐性を示すことがある *Candida krusei*，*Candida glabrata* などがあり，病原体の同定ができない場合，その後の長期の治療薬選択に難渋することがある．治療期間は長期にわたるが，患者の好中球数の回復，画像上のフォローアップを行いながら，最終的な治療期間を決定する．

▷ケース 3

幼少時に腹部外傷にて脾臓摘出されている30歳男性．3日前からの高熱，全身倦怠感で救急室を受診した．アトピー性皮膚炎の既往がある．両腕，下肢にイヌ接触による滲出液を伴う擦過傷を多数認める．入院後，セファゾリン点滴静注が行われているが，入院後3日間，連日 spiking fever（弛張熱）を認め，全身倦怠感著明で改善なく，感染症科にコンサルト．

Q1 この症例では，どの免疫系統の障害が考えられるか？

この患者においては，2つの免疫系統の障害が明確である．脾臓は抗体，補体などによってオプソニン化された細菌がマクロファージによって貪食される場である

が，その脾臓が幼少時に摘出されていることにより，まずその機能が消失していることが挙げられる．もう1つは，イヌによる擦過傷が多数あるので，皮膚のバリアの障害が挙げられる．

Q2 この症例で考えなくてはいけない原因微生物は？

脾臓摘出後に起こる重症感染症の原因微生物として，抗体，補体によってオプソニン化を受けて処理される病原体，すなわち莢膜をもった細菌が重要である．最も頻度の高いものは肺炎球菌であり，全体の約7割を占めるが，その次にインフルエンザ桿菌が続き，それ以外のものとしてクレブシエラ，サルモネラなどのグラム陰性桿菌，*Capnocytophaga canimorsus*，髄膜炎菌，溶連菌などが挙げられる[3]．一方，この症例の特記すべき病歴は，イヌ接触後の滲出液を伴う擦過傷があることである．イヌに咬まれた後の*Capnocytophaga canimorsus*による感染症は，免疫正常者では軽症の皮膚感染症を起こすが，脾摘後の患者においては重症感染症をきたす[4]．診断の鍵は，イヌに咬まれ1〜7日後であること，末梢血のリンパ球分画の上昇，あるいは末梢血塗抹でグラム陰性桿菌をみることなどが挙げられる．

Q3 この症例の治療として，どの抗菌薬を選択するか？

初期治療として使われていたセファゾリンは，髄膜炎菌，溶連菌を除いて抗菌作用は期待できない．したがって，上記の考えられる原因微生物を考えた際に，血液培養を2セット以上採取した後，この症例においては，アモキシシリン・クラブラン酸を*Capnocytophaga canimorsus*を第1の鑑別診断と考え初期投与する．なぜなら，約30％の*Capnocytophaga canimorsus*は，βラクタマーゼを産生するからである．一般的な脾摘後の敗血症の第一選択薬はセフトリアキソン，またはセフォタキシムを初期治療として用いる．そして，血液培養の結果をみて，適切な抗菌薬にde-escalationする．一方で肺炎球菌，インフルエンザ菌b型，髄膜炎菌は，ワクチンによって予防できる感染症であり，ワクチンが接種されていない場合には，積極的に接種を推奨する．

▷ケース 4

HIV陽性の40歳男性．2週間続く発熱，頭痛で救急室を受診した．最近のCD4陽性細胞数は80/μLであり，多剤併用療法（HAART）としてジドブジン，ラミブジン，インジナビ

ル，さらにニューモシスチス肺炎予防でST合剤（スルファメトキサゾール・トリメトプリム）を内服中である．診察で項部硬直あり，腰椎穿刺で髄液細胞数600/μL，細菌培養は陰性，墨汁染色で陽性であり，感染症科にコンサルト．

Q1 この症例では，どの免疫系統の障害が考えられるか？

この症例は，HIV陽性患者であり，CD4陽性細胞は，80/μLと著明に低下しており，細胞性免疫の低下が起こっている．一方で，CD4細胞数の低下は，抗体産生を行うB細胞の機能も低下させる．なぜなら，CD4細胞のなかのTh2細胞は，サイトカインを産生することによって，B細胞を刺激するからである．したがって，この症例においては，細胞性免疫，液性免疫の両方の障害が考えられる．

Q2 この症例で考えなくてはいけない原因微生物は？

細胞性免疫低下時の髄膜炎の原因微生物として，サイトメガロウイルス，クリプトコッカス，トキソプラズマ，結核などがその鑑別となるが，それ以外にも，液性免疫の低下時には，抗体によってオプソニン化を必要とする肺炎球菌，インフルエンザ菌，髄膜炎菌なども考えなくてはいけない．髄液細胞数，その分画，蛋白，糖の値，髄液のグラム染色が細菌感染症の鑑別に重要であるが，グラム染色所見が陰性の場合，結核，クリプトコッカスなどの感染症を考慮しなくてはいけない．抗酸菌染色，墨汁染色が必要となるが，本症例では，墨汁染色が陽性なので，クリプトコッカスによる髄膜炎の可能性が最も高い．また，特徴的所見として髄液採取時に高い髄液圧をみる場合，クリプトコッカスを疑う．

Q3 この症例の治療として，どの抗菌薬を選択するか？

クリプトコッカス髄膜炎の治療は，induction therapyとして，アムホテリシンBリポソーム製剤にフルシトシンを併用する[5]．フルシトシンは，副作用として汎血球減少，腎障害をきたすので，血中濃度を開始3～5日後に測定し，その濃度が30～80μg/mLであることを確認し，100μg/mLを超えないようにすることが重要である．血中濃度が測定できない場合は，血算値を定期的に確認し，また，腎障害のある患者では，クレアチニンクリアランスをもってその投与量を決定する．通常，HIV陽性の患者には，2週間の上記の治療後に，フルコナゾールに変更し，

1年以上の長期投与が必要となる．同時に，この症例においては，抗HIV薬が投与されているにもかかわらず，CD4細胞数がきわめて低いので，患者の薬剤へのコンプライアンスの確認，ウイルスのgenotypeを調査し，現在の抗HIV薬に耐性を獲得していないかを確認する必要性がある．クリプトコッカス感染症のコントロールには，CD4細胞数の上昇が重要であるのはいうまでもない．

文献

1) Church D, et al：Burn wound infections. Clin Microbiol Rev 19(2)：403-434, 2006.
2) Pappas PG, et al：Clinical practice guidelines for the management of candidiasis：2009 update by the Infectious Diseases Society of America. Clin Infect Dis 48(5)：503-535, 2009.
3) Holdsworth RJ, et al：Postsplenectomy sepsis and its mortality rate：actual versus perceived risks. Br J Surg 78(9)：1031-1038, 1991.
4) Oehler RL, et al：Bite-related and septic syndromes caused by cats and dogs. Lancet Infect Dis 9(7)：439-447, 2009.
5) Perfect JR, et al：Clinical practice guidelines for the management of cryptococcal disease：2010 update by the Infectious Diseases Society of America. Clin Infect Dis 50(3)：291-322, 2010.

CHARTでみる
本ケースにおける「考え方と進め方」

④ 免疫不全状態の発熱へのアプローチ

▷ケース **2** （他のケースについては省略）

1 患者背景を考える

　患者は50歳男性で，急性骨髄性白血病の化学療法後であり，好中球の数，機能ともに低下している．同時に，リンパ球の数，機能も低下している．したがって，好中球，液性免疫，細胞性免疫の障害を考えなくてはいけない．以上より，この患者は重症感染症に陥る可能性がきわめて高く，重症度は高い．また，化学療法を行っているので，中心静脈カテーテル，尿道カテーテルなどのデバイスが入っている可能性があり，病院関連感染症のリスクもある．

2 感染臓器を考える

　右季肋部痛，胆道系酵素であるALP上昇があるが，腹部エコーで胆道系の異常は指摘されていない．一方で，腹部造影CTにて多発する肝内微小膿瘍の所見があるので，これが感染臓器と最も考えやすい．感染臓器の同定のためには，血液培養を最低2セット採取する．肝膿瘍があるので，好気性ボトル，嫌気性ボトルの両方を採取する．また，化学療法後なので，血小板の低下も伴うことが多いので，手技的に困難なことも多いが，膿瘍のなかで穿刺が可能であれば，CT，超音波ガイド下に積極的に穿刺を行い，原因微生物の同定に努める．

3 原因微生物を考える

　好中球減少時に，スペクトラムの広い抗菌薬が3剤投与されており，カバーされていない細菌はほとんど存在しないにもかかわらず，肝臓内に微小膿瘍が多発している．したがって，抗菌薬に反応しない微生物，すなわち真菌の関与を考えなくてはいけない．肝内に多発する微小膿瘍であるので，カンジダによる感染症が最も考えられるが，ムコール，アスペルギルスなどの真菌でも肝内病変をきたすことがある．一方で，細菌による散在性の肝膿瘍をきたし，抗菌薬が膿瘍内に届かない状況の可能性も考慮しておかなくてはいけない．この場合，その感染源として，カテーテル由来のカンジダによる心内膜炎を否定しておかなくてはいけない．

4 抗微生物薬を考える

　血液培養を採取のうえ，重症真菌感染症を考え，そのエンピリック治療として，アムホテリシンBリポソーム製剤（3～5 mg/kg/日，24時間おき）を追加する．すでに始まっている抗菌薬は，好中球減少時において，その変更は困難である．生検の培養結果，あるい

は血液培養の結果から，フルコナゾールへの de-escalation を行った．治療期間は，患者の好中球数の回復，画像上のフォローアップを 2 週間おきに行いながら，最終的に 4 週間の治療を要した．

第 2 章
病院内感染症 各論

5. 人工呼吸器管理中の発熱へのアプローチ

大野博司

> **ケース** 緊急開腹術後，ICU で発熱した人工呼吸器管理下の 84 歳男性

▶現病歴

　84 歳男性．急性腹症で ER 受診し，下行結腸がん穿孔による急性汎発性腹膜炎で緊急開腹術となり，左半結腸切除術およびストーマ形成された．術後，気管内挿管されたまま全身管理目的で ICU 入室となった．周術期は中心静脈カテーテル，動脈ライン挿入のうえ，カテコラミン，輸血，新鮮凍結血漿使用あり，抗菌薬はアンピシリン・スルバクタム，ゲンタマイシンを投与されていた．術後 4 病日にカテコラミン中止，血行動態安定するも慢性肺疾患のため人工呼吸器管理を継続されていた．5 病日になり発熱，酸素化不良が進行し，人工呼吸器関連肺炎を疑われ，感染症科コンサルトとなった．既往に肺気腫，糖尿病がある．

▶身体所見

　身長 160 cm，体重 42 kg．体温 39.5℃，心拍数 114/分，呼吸数 28/分（人工呼吸器設定 SIMV＋PS-F$_I$O$_2$ 0.5, TV 400, IMV 6, PS 10, PEEP 8），血圧 100/50 mmHg．全身状態：不穏で苦悶様，頭頸部：問題なし，心臓：I・II 音正常，雑音なし，胸部：両肺野ラ音聴取，挿管チューブから多量の喀痰分泌物あり，腹部：平坦・軟，創部：発赤・腫脹・熱感なし，四肢：冷汗なし．皮疹なし．

▶検査データ

　Ht 29%，白血球 15,200/μL（好中球 80%，桿状球 8%，リンパ球 11%，単球 3%），血小板 9 万/μL，CRP 6.2 mg/dL，Na 130 mEq/L，K 4.2 mEq/L，Cl 99 mEq/L，HCO$_3^-$ 14 mEq/L，BUN 45 mg/dL，Cr 2.2 mg/dL，肝機能正常，胸部単純 X 線：両肺野浸潤影，両側胸水：喀痰グラム染色で多量の白血球とグラム陰性桿菌，心エコー：うっ血所見なし，心機能正常，尿検査：尿一般：細菌，白血球正常，胸腹部造影 CT：両側下肺野に区域性の浸潤影，両側胸水＋．限局した腸管浮腫と腹水貯留一部あるものの腹腔内膿瘍なし．

Q1 病院内肺炎(HAP)・人工呼吸器関連肺炎(VAP)とは？

病院内肺炎は2番目に多い病院内感染症といわれている．米国胸部学会/米国感染症学会(ATS/IDSA)のガイドラインでは，市中肺炎(community-acquired pneumonia：CAP)に対して，病院や長期療養施設などを含めた医療機関で発生する肺炎をまとめて，医療ケア関連肺炎(healthcare-associated pneumonia：HCAP)と定義している．耐性菌が原因微生物として重要であり，治療方針がCAPと大きく異なるためこのように定義している．ここでいう医療ケア関連とは，①90日以内に2日以上の入院歴，②ナーシングホームや介護施設など長期療養施設入所，③過去30日以内に抗菌薬静注・化学療法・創傷処置を受けている，④人工血液透析などのリスクをもつ患者層を指している．

このHCAPのなかに病院内肺炎(hospital-acquired pneumonia：HAP)，人工呼吸器関連肺炎(ventilator-associated pneumonia：VAP)が含まれる．HAPは入院48時間後に発症した肺炎を指し，またVAPは気管内挿管48時間後に発症した肺炎を指す．これらHCAP，HAP，VAPともに多剤耐性病原菌[multi-drug resistant (MDR) pathogen]による肺炎のリスクが高いためひとくくりにしている．

多剤耐性病原菌(MDRP)には，緑膿菌，ESBL(extended-spectrum β-lactamase)産生グラム陰性菌(大腸菌，クレブシエラ，プロテウス)，アシネトバクター，MRSAなどが含まれる．

Q2 HAP/VAPの疫学と病態生理について

病院内感染でHAP，VAPは2番目に多いとされている．特にVAP発生率については，人工呼吸器管理期間と密接な関係があり，①最初の5日間で3％，②5〜10日目で2％，③10日以降1％といわれている．そのため，VAPの約半数は人工呼吸器管理の最初の4日間で起こることになる．

また，気管内挿管操作自体がVAPのリスクとなるため，可能な限り気管内挿管を避けることもVAP予防には大切である．

また，ひとたびVAPを起こすと死亡率は30〜70％であり，死亡原因としてはVAP自体ではなく大部分が原疾患からの多臓器不全による(VAP自体では33〜50％の死亡率ともいわれており，どちらにしてもVAPを起こすと致命的になりかねないことに注意が必要)．

それでは，HAP/VAPはどのようにして起こるのだろうか？　病態生理として，まず口腔咽頭・気道/挿管チューブへの病因微生物のコロナイゼーションが起こることが感染源として重要になる．そのうえで，現在考えられている感染ルートは

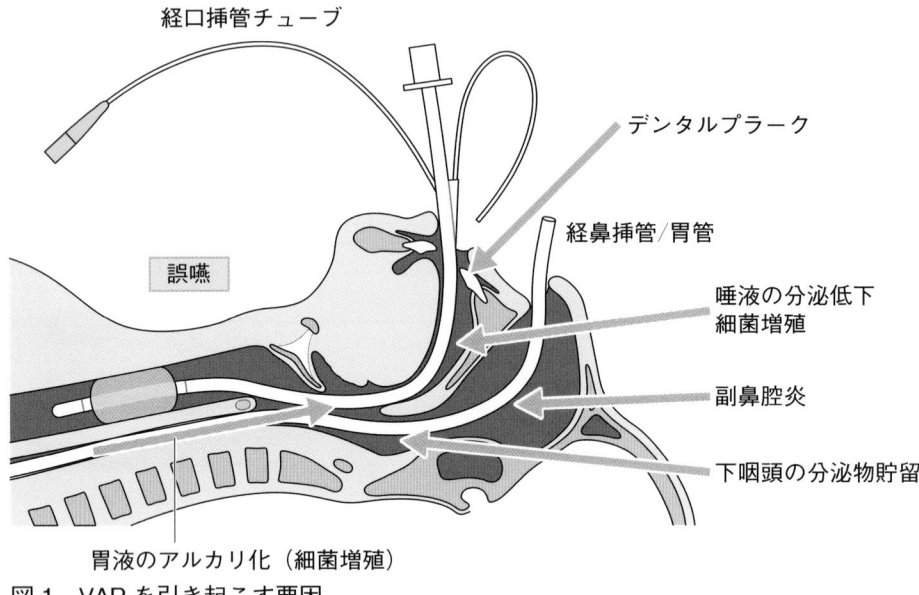

図1 VAPを引き起こす要因

2つある（図1）．①挿管チューブのカフ周囲からの汚染された分泌物が落下し，それを誤嚥すること（挿管手技，日々の誤嚥，バイオフィルムなど），②挿管チューブ内・呼吸器回路内の汚染した結露が落下することである．しかし，閉鎖式吸引チューブや閉鎖式呼吸器回路の発達により，後者が原因でVAPが起こることは稀とされている．そのため，現時点でのVAPの発生原因としては①が重要になる．ここでの誤嚥の促進因子としては，①意識レベル低下，②咽頭反射低下，③嚥下障害，④胃内容物の停滞，⑤腸管蠕動能低下が挙げられており，これらリスクがある患者では常にVAP発生に注意を向ける必要がある．

Q3 VAPの診断は？

まず最初に重要なポイントとして，臨床基準や細菌学的基準はあるものの，現時点では，VAP診断にあたってゴールドスタンダードが存在しない点に注意が必要である．

そのため，臨床的な判断としては，気管内挿管・人工呼吸器管理48時間以降で，肺炎と考えられる臨床症状（①発熱・低体温，②白血球上昇・減少，③膿性分泌物，④酸素化不良）に加えて，胸部単純X線・胸部CTで，新たな，または進行する肺野浸潤影がある場合，VAPを強く疑う必要がある．

臨床基準としてCPIS（clinical pulmonary infection score）がVAP診断目的で開発されたが，感度・特異度ともに不十分である．そのため現在では，画像所見・細菌培養結果を含めたmodified CPISを用いて，特に治療開始後48〜72時間で判断

し，6点以下の場合，VAPの可能性が低く，VAPとしての抗菌薬治療を中止する目安とするとされている．

また，細菌学的基準として下気道分泌物採取によるグラム染色・定量培養がある．気管内吸引もしくは気管支肺胞洗浄(broncho-alveolar lavage：BAL)や保護的標本擦過(protected specimen brush：PSB)といった下気道分泌物の採取により，コンタミネーションや常在菌に対する不必要な治療を減らす意味があるが，重要なポイントはこれら検体採取に時間がかかりすぎて治療開始を遅らせてはならないということである．そのため，どの方法であれ(盲目的気道吸引採痰を含む)，早期に下気道分泌物の定量培養・グラム染色を提出のうえ，抗菌薬投与を迅速に開始することになる．

画像診断は，胸部単純X線(特にポータブル)は感度・特異度ともに低く，胸部CTでも感度53％，特異度63％といわれており，画像のみではVAPが診断可能でない点にも注意が必要である．

以上より現時点では，胸部浸潤影を起こす非感染症疾患の鑑別を十分行い，VAPを疑った時点で治療を早期に開始し，48〜72時間後の治療への反応・培養結果をもとに(modified CPISの検討も含め)，治療継続・変更・中止を検討するのが現実的であろう．

人工呼吸器管理中で新たな・増強する胸部浸潤影で，VAPと鑑別すべき7つの非感染症疾患
①無気肺　②肺塞栓　③ARDS(急性呼吸促迫症候群)　④肺出血，⑤心不全　⑥肺がん　⑦呼吸器原疾患の増悪[COPD(慢性閉塞性肺疾患)，肺結核後遺症，間質性肺炎，サルコイドーシスなど]

Q4　VAPのマネジメントの考えかた

VAPマネジメントの全体像は図2のようになる．

Q5　VAPの原因微生物とVAPでの多剤耐性菌リスクファクターとしては何があるか？

VAPの50〜70％がグラム陰性菌(緑膿菌17％，腸内細菌科11％，クレブシエラ7％，大腸菌6％，インフルエンザ桿菌6％，セラチア5％)によるとされ，また15〜30％が黄色ブドウ球菌(MRSA含む)，4％がレジオネラ，残りの10〜20％がウイルス(インフルエンザ，パラインフルエンザ，アデノウイルス，RSウイルス，麻疹ウイルス)という報告がある．

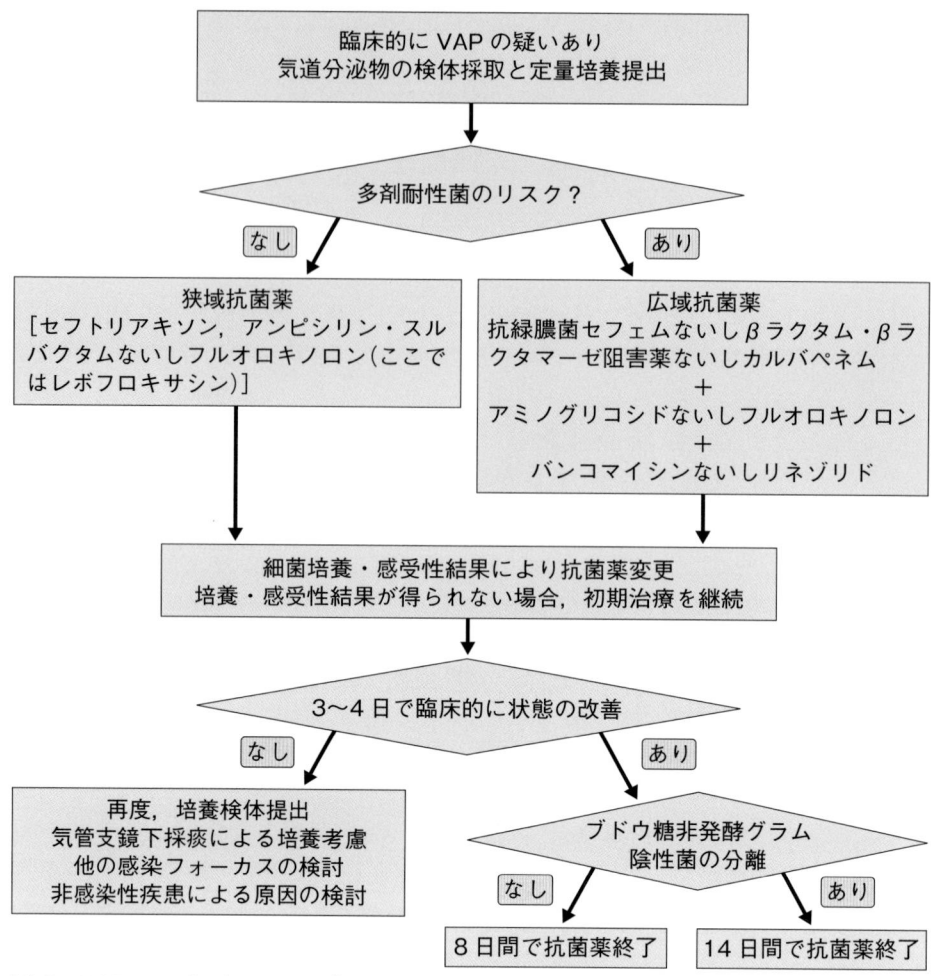

```
                ┌─────────────────────────┐
                │ 臨床的にVAPの疑いあり      │
                │ 気道分泌物の検体採取と定量培養提出 │
                └───────────┬─────────────┘
                            ↓
                      ◇多剤耐性菌のリスク？◇
                       なし↙       ↘あり
```

┌──────────────────────┐   ┌────────────────────────────────┐
│ 狭域抗菌薬   │   │ 広域抗菌薬   │
│ [セフトリアキソン，アンピシリン・スル │   │ 抗緑膿菌セフェムないしβラクタム・βラ   │
│ バクタムないしフルオロキノロン（ここで │   │ クタマーゼ阻害薬ないしカルバペネム   │
│ はレボフロキサシン）]   │   │ ＋   │
└──────────────────────┘   │ アミノグリコシドないしフルオロキノロン │
                                │ ＋   │
                                │ バンコマイシンないしリネゾリド   │
                                └────────────────────────────────┘

```
                ┌─────────────────────────┐
                │ 細菌培養・感受性結果により抗菌薬変更 │
                │ 培養・感受性結果が得られない場合，初期治療を継続 │
                └─────────────┬───────────┘
                              ↓
                      ◇3～4日で臨床的に状態の改善◇
                       なし↙       ↘あり
```

┌──────────────────────┐   ◇ブドウ糖非発酵グラム陰性菌の分離◇
│ 再度，培養検体提出   │   なし↙   ↘あり
│ 気管支鏡下採痰による培養考慮 │   ┌──────────┐ ┌──────────┐
│ 他の感染フォーカスの検討   │   │8日間で抗菌薬終了│ │14日間で抗菌薬終了│
│ 非感染性疾患による原因の検討 │   └──────────┘ └──────────┘
└──────────────────────┘

図2　VAPのマネジメントの考えかた
(Porzecanski I, Bowton DL：Diagnosis and treatment of ventilator-associated pneumonia. Chest 130：597, 2006. より改変)

　また，嫌気性菌は後期VAPでの主な原因微生物としては考えにくいものの，口腔衛生不良の患者や国内での誤嚥のリスクのある高齢者でのVAPでは重要と思われる．そのため，ケースごとに嫌気性菌の関与を検討する必要がある．
　また，喀痰培養で以下の微生物が陽性となった場合は原因微生物とは考えるべきではなく，無視すべきである．

┌───┐
│ ①グラム陽性球菌：表皮ブドウ球菌，腸球菌   │
│ ②真菌：カンジダ   │
│ ③グラム陽性桿菌：ノカルジア，炭疽菌（*Bacillus anthracis*），コリネバクテリ │
│ 　ウム以外   │
└───┘

　特にVAPで多剤耐性菌が原因微生物と想定されるリスクとして，

・過去90日以内の抗菌薬療法
・入院期間が5日以上
・地域・病院内での抗菌薬耐性菌の頻度が高い
・医療関連肺炎（HCAP）リスクファクター［①過去90日以内における2日以上の入院，②長期療養施設の居住者，③自宅での点滴療法（抗菌薬を含む）］
・過去30日以内の血液透析
・自宅での創傷処置
・家族で多剤耐性菌保菌がある
・免疫抑制薬および免疫不全疾患

が挙げられる．ケースごとにこれらのリスクに該当するかどうか詳細に検討する必要がある．

　VAPの原因微生物を考える際には，①発症時期［早期（＜入院5日），後期（＞入院5日）］と，上記の②多剤耐性菌のリスクの有無で分けて考える．

　まず，発症早期（＜入院5日）かつリスクがない場合は，原因微生物としては肺炎球菌，インフルエンザ桿菌，MSSA（メチシリン感受性黄色ブドウ球菌），感受性良好なグラム陰性桿菌（大腸菌，クレブシエラ，エンテロバクター，プロテウス，セラチア）を考慮する．

　一方，発症後期（＞入院5日）ないしリスクがある場合，上記の原因微生物に加えて，緑膿菌，ESBL産生型腸内細菌科（大腸菌，クレブシエラ），アシネトバクター，MRSAなどの多剤耐性菌を原因微生物として考慮する必要がある．

　上記をふまえて，抗菌薬の選択は，早期発症かつ多剤耐性菌のリスクがない場合，狭域抗菌薬として，①セフトリアキソン，②アンピシリン・スルバクタム，③フルオロキノロン（ここではレスピラトリーキノロンのレボフロキサシン）が推奨される．

　一方，発症後期ないしは多剤耐性菌のリスクがある場合，広域抗菌薬を併用することになる．緑膿菌を含むグラム陰性桿菌に対して，①緑膿菌活性のあるβラクタム系（セフェム，カルバペネム，ペニシリン・βラクタマーゼ阻害薬），②アミノグリコシドないしフルオロキノロンの2剤併用となる．これは2剤併用により抗菌薬スペクトラムをさらに広げ，多剤耐性菌が原因微生物であっても初期治療が不適切な治療にならないようにするためである．さらにこれらグラム陰性菌カバーに加え，喀痰分泌物でMRSAの可能性がある場合，抗MRSA薬であるバンコマイシンないしはリネゾリドを併用する形になる．

　このように，発症後期やリスクがあるVAPでの広域抗菌薬を併用した治療レジメンは，初期抗菌薬投与が原因微生物に対してスペクトラムを外し，活性がない（＝不適切な）場合，適切な初期抗菌薬投与群よりも有意に死亡率が上昇することを防ぐためである．

Q6 VAPの治療における抗菌薬の用法・用量

VAP治療で推奨されている抗菌薬の用法・用量を以下に示す．特にPK/PD（薬物動態/薬力学）を意識した投与設計をする必要がある．

> ①抗緑膿菌活性のあるセファロスポリン：
> ・セフェピム1～2gを2～3回/日　・セフタジジム2gを3回/日（24時間持続のオプション）
> ②カルバペネム：
> ・イミペネム500 mgを4回/日，1gを3回/日（1回は2時間）　・メロペネム1gを3回/日（1回は3時間）
> ③ペニシリン/βラクタマーゼ阻害薬：
> ・ピペラシリン・タゾバクタム4.5gを4回/日（1回は4時間）
> ④モノバクタム：
> ・アズトレオナム1～2gを3回/日
> ⑤アミノ配糖体：
> ・ゲンタマイシン7 mg/kg/日　・トブラマイシン7 mg/kg/日　・アミカシン20 mg/kg/日
> ⑥抗緑膿菌活性のあるフルオロキノロン：
> ・レボフロキサシン750 mg/日　・シプロフロキサシン400 mg 8時間毎
> 　※国内ではレボフロキサシン静注薬がないことに注意（2011年に使用可能になる予定）
> ⑦抗MRSA薬：
> ・バンコマイシン15 mg/kg 12時間毎，30 mg/kg 24時間（トラフ値15～20 μg/mL）
> ・リネゾリド600 mg 12時間毎

Q7 VAPの治療期間はどのくらいが適切か？

治療効果判定は治療開始48～72時間で行う必要がある．パラメータとして，①発熱，②白血球数，③胸部単純X線，④酸素化（PaO_2/F_1O_2），⑤膿性痰，⑥血行動態変化・臓器機能（心血管，肺，腎，肝，血液）を注意深く検討する必要がある．そのうえで，特に①発熱，④酸素化のモニタリングが重要である．

それ以外の予後予測因子として，治療開始後4日目以降のプロカルシトニン，CRP値も有用といわれており，上記6項目に加えての判断材料とするとよい．

表1 培養結果と臨床所見による抗菌薬治療の方針

	臨床的に改善あり	臨床的に改善なし
細菌培養・感受性結果あり	初期抗菌薬継続ないしde-escalation	抗菌薬 escalation
細菌培養・感受性結果なし	初期抗菌薬継続	抗菌薬 escalation

　しかし，VAPで急性呼吸促迫症候群(ARDS)合併のケースでは，③胸部単純X線はまったく当てにならないため，発熱，酸素化を厳重にモニタリングしていく必要があり，ARDS合併では治癒まで長期にわたることが予測される．

　治療期間は，早期に治療への反応があるケースでは7日間が推奨されているが，緑膿菌などブドウ糖非発酵菌種では7日間の治療では再発率が高くなるため，これらが原因微生物と考えられる場合は14〜15日程度治療期間を延長するとよい．

　また培養結果が得られ，治療開始48〜72時間以降の臨床所見からの抗菌薬選択の考え方としては，表1を参考にされたい．

Q8 治療開始後48〜72時間経過しても治療への反応がない場合はどのように対応したらよいか？

　治療開始後72時間で判断し，反応がない場合は以下の7項目を考慮し，入念に1つひとつ検討していくとよい．

①診断の間違い：
　肺炎以外の疾患—特に非感染症［BOOP(閉塞性細気管支炎性器質化肺炎)，肺塞栓，心不全，血管炎，ARDS，肺腫瘍，無気肺，胸水，薬剤性肺臓炎］
②ドレナージが必要な病態：
　膿胸
③抗菌薬の副作用：
　薬剤熱
④抗菌薬選択の誤り：
　スペクトラム，感受性の問題(耐性菌，結核，ニューモシスチス肺炎)
⑤抗菌薬投与量の誤り：
　特に国内では，βラクタム系抗菌薬，アミノグリコシド系抗菌薬の世界標準推奨量・投与間隔であるかどうかの確認は必要
⑥他の感染症の合併：
　ICUでの6つの感染症(カテーテル関連尿路感染症，創部感染症，偽膜性腸炎，副鼻腔炎，カテーテル関連血流感染症，人工呼吸器関連肺炎)合併の可能性の検討

⑦患者自身の免疫応答：
　　実は治療への反応が悪い場合の最も多い原因であり，適切な循環・呼吸管理，全身管理を行いながら，患者自体の免疫状態を改善させる必要がある．

上記7項目を検討したうえで，絶対に行うべき検査としては，①喀痰・気管支鏡下気道分泌物再検査，②中心静脈ラインから血液培養採取，またライン抜去の考慮，尿培養，③心エコー，④腹部エコーがあり，次に考慮すべき検査としては，①副鼻腔CT，②胸部CT，③腹部CTがあり，適宜必要に応じてこれら検査を組み合わせて治療への反応が悪い原因を探る．

Q9 VAPの予防にはどのようなものがあるか？

ATS/IDSAのガイドラインでは，HAP/VAP発生の予防として以下の項目が挙げられている．

①半坐位30〜45°
②気管内挿管を避け，可能ならば非侵襲的人工換気(NPPV)を考慮
③経口気管内挿管，経口胃管が経鼻気管内挿管，経鼻胃管より勧められる
④人工呼吸器ウィーニングプロトコールの徹底
⑤気管チューブのカフ圧は，カフ周囲の細菌の下気道への落下予防のため20 cm H_2O 以上に維持する
⑥H_2ブロッカー，プロトンポンプ阻害薬より，胃内酸性pH維持のためスクラルファート使用
⑦経腸栄養が静脈栄養より勧められる：中心静脈カテーテル関連合併症減少，バクテリアルトランスロケーション予防
⑧声門下分泌物の持続的吸引
⑨口腔内殺菌(ODD)：クロルヘキシジン
⑩腸管内殺菌(SDD)：有効だが推奨されず
⑪輸血制限
⑫厳格な血糖コントロール
⑬人工呼吸器回路の定期的な交換は不要
⑭人工呼吸器回路の結露は手袋をして扱う
⑮DVT(深部静脈血栓症)予防を行う
⑯鎮静を1日1回とめて意識状態を確認する

文献

1) Dellinger RP, et al : Surviving Sepsis Campaign guidelines for management of severe sepsis and septic shock. Crit Care Med 32 : 858-873, 2004.
2) American Thoracic Society and Infectious Disease Society of America : Guidelines for the management of adults with hospital-acquired, ventilator-associated, and healthcare-associated pneumonia. Am J Respir Crit Care Med 171 : 388-416, 2005.
3) Ioanas M, Ewig S, Torres A : Treatment failures in patients with ventilator-associated pneumonia. Infect Dis Clin N Am 17 : 753-771, 2003.

CHARTでみる
本ケースにおける「考え方と進め方」

⑤ 人工呼吸器管理中の発熱へのアプローチ

1 患者背景を考える

　84歳男性であり，①高齢者であること，②肺気腫，糖尿病はあるものの免疫不全を示唆する既往は特にないが，肺気腫からは気道感染症のリスクが高く，糖尿病からは創部感染および，いったん感染が成立した場合は難治性になりやすい可能性がありうること，③その一方で，下行結腸がん術後5日目で市中発症汎発性腹膜炎治療中に再度発熱しているため，病院内感染症の可能性（病院内肺炎，カテーテル関連尿路感染症など）が考えられる．そのため市中感染症としての腹腔内感染症，ここでは下行結腸がんによる消化管穿孔，汎発性腹膜炎に加えて，病院内感染症の両方を考慮する必要がある．

2 感染臓器を考える

　このケースでは下行結腸がんによる消化管穿孔，汎発性腹膜炎に対して外科的治療・集学的治療を行い，いったん改善傾向があるも5日目に再度発熱，酸素化不良が起こっている．
　入院後の発熱と考えると鑑別としては，非感染性疾患［薬剤性，輸血関連（FFP含む），深部静脈血栓症，アルコール離脱など］と，感染症［カテーテル関連血流感染（CRBSI），人工呼吸器関連肺炎（VAP），カテーテル関連尿路感染症（CAUTI），経鼻胃管関連副鼻腔炎，創部感染症（ここでは縫合不全からの三次性腹膜炎や腹腔内膿瘍など），偽膜性腸炎など］を考える．
　今回のケースでは感染臓器としては，汎発性腹膜炎で入院し，術後人工呼吸器管理も含め集学的治療中に発熱とともに低酸素血症が進行し，多量の喀痰分泌物，心エコーでうっ血所見は乏しいものの胸部単純X線・胸部CTで区域性の両下肺浸潤影があることから，術後に発生した人工呼吸器関連肺炎（VAP）が最も考えやすい．
　その一方で，下痢所見や創部離開などの局所所見が乏しく，尿一般・沈渣も問題なく，偽膜性腸炎や創部感染症，尿路感染症の合併は否定的である．カテーテル関連血流感染について可能性は残るが，現時点でははっきりしない．以上より，fever work-up（血液培養2セット，喀痰培養・胸部単純X線・CT，尿一般・培養）を行ったうえで，下行結腸がんからの消化管穿孔，汎発性腹膜炎の原因微生物をカバーしながら，新たに起こった人工呼吸器関連肺炎（VAP）の原因微生物をカバーするように抗菌薬を選択する必要がある．

3 原因微生物を考える

　このケースでは，市中感染としての汎発性腹膜炎に加えて，病院内感染症としての人工呼吸器関連肺炎の原因微生物を想定する必要がある．
　そのため，エンピリック治療を行ううえでは，病院内感染症―特にVAPでは多剤耐性菌リスクも含めた―要素を考え，想定される感染臓器ごとの原因微生物は以下のようになる．

下行結腸がんの消化管穿孔，汎発性腹膜炎
　　グラム陽性球菌(GPC)：腸球菌
　　グラム陰性桿菌(GNR)：大腸菌やクレブシエラ，プロテウスなど腸内細菌科
　　嫌気性菌：バクテロイデス，クロストリジウム

人工呼吸器関連肺炎(VAP)
　　GPC：肺炎球菌，黄色ブドウ球菌(MSSA，MRSA)
　　GNR：インフルエンザ桿菌，大腸菌，クレブシエラ，エンテロバクターなど腸内細菌科(ESBL産生菌含む)，緑膿菌，セラチア，アシネトバクターといったブドウ糖非発酵菌

4　抗菌薬を考える

　入院当初からアンピシリン・スルバクタムに加えて，ゲンタマイシンで腹膜炎の治療が行われていた．そのため，想定した上記の原因微生物をもれなくカバーすること，そして，緑膿菌などブドウ糖非発酵菌の感受性が出るまではアミノグリコシド系抗菌薬併用（最初ゲンタマイシンが使用されているためアミカシンとして）でスペクトラムを広げておくように抗菌薬を選択しようとすれば，以下のようになる．
例：
・ピペラシリン・タゾバクタム 4.5 g　6時間毎　（ESBL分離率が低い地域・施設の場合）
　　ないし
・メロペネム 1 g　8時間毎　（国内では一般感染症として2 g/日，発熱性好中球減少症として3 g/日まで．ESBL分離率が高い地域・施設ではカルバペネムを選択すべき）
　　に以下を併用．
・アミカシン 20 mg/kg　24時間毎　（国内では1回100〜200 mgを2回点滴静注）
　　上記に加えて，MRSAの可能性があれば，抗MRSA薬を追加する．
・バンコマイシン 15 mg/kg 12時間毎，30 mg/kg 24時間（トラフ値15〜20 μg/mL）（国内では2 g/日まで）
　　ないしは，
・リネゾリド 600 mg 12時間毎
上記はあくまで，腎機能正常の場合．

5　最終的な治療方針

　抗菌薬以外の感染症診断・治療のために，このケースでは，敗血症であり，早期目標指向型治療(early goal directed therapy：EGDT)を含めた surviving sepsis campaign に従った全身管理，人工呼吸器管理が大切である（詳細は『市中感染症診療の考え方と進め方 IDATEN感染症セミナー』（医学書院）の「敗血症のマネジメント」の項目を参照のこと）．

最終的な治療方針(例)
○選択した抗菌薬
・メロペネム 1 g　1回3時間で投与し12時間毎，に加え，

・アミカシン840 mg　1回30分で投与し48時間毎　［160 cm，42 kg，IBW（理想体重）57.2 kg］
　※喀痰からはグラム陽性球菌が分離されておらず，血液培養の結果もふまえて抗MRSA薬追加を考慮

○抗菌薬以外の感染症治療オプション
・敗血症への全身管理を中心とした集学的治療
・急性呼吸促迫症候群（acute respiratory distress syndrome：ARDS）併発のリスクを考慮した人工呼吸器管理

6. 尿路カテーテル留置中の発熱へのアプローチ

細川直登

ケース　入院中に発熱をきたした80歳女性

▶現病歴

　脳梗塞後遺症と認知症のある80歳女性．自宅で転倒して，右大腿骨頸部骨折を起こして入院した．骨折部に対して手術を行い，術後3日までは経過は順調であった．4日目より尿量の減少と尿混濁を認め，5日目に悪寒戦慄を伴う発熱をきたし，内科にコンサルトがあった．

▶身体所見

　体温38.5℃，心拍数120/分・不整，呼吸数16/分，血圧110/60 mmHg．
　全身状態はかなりきつそうに見える，ブルブルと震えている．頭部目耳鼻喉：特に問題なし，胸部理学所見：異常なし，腹部：平坦・軟，下腹部の圧痛あり，右CVA叩打痛あり．関節：腫脹疼痛なし．皮疹なし．尿は混濁している．末梢血管カテーテルと尿路カテーテル留置中．

▶検査データ

　尿検査：尿pH 7.5，蛋白(＋)，糖(－)，赤血球50～70/HPF，白血球＞100/HPF，尿細菌多数，グラム染色でGNR（グラム陰性桿菌），血液検査：白血球17,500/μL（桿状核好中球17％，分葉核好中球64％，リンパ球16％，単球2％，好酸球1％），Hb 9.5 g/dL，Ht 29％，血小板35万/μL，CRP16 mg/dL．

■はじめに

　2009年に米国感染症学会(IDSA)から，新しい尿路カテーテル留置患者の尿路感染症ガイドラインが発表された[1]．本稿ではこのガイドラインを中心に尿路カテーテル留置患者の発熱に対するマネジメントについて考える．

Q1 なぜカテーテル関連尿路感染症(CA-UTI)が問題になるのか？

　CA-UTI(catheter associated urinary tract infection)は世界中で最も多くみられる医療関連感染症であり，病院内，長期療養型施設内で広く行われている不適切な尿路カテーテルの使用が原因となっている．すなわち，これは予防できる医療関連感染症である．

　尿路感染のリスクは留置の期間に関連し，毎日3～10％が明らかな細菌尿を呈する．このうちの10～25％が有症状のUTI(尿路感染症)を起こす．そして，そのなかに菌血症をきたす症例がある(4％未満)．その他のリスクとして，女性，糖尿病，尿バッグ中の微生物の定着，不適切なカテーテルの扱いが挙げられる．

　予防に最も有効な方法は，尿路カテーテルは明確な適応がなければ使用せず，使用している場合は不必要になったら直ちに抜去することである．IDSAのガイドラインではすべての医療施設でこの方針を徹底することが推奨されている．

Q2 この症例では尿路感染が疑われるが，尿路感染があるかどうか，どうやって決めるのか？

●尿路感染の診断

　尿路感染の診断は意外に難しい．全身状態が良好な若い人で，症状もはっきり訴えられるような場合は，病歴と症状からかなりの確率で尿路感染があることが絞り込める．しかしCA-UTIは寝たきりの高齢者や，脳梗塞後遺症でコミュニケーションがとれない患者にしばしば発症する．特に排尿障害がある場合は尿路カテーテルが挿入されたままの場合があり，そのような場合はUTIのリスクは高い．しかし患者が症状を訴えられなかったり，同時に肺炎のハイリスク患者であったりする．尿中白血球や細菌尿はUTIがなくとも出現する．身体所見は単独では感度，特異度ともに低い．したがって単純に症状や尿検査所見でUTIと診断することはできない．感染のフォーカス(focus)が尿路であることを確定するには，丁寧な診察と検査所見の解釈により他のfocusをきちんと否定する必要がある．

●カテーテル関連尿路感染症の診断

病態の定義
　IDSAのガイドラインでは以下のように定義されている．
- CA-UTI(catheter associated urinary tract infection：カテーテル関連尿路感染症)

　尿路感染に矛盾しない症状があり，他に感染のfocusがなく，10^3 CFU/mL以上の1種類以上の菌が1検体のカテーテル尿から検出された場合，または尿道カテーテル，恥骨上カテーテル，コンドームカテーテルを抜去してから48時間以内の中間尿から検出された場合．

　有症状の男性において，コンドームカテーテルから採取された尿定量培で，CA-UTIと判定するための特定の数値を推奨するための十分なデータはない．

- CA-ASB(catheter associated asymptomatic bacteriuria：カテーテル関連無症候性細菌尿)

　尿道または恥骨上カテーテルが挿入されているか，間欠的導尿を行っている患者で，1回の検体で10^5 CFU/mL以上の細菌が1種類以上検出され，尿路感染の症状がないもの．

　コンドームカテーテルの場合，新しく採取した尿で判断する．

　注意：CA-ABSまたはCA-UTIを減らすためにデザインされたスタディ，および妊婦のような特別な臨床状況を除いてスクリーニングしないこと．

UTIに矛盾しない症状とは
- 新たに発症し，または増悪した発熱，悪寒，意識の異常，倦怠感，活動性の低下があり，ほかの理由が見当たらない．
- 側腹部痛，CVA叩打痛，急性の血尿，骨盤違和感．
- カテーテルを抜去した人の排尿障害，頻尿，恥骨上部痛．
- 脊髄麻痺の場合はspasticity(痙縮)の増加，自律神経反射の障害(autonomic dysreflexia)，違和感(unease)もUTIの症状ととる．

膿尿(pyuria)について
- カテーテルが挿入されている患者の場合，pyuriaはCA-UTIの診断には用いない．
- 膿尿のあるなし，程度はCA-ABSとCA-UTIの鑑別に使用しない．
- CA-ABSに関連した膿尿は抗菌薬治療適応の判断に用いない．
- 有症状の患者で膿尿がないことはCA-UTI以外の診断を示唆する．

においと濁り
- 尿のにおいや濁りは，それだけで ASB と UTI を区別する材料または培養，抗菌薬投与の適応を判断する材料として使ってはいけない．

　この患者の場合，骨折の術後入院中に起こった発熱のエピソードであり，院内発症の感染症が疑われる．診察所見では尿路カテーテルが使用されており，恥骨上部の圧痛や CVA 叩打痛など尿路感染に矛盾しない症状がある．呼吸数は落ち着いていて crackles はなく，肺炎らしい臨床症状と身体所見はみられない．腹腔内や皮膚軟部組織，関節などに発熱の focus を疑わせる所見もない．検査所見では尿中白血球がみられており，グラム染色で GNR（グラム陰性桿菌）が見えていることから，10^5 CFU/mL 以上の細菌尿が存在する（遠沈しない尿のグラム染色で菌が見えれば 10^5 CFU/mL 以上の菌量が存在する）．
　臨床的に尿路感染以外の感染症は否定的であり，上記の定義に当てはめると CA-UTI と診断できる．
　UTI の診断にあたっては検査所見だけでなく，丁寧な診察により他の感染症を除外することが重要であることをもう一度強調する．

Q3 この患者の治療にはどのような抗菌薬を選択するか？

●CA-UTI の治療

抗菌薬投与前にすべきこと
　抗菌薬投与を開始する前に尿培養を提出しておくことが重要である．カテーテルが 2 週間以上使用されている場合，カテーテルを交換することが推奨される．交換後，抗菌薬開始前に培養検体を採取する．カテーテル使用を中止する場合は，中間尿を提出する．

予想される原因微生物
　CA-UTI は 30 日未満の短期のカテーテル使用の場合は，単一菌種で，ほとんどは腸球菌と腸内細菌群が原因となる．*E. coli* が最も多い．しかし *Klebsiella, Serratia, Citrobacter, Enterobacter* などの他の腸内細菌群や，緑膿菌，コアグラーゼ陰性ブドウ球菌，腸球菌なども原因となる[2]．
　30 日以上の長期留置の場合は，多くは複数の菌が検出され，前述の菌に加え *Proteus mirabilis, Providenciea, Morganella morganii* などが関与する[2]．長期留置のカテーテルにはバイオフィルムとともに菌が定着しており，尿培養で検出された菌が必ずしも原因微生物を反映しているとは限らない．したがって，尿培養を行う際には新たに挿入したカテーテルを通じて採尿することが推奨される．

初期治療と原因微生物判明後に使用する抗菌薬の選択

　初期治療抗菌薬の選択(empirical therapy)は，グラム染色や過去に尿培養で検出された原因微生物の情報と，施設のantibiogramを参照して決定する．比較的軽症から中等症の場合(下部尿路感染)はシプロフロキサシンなどのキノロンか，第三・第四世代のセフェムで初期治療を開始できる[2]．腎盂腎炎かいわゆるurosepsis(尿路由来敗血症)が疑われる場合は，初期治療としてピペラシリン・タゾバクタムまたはカルバペネムなどを考慮する必要がある[2]．カルバペネムを使う必要があるかどうかはESBLs産生腸内細菌群の可能性がどの程度あるかを考慮して判断する．また，緑膿菌の感受性は施設ごとに大幅に異なるので，自施設のantibiogramを理解しておく必要がある．状態が悪ければ緑膿菌に対してはβラクタム薬に加えて，アミノグリコシドやキノロンなどの2剤で治療を開始することも考慮する．グラム染色でグラム陽性球菌が観察されたときには，腸球菌を考えてバンコマイシンの投与を考慮する．培養結果と感受性が判明したら，抗菌薬はおのおのの原因微生物に合わせて適切なものに変更する．

　本症例は院内発症のUTIであり，緑膿菌を含めたグラム陰性菌を考慮する．グラム染色では緑膿菌か腸内細菌か，いまひとつ判定に自信がもてなかった．悪寒戦慄とバイタルサインからは敗血症(sepsis)が疑われる状況である．院内のantibiogramから，腸内細菌群では数％のESBLsが存在し，緑膿菌に対するカルバペネムの感受性率は90％程度あることが判明している．そのため，両方をカバーする抗菌薬として初期治療(empirical therapy)にはカルバペネムを選択することとした．メロペネムを1g，8時間おきに投与で開始した．培養結果は *E. coli* でアンピシリン感受性だったのでアンピシリンにde-escalationして治療を継続した．

文献

1) Hooton TM, Bradley SF, Cardenas DD, et al：Diagnosis, prevention, and treatment of catheter-associated urinary tract infection in adults：2009 International Clinical Practice Guidelines from the Infectious Diseases Society of America. Clin Infect Dis 50(5)：625-663, 2010.
2) Hooton TM：Nosocomial Urinary Tract Infections. *In*：Mandell GL, et al, (ed)：Principles and Practice of Infectoius Diseases. vol 2, 7th ed, Churchill Livingstone, Elsevier, Philadelphia, 2009.

CHARTでみる
本ケースにおける「考え方と進め方」

⑥ 尿路カテーテル留置中の発熱へのアプローチ

1 患者背景を考える

大腿骨頸部骨折の手術を行い入院中の80歳女性であり，尿路カテーテルが留置されている．入院中であり院内発症の発熱であること，尿路感染のリスクが高い状態であることが考えられる．

2 感染臓器を考える

臨床症状と，バイタルサインから sepsis が考えられる．尿路感染として矛盾しない身体所見（下腹部の圧痛，右CVA叩打痛），検査所見（膿尿，細菌尿，尿グラム染色）がみられる．他には肺炎らしい所見はなく（呼吸数16回/分，胸部理学所見に異常なし），関節痛や皮疹もなく，偽痛風や，薬剤による皮疹を伴う発熱などの可能性も低い．末梢ラインが入っているのでライン感染の可能性は否定できないが，中心静脈ラインではなく感染を起こす可能性は高くない．刺入部に感染徴候がないことを確認し，血液培養と尿培養の結果を確認することと，臨床経過で判断する．

3 原因微生物を考える

尿路カテーテルに関連した尿路感染の原因微生物を考える．グラム染色でGPC（グラム陽性球菌）は見えていないので，腸球菌はあまり考えなくてよい．形態的に緑膿菌か，腸内細菌群か区別ができなかったので両方を想定して幅広く考える．腸内細菌群であれば，耐性傾向の強い *Citrobacter*，*Enterobacter* も考えておく．ESBLs産生株がどの程度検出されているかを確認する．

4 抗菌薬を考える

緑膿菌を想定して抗緑膿菌活性のある薬剤を選択する．βラクタム薬を優先し，ピペラシリン，ピペラシリン・タゾバクタム，セフタジジム，セフェピム，カルバペネムのなかから選択する．施設でのおのおのの感受性率を確認しておく．同時に院内でESBLs産生株が数％みられること，sepsis が疑われることを考慮して，ESBLs産生株に有効なカルバペネムを選択する．ESBLs産生株がきわめて少ない場合で，sepsis が疑われない場合は *Citrobacter*，*Enterobacter* の感受性を antibiogram で確認し，セフェピムが有効であれば慎重にそちらを選択することもできる（米国ではすでにセフェム耐性が進行しており推奨されない場合が多い）．

5　最終的な治療方針

　このケースでは緑膿菌とESBLs産生腸内細菌群を対象に初期治療（empirical therapy）として，メロペネムを選択した．尿培養と血液培養の結果を確認し，*E. coli*でアンピシリンに感受性があると判明したので，アンピシリンにde-escalationして治療を継続した．

最終的な治療方針（例）：
　　初期治療で選択した抗菌薬
・メロペネム　1g　8時間毎　（保険適用量は1日2gまで）
　　菌名，感受性判明後
・アンピシリン　2g　6時間毎

　　カテーテル関連尿路感染症の予防方法
・術後尿閉がなければ，できるだけ早期に尿路カテーテルは抜去する．

7. 中心静脈カテーテル留置中の発熱へのアプローチ

岡　秀昭

> **ケース** 腸閉塞で中心静脈ラインを留置され，入院中に発熱した 77 歳男性

▶現病歴

ADL は自立していた 77 歳男性．直腸がんからの腸閉塞を起こし，術前精査のため入院中である．2 週間前に，右内頸静脈にシングルの中心静脈（CV）カテーテルラインが挿入され，本日になり悪寒を伴う 38.8℃の発熱が認められた．既往歴に高血圧，20 歳のときに虫垂炎で手術．内服薬は降圧薬（アムロジピン）のみ．薬剤アレルギーなし．

▶身体所見

体温 38.8℃，呼吸数 26／分，血圧 100／60 mmHg，脈拍 120／分・整，SpO_2 98％，全身状態：ややきつそうにみえる．頭目耳鼻喉：特に所見なし．心臓：Ⅰ・Ⅱ音正常，雑音なし．胸部：ラ音なし．腹部：平坦，軟．圧痛なし，肝脾腫なし．四肢：皮疹なし．その他：CV ライン挿入部は滲出，発赤，圧痛なし．

▶検査データ

血液所見：白血球 18,000／μL，赤血球 364／μL，Ht 31.4％，Hb 10.5 g／dL，血小板 180,000／μL，血清生化学所見：BUN 42 mg／dL，Cr 1.2 mg／dL，血糖・電解質に異常なし，T-bil 0.8 g／dL，AST 38 IU／L，ALT 42 IU／L，LDH 156 U／L，ALP 172 U／L，γ-GTP 102 U／L，CRP 8 mg／dL，胸部単純 X 線：異常陰影なし，CTR 45％，尿所見：異常所見なし．

■はじめに

　カテーテル関連血流感染症（catheter-related bloodstream infectin：CRBSI）は尿路感染症，肺炎にならぶ主要な院内で発症する感染症であるが，臓器別の診療が普及しているわが国において，他の臓器感染症にまして盲点となり，しばしば不適切なマネジメントが見受けられる．CRBSIの増加とその対策の不備は，死亡率，合併症の増加のみならず，医療費，在院日数の増加に繋がることから，その適切な対策はきわめて重要である．本稿では，2001年に発表され，2009年に改訂された，米国感染症学会（Infectious Diseases Society of America；IDSA）のCRBSIガイドライン[1]を参考にCRBSIの適切なマネジメントについて考えていく．

Q1 この症例のように，入院中の発熱の鑑別診断にはどのようなものが挙げられるか？

　直腸がんによる腸閉塞で，絶食のうえで中心静脈ラインによる完全静脈栄養（total parenteral nutrition：TPN）を行っている入院患者の新規発熱である．まず，入院中の新規の発熱をみた場合，多くの場合にfever work-upが必要になる．安易にクーリングや解熱剤の投与で様子をみてはならない．まず，新規の発熱では，感染症による発熱か，非感染性疾患による発熱かを鑑別する．非感染性疾患による院内の発熱では，薬剤熱や深部静脈血栓症，悪性腫瘍など基礎疾患による発熱があるが，その多くは発熱以外のバイタルサインが比較的安定していることが一般的である．本ケースでは，頻呼吸と頻脈，高血圧治療中の患者にしては血圧も低いこと，病歴からも急な発熱で，ややきつそうに見えるという印象からも，感染症による発熱が疑われる．

　感染症であるならば，病院内で起こる医療関連感染症としては，CRBSI，尿路感染症，肺炎，手術部位感染症，抗菌薬関連腸炎などが鑑別に挙がるが，本ケースでは後者2つは病歴から否定される．ゆえに，CRBSI，肺炎，尿路感染症を主な鑑別診断に考慮して，発熱の初期work-upとして，血液培養2セット，血液生化学検査，尿検査，胸部単純X線を行う必要がある．

Q2 この症例において，病歴，身体所見，検査所見でCRBSIを除外診断することができるか？

　CRBSIでは，カテーテル刺入部位の発赤，圧痛，膿性分泌物の存在は3％ほどしか見られないという報告[1,2,5]もあり，きわめて感度の乏しい所見である．したがって，身体所見でカテーテル刺入部位に感染所見がないという理由で，カテーテル血

流感染を否定することはできない．もちろん身体所見による特徴的な感染所見の存在は特異度が高く，診断的であり，きわめて有用であるが，カテーテルが挿入されている発熱患者では，カテーテル刺入部位に感染所見がなくとも，他に感染源が見当たらない場合は常にCRBSIを考慮する姿勢が必要である．

　本ケースでは，尿道カテーテルが挿入されていない男性が尿路感染症を起こす可能性はやや低いと考えられ，さらに尿所見に異常がないことから尿路感染症はほぼ除外される．腸閉塞を起こしている経鼻チューブのある患者では，院内肺炎を起こすリスクは十分あるが，肺炎の臨床症状を欠き，胸部新規異常陰影がないことから肺炎も積極的には疑うことができない．長期に留置されたカテーテルがあり，他に積極的な感染源がみられないこのようなケースでCRBSIは最も疑わしい．

Q3 CRBSIを疑うときには，カテーテルを必ず抜去するべきか？

　もし，カテーテルがすでに不要であったり，容易に新しいラインが留置できる場合は速やかに抜去したほうがいいであろう．もしカテーテルの感染所見が明らかな場合，敗血症性ショック，感染性心内膜炎や敗血症性塞栓などCRBSIによる合併症が明らかである場合，ポケット感染やトンネル感染を起こしている場合では速やかにカテーテルを抜去するべきである．IDSAガイドラインでは，カテーテルに明らかな感染所見がなかったときは，初期にはカテーテルの抜去は必ずしも必要ではないとされている．これは感染所見が明らかでないカテーテルを抜去しても，そのなかの多くは感染がなく，無用なカテーテル抜去が増えるという報告[1]がその根拠となっている．

Q4 カテーテル関連血流感染症の診断は，どのように行うか？

　CRBSIの診断は，カテーテルを抜去する場合には，末梢血からの血液培養と，抜去したカテーテル先端の培養結果が一致した場合で診断する．もし，カテーテルを温存して，抜かずにCRBSIを診断するには，血液培養を1セット，カテーテルから採血し，同時にもう1セットを末梢血から採血する．そして，血液培養より3倍以上のコロニー数となる場合か，カテーテルからの採血が，末梢血からの採血より2時間以上早く時間差を有して培養されるかで診断する．後者はdifferential time to positivity (DTP)法と呼ばれ，IDSAガイドラインでも推奨されている方法であり，DTPの感度は89〜90％，特異度は72〜87％と報告されている．これらの方法を実際に用いる場合では，複数の血液培養の採取が等量採血されていること，

抗菌薬が投与されていないことが前提になる．カテーテルのみを培養に出し，血液培養を採取していないことを時に見かけるが，血液培養が採取されていないと，CRBSIの診断はできないことに注意する必要がある．また，CRBSIを疑わないのに，抜去後にカテーテル培養だけを提出する，いわゆる記念培養を行うことは意味がないだけでなく，検査コスト，検査室の負担の増加や，誤診と不適切な抗菌薬投与を招くだけであり，やってはいけない．

Q5 この症例で経験的治療（empirical therapy）は何を開始するか？ カテーテルを抜去するだけではだめか？

　カテーテルを抜いただけで解熱して，改善してしまうケースは日常診療でよく経験することと思われる．このような場合で後に血液培養が陽性になり，CRBSIの診断が確定した場合に，改善していても原則として抗菌薬による治療が必要である．CRBSIの治療に抗菌薬を投与するのは，解熱させるという目的に加え，後述する血流感染に伴う合併症を防ぐ目的がある．例外があるとすれば，*Staphylococcus lugdunensis* を除く，コアグラーゼ陰性ブドウ球菌が原因微生物のときであり，すでにカテーテルが抜去され，体内異物がなく，フォローの血液培養が陰性であるなどの条件を満たせば，カテーテル抜去だけでよいという意見[1]もある．

　カテーテル関連血流感染症の原因微生物は，表1のようにメチシリン耐性のグラム陽性菌が微生物学的な鑑別診断の最上位に挙がる．そのため，経験的（エンピリック）治療では少なくともバンコマイシンの開始が，メチシリン耐性菌の多い日本の多くの施設では適切かつ安全である．表2のようなリスク因子をいくつか有する場合では，同時に緑膿菌のような耐性グラム陰性菌，さらにはカンジダのカバーも考慮することがある．

表1　CRBSIの原因微生物

- グラム陽性菌
    - coagulase-negative *Staphylococcus*
    - *Staphylococcus aureus*
      以上の2つで60〜90%を占める．
    - *Enterococcus* spp.
    - その他
- グラム陰性菌（*Serratia*, *Pseudomonas* などいわゆる"SPACE"）
- *Candida* spp.

表2 CRBSIにおけるグラム陰性菌とカンジダのカバーを考慮する場合

経験的にグラム陰性菌のカバーを考慮するとき
・重症,重症感がある
・鼠径部留置カテーテル
・発熱性好中球減少症
経験的にカンジダ属のカバーを考慮するとき
・広域抗菌薬の使用
・TPN（中心静脈栄養）
・血液悪性腫瘍
・臓器移植患者
・鼠径部留置カテーテル
・複数個所のカンジダ定着

● ケースの続き①

　カテーテル血流感染症を考えて，血液培養2セットとカテーテルを抜去のうえで，バンコマイシンとセフェピムによる経験的治療を開始した．経験的治療を開始して3日目に，血液培養から2セットともにグラム陽性球菌が検出され，さらに追って，メチシリン感受性黄色ブドウ球菌であることが判明した．カテーテルの定量培養でも黄色ブドウ球菌が検出されており，カテーテル関連血流感染症と診断した．患者は，発熱は続くものの，呼吸数，血圧，全身状態は明らかに改善している．

Q6 最適治療(definitive therapy)はどうするか？

　カテーテル関連血流感染の診断のもとで，臨床的な改善があり，原因微生物が判明しているため，可及的速やかに経験的治療から最適治療への変更(de-escalation)を行うべきである．黄色ブドウ球菌に対してはセファゾリンがわが国における適切な選択薬であるため，バンコマイシンとセフェピムを中止し，セファゾリン2g8時間毎へ変更する．次いで，カテーテル血流感染症では72時間以内に血液培養のフォローを行い，血液培養の陰性化を確認することが大切である．抗菌薬の投与期間については，図1, 2のように推奨されている．本ケースのような黄色ブドウ球菌の短期留置型カテーテルの血流感染では，血液培養の陰性化の日から少なくとも14日間の投与を行う必要がある．

　どうしてもカテーテルが抜去できない場合では，抗菌薬ロック治療という方法がある．原因微生物に合った抗菌薬を，ヘパリン加生食で2〜5mLで溶解しカテーテルに充填する．ロック治療は，カテーテルの内腔の感染のみを治療するものであり，決して単独では行わず，抗菌薬の全身投与と併用して，血流感染を別途に治療

```
                    ┌──────────────────┐
                    │ 短期留置型カテーテルや │
                    │ 動脈ラインによる CRBSI │
                    └──────────────────┘
                      │            │
              ┌───────┘            └───────────────────────────┐
          ┌───────┐                          ┌───────┐
          │合併症あり│                          │合併症なし│
          └───────┘                          └───────┘
```

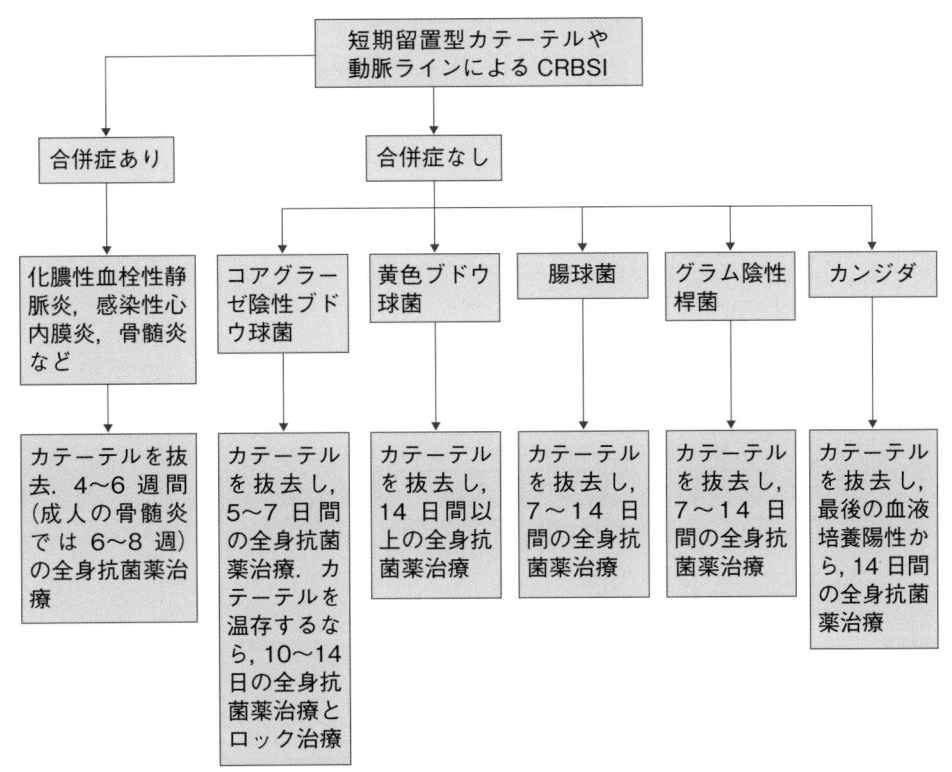

図1 短期留置型カテーテル CRBSI での抗菌薬の投与期間
(青木眞『レジデントのための感染症診療マニュアル第2版』p.633「図Ⅷ-3 抜去可能な中心静脈カテーテル関連血流感染症の治療アルゴリズム」を改変)

合併症あり	合併症なし					
化膿性血栓性静脈炎，感染性心内膜炎，骨髄炎など	コアグラーゼ陰性ブドウ球菌	黄色ブドウ球菌	腸球菌	グラム陰性桿菌	カンジダ
カテーテルを抜去．4～6週間(成人の骨髄炎では6～8週)の全身抗菌薬治療	カテーテルを抜去し，5～7日間の全身抗菌薬治療．カテーテルを温存するなら，10～14日の全身抗菌薬治療とロック治療	カテーテルを抜去し，14日間以上の全身抗菌薬治療	カテーテルを抜去し，7～14日間の全身抗菌薬治療	カテーテルを抜去し，7～14日間の全身抗菌薬治療	カテーテルを抜去し，最後の血液培養陽性から，14日間の全身抗菌薬治療

することが重要である．また，ロック治療は黄色ブドウ球菌，緑膿菌のような耐性グラム陰性菌，カンジダが原因の場合には推奨できない．本ケースでは，原因微生物は黄色ブドウ球菌であるため，ロック治療によるカテーテル温存は避けることが賢明であろう．

●ケース続き②

セファゾリンへ変更してからも発熱は続き，フォローで採血した血液培養も依然として黄色ブドウ球菌が検出された．

Q7 CRBSI を治療しても，なかなか改善がみられない(熱が下がらない，血液培養陽性が持続する)場合は，何を考えるべきか？

適切な治療開始後，3日以上の発熱が続いたり，血液培養が持続して陽性になる

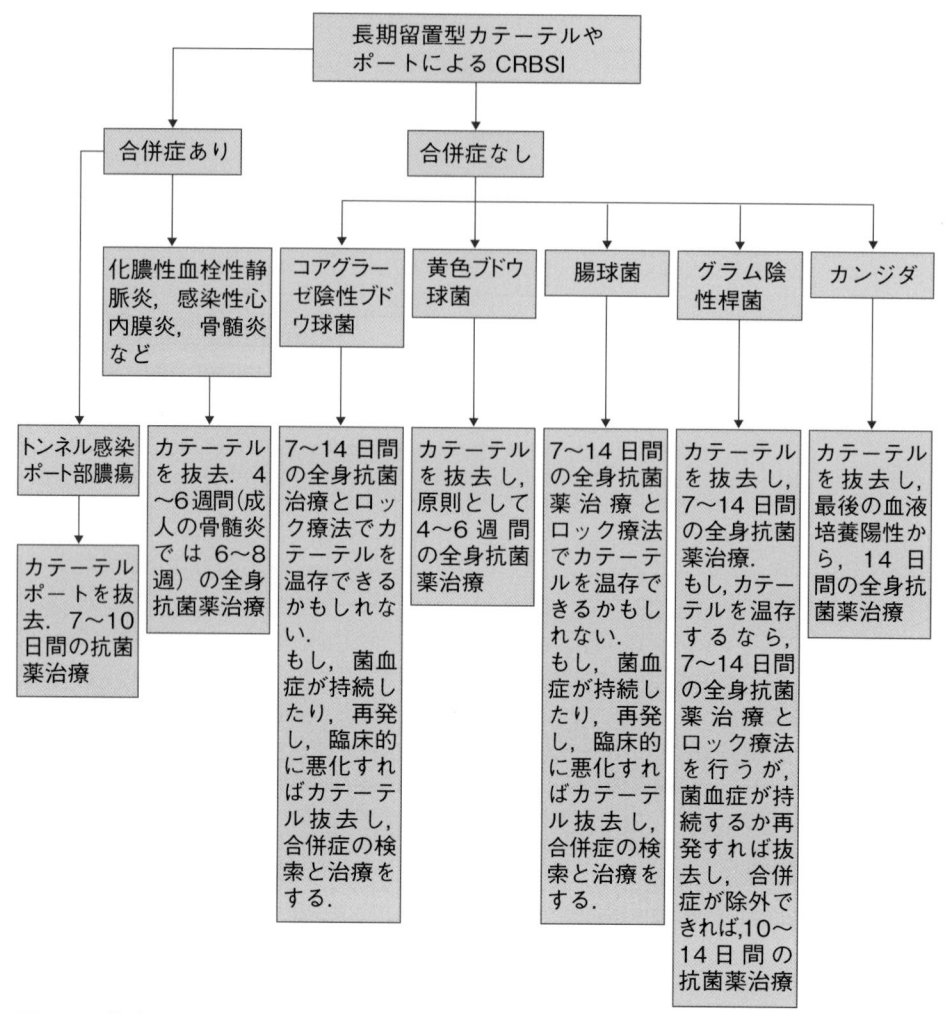

図2 長期留置型カテーテルCRBSIでの抗菌薬の投与期間

```
                    長期留置型カテーテルや
                    ポートによるCRBSI
                    ┌──────┴──────┐
                合併症あり      合併症なし
                    │               │
        ┌───────────┤       ┌───┬───┬───┬───┬───┐
    化膿性血栓性静   コアグラ  黄色ブ  腸球菌  グラム陰  カンジダ
    脈炎，感染性心   ーゼ陰性  ドウ球          性桿菌
    内膜炎，骨髄炎   ブドウ球  菌
    など             菌
```

- トンネル感染ポート部膿瘍 → カテーテルポートを抜去．7〜10日間の抗菌薬治療
- カテーテルを抜去．4〜6週間（成人の骨髄炎では6〜8週）の全身抗菌薬治療
- コアグラーゼ陰性ブドウ球菌：7〜14日間の全身抗菌治療とロック療法でカテーテルを温存できるかもしれない．もし，菌血症が持続したり，再発し，臨床的に悪化すればカテーテル抜去し，合併症の検索と治療をする．
- 黄色ブドウ球菌：カテーテルを抜去し，原則として4〜6週間の全身抗菌薬治療
- 腸球菌：7〜14日間の全身抗菌薬治療とロック療法でカテーテルを温存できるかもしれない．もし，菌血症が持続したり，再発し，臨床的に悪化すればカテーテル抜去し，合併症の検索と治療をする．
- グラム陰性桿菌：カテーテルを抜去し，7〜14日間の全身抗菌薬治療．もし，カテーテルを温存するなら，7〜14日間の全身抗菌薬治療とロック療法を行うが，菌血症が持続するか再発すれば抜去し，合併症が除外できれば，10〜14日間の抗菌薬治療
- カンジダ：カテーテルを抜去し，最後の血液培養陽性から，14日間の全身抗菌薬治療

(青木眞『レジデントのための感染症診療マニュアル第2版』p.634「図Ⅷ-4 皮下トンネル型中心静脈カテーテルなど関連の血流感染症治療アルゴリズム」より改変)

表3 カテーテル血流感染症の合併症

- 化膿性血栓性静脈炎
- 感染性心内膜炎
- 椎体炎
- 膿瘍
- 網膜炎，眼内炎

場合では，CRBSIによる合併症の存在をまず考慮する．このような場合，抗菌薬をde-escalationしたことが必ずしも悪いわけではなく，特に菌血症が持続する場合には，血栓性静脈炎による敗血症性塞栓，感染性心内膜炎のような血管内感染症の合併を考える必要がある(表3)．発熱が続く場合には，膿瘍や椎体炎のように，ドレナージが必要であったり，解熱までより時間を要する合併症も考慮する．時には抗菌薬そのものの薬剤熱であることもある．必要に応じて，超音波検査(経胸壁，経食道，静脈)，造影CT，脊椎MRIを行って検索する．感染性心内膜炎や血栓性静脈炎が合併すれば4～6週間の抗菌薬投与を行い，治療する必要がある．

●ケースの転帰

頸部超音波検査を行ったところ，血管内に血栓が証明され，造影胸部CTでは敗血症性肺塞栓を疑う多発結節性陰影が認められた．カテーテル血流感染症に伴う化膿性血栓性静脈炎と敗血症性肺塞栓症と診断し，血液培養の陰性化を確認したうえで，セファゾリンを6週間継続投与し治癒した．

文献

1) Mermel LA, et al：Clinical practice guidelines for the diagnosis and management of intravascular catheter-related infection：2009 Update by the Infectious Diseases Society of America. Clin Infect Dis 49(1)：1-45, 2009.
2) Mermel LA, et al：Guidelines for the management of intravascular-related infection. J Intraven Nurs 24(3)：180-205, 2001.
3) 青木眞：レジデントのための感染症診療マニュアル．第2版，医学書院，pp629-640, 2008.
4) 岩田健太郎編：感染症診療ガイドライン総まとめ．総合医学社，pp130-136, 2010.
5) Safdar N, Maki D：Inflammation at the insertion site is not predictive of catheter-related bloodstream infection with short-term, noncuffed central venous catheters. Crit Care Med 30(12)：2632-2635, 2002.

CHARTでみる
本ケースにおける「考え方と進め方」

7 中心静脈カテーテル留置中の発熱へのアプローチ

1 患者背景を考える

　大腸がんによる腸閉塞にて治療中の77歳男性で，すでに2週間の入院歴がある．医療関連感染症を起こすリスクを複数有している．高齢，担がん状態や絶食による悪液質による免疫低下に加え，腸閉塞による嘔吐からの誤嚥性肺炎のリスク，トランスロケーション，中心静脈カテーテル挿入による皮膚バリア破綻からの菌血症のリスクがある．

2 感染臓器を考える

　感染臓器としては，2週間留置された中心静脈カテーテルがあり，尿路感染，肺炎を疑う所見が乏しいことから，カテーテル刺入部位に感染所見が乏しくても，カテーテル関連の血流感染が最も疑わしい．

3 原因微生物を考える

CRBSI の原因微生物としては，グラム陽性菌の
・coagulase-negative *Staphylococcus*
・*Staphylococcus aureus*
・多くがメチシリン耐性であるブドウ球菌が，60～90％を占める．
次いで，
・*Enterococcus* spp.
・グラム陰性菌（*Serratia*，*Pseudomonas* などいわゆる "SPACE"）
・*Candida* spp.
・Other gram-positive
が原因となることが一般的である．

4 抗菌薬を考える

　想定した原因微生物をカバーするために，少なくともバンコマイシンの開始が適切である．重症度やリスク因子により緑膿菌をはじめとする耐性グラム陰性桿菌やカンジダのカバーも考慮する．バンコマイシンを軸に，グラム陰性菌のカバー，カンジダのカバーをどうするか症例ごとに考慮するとよい．臓器障害を伴ったり，敗血症性ショックのような重篤な場合，カテーテルが鼠径部に留置されている場合，発熱性好中球減少症が合併している場合は耐性グラム陰性桿菌のカバーも考慮する．広域抗菌薬の使用歴，TPN（完全静脈栄養），血液悪性腫瘍や臓器移植患者，カテーテルが鼠径部に留置されている，複数個所のカンジダ定着がある，などカンジダ血症のリスク因子が複数ある場合は，カンジダの同時カバーも考慮する．本ケースではバイタルサインは敗血症を疑い，重症感があるが，抗

菌薬投与歴はなく，内頸静脈に留置したカテーテルであり，カンジダの定着はない．バンコマイシンに加え，グラム陰性菌のカバーは行い，カンジダのカバーは不要であると判断したため，バンコマイシンとセフェピムを開始した．グラム陰性菌をカバーする薬剤の選択は，投与歴やアレルギー歴，施設のローカルファクターを考慮して選択する．

例）CRBSI の経験的（エンピリック）治療
バンコマイシン 15 mg/kg　12 時間毎
　（セフェピム 2 g 8 時間毎，またはピペラシリン・タゾバクタム 4.5 g 6 時間毎，またはメロペネム 1 g 8 時間毎の追加を考慮）
　（ミカファンギン 100 mg 24 時間毎，あるいはフルコナゾール 400 mg 24 時間毎の追加を考慮）

5　最終的な治療方針

　CRBSI が疑われた場合，短期留置目的のカテーテルであれば，原則として抜去することが望ましい．カテーテルが抜去された場合，他の感染源がなく，末梢血からの血液培養と，抜去したカテーテル先端の培養結果が一致した場合に CRBSI と診断する．カテーテルが温存された場合には，末梢血とライン採血の血液培養の時間差 DTP を参考に CRBSI の診断をする．経験的治療は血液培養の結果により，de-escalation を行い，原因微生物ごとに抗菌薬の投与期間を設定する．ラインを温存したい場合には，抗菌薬ロック療法を併用する方法もある．治療の効果判定には，必ず血液培養のフォロー採血を行い判断する．ライン抜去し，治療開始後に 3 日以上の発熱や菌血症が持続する場合に合併症の存在を疑う．感染性心内膜炎，血栓性静脈炎，膿瘍，椎体炎，特にカンジダでは視力や視野の自覚症状が乏しくても，網膜炎，眼内炎の合併が多いため網膜炎の検索を行う．合併症があればそれに応じて，治療期間を延長する（例：感染性心内膜炎 4〜6 週，椎体炎 6 週間）必要がある．

最終的な治療方針（例）
　メチシリン感受性の黄色ブドウ球菌（MSSA）に対し，セファゾリン 2 g 8 時間毎へ de-escalation．
　フォロー採血の血液培養が陽性であり，治療開始後 3 日で解熱しないために合併症を考慮．頸部エコー，経胸壁心エコー，経食道心エコー，造影 CT などを考慮．
　画像診断にて，血栓性静脈炎と敗血症性肺塞栓症の診断となったため，セファゾリンを継続．6 週間，抗菌薬にて治療し軽快した．

8. 病院内での下痢への アプローチ

中村　造

ケース　院内で発熱，下痢をきたした78歳女性

▶主訴

78歳女性．発熱，下痢．

▶既往歴

数年前　脳梗塞．その後，複数回誤嚥性肺炎や尿路感染症を繰り返している．ADL（日常生活動作）はベッド上で長期臥床している状態である．

▶現病歴

5日前に急性腎盂腎炎の診断で入院し，エンピリックにシプロフロキサシン1回300 mg，1日2回の経静脈投与で治療された．その後，尿培養結果が判明し，セフェム系全般に感受性ある大腸菌が原因微生物と判断された．3日前からセファゾリン1回1 g，1日3回の経静脈投与に変更となった．また，同時に経鼻胃管からの経腸栄養を再開した．1日前から水様性の下痢が続き，再度，38℃台の発熱が出現したため感染症科コンサルトとなった．

▶身体所見

体温38.6℃，血圧122/80 mmHg，心拍数98/分，呼吸数12/分．経鼻胃管，末梢ルート，尿路カテーテルが挿入されている．頭目耳鼻喉：異常なし．心臓：Ⅰ・Ⅱ音は正常，雑音なし．胸部：呼吸音は正常でラ音なし．腹部：平坦，軟でCVAの叩打痛はなし．腹部触診で筋性防御はなく，下腹部を押えると顔をしかめる様子．肝脾腫なし．皮疹なし．

▶検査所見

血液検査：白血球21,200/μL（好中球90％，リンパ球2％），電解質異常はなし，BUN 30 mg/dL，Cr 1.2 mg/dL，肝機能障害なし，CRP 4.5 mg/dL．
尿検査：pH 6，ケトン（3＋），蛋白・糖（－），赤血球1〜3/HPF，白血球＜1〜3/HPF，細菌（－）．便塗抹検査：粘液（－），白血球（＋），血液（－）．

Q1 鑑別診断は？

本例では発熱，院内発症の下痢から鑑別診断を考えるとアプローチしやすい．感染性疾患と非感染性疾患，ならびに腸の疾患と腸外の疾患で分けて表1のようにまとめてみた．

感染性疾患としてクロストリジウムディフィシル感染症（*Clostridium difficile* infection：CDI）が最も上位に挙げられる．ここで重要な点は「院内で発症した下痢症」のうち感染性疾患の大部分はCDIであることである．その他，季節も重要となるがノロウイルス胃腸炎の院内感染，食中毒なども多数の患者が同時に発症した場合には検討する必要があるが稀である．腸管外の炎症性疾患として腸管周囲の膿瘍，骨盤内炎症性疾患（pelvic inflammatory disease：PID）や敗血症の一症状として下痢がみられることがある点にも注意したい．しかし，まず考えるべき疾患はCDIであろう．

ただ，実際に遭遇する「院内で発症した下痢症」は非感染性疾患であることのほうがむしろ多く，経管栄養による下痢症，抗菌薬起因性下痢症（antibiotic associated diarrhea：AAD）などがそれに当たる．抗菌薬を使用することで主に腸管内の細菌叢が変化し，腸管内浸透圧が変化した下痢が起こるのが抗菌薬起因性下痢症であるといわれ，このAADのうち15～30％程度がCDIとされ，むしろCDI以外のAADの割合のほうが多いと考えられる．

また，MRSA腸炎は心配しなくても平気なのか？　との疑問があるかもしれない．しかし，臨床的にMRSA腸炎が「存在するか」は，議論が続いている．黄色ブドウ球菌により消化器症状が出現する病態は，この菌が産生したtoxinによる食中毒のみとする意見が多い．*Clostridium difficile*（CD）はもともと培養がdifficultであり，通常の培養では検出ができなかったことから*Clostridium difficile*と名付けられたとされる．そのような状況下で便培養によって検出されるのは本来保菌と判断されるべきMRSAであったのだろう．治療としてもバンコマイシンの内服が

表1　院内で発症した下痢症の鑑別診断

感染性	非感染性
Clostridium difficile infection（CDI） ノロウイルス胃腸炎 食中毒 敗血症（sepsis） 腸管外の膿瘍　　例：腹腔内膿瘍，子宮留膿腫，腸腰筋膿瘍 骨盤内炎症性疾患（PID）	経管栄養 抗菌薬関連下痢症 薬剤性

有効であることから，この疾患の存在を裏付ける理論になったのかもしれない．結果としてCDIがMRSA腸炎として認識されたと予想される．

CDIの主要な発症リスクは，①高齢，②抗菌薬投与，③長期入院，などとされており，本例では高齢，抗菌薬投与が該当すると考えられる．

Q2 この症例で診断に必要な検査は？

やはり鑑別診断の上位にくるCDIを診断したい．それには便のCD toxin迅速検査が有用である．CDは嫌気性グラム陽性桿菌で，抗菌薬による腸管内の菌交代でCDが増加しtoxinを産生した結果，そのtoxinの腸粘膜に対する細胞傷害性が炎症を惹起し下痢症をきたす．このtoxinには主にA，Bがあり，これを検出するのがCD toxin迅速検査で，多くの医療機関で利用可能なため有用な検査である．下痢や発熱，腹痛を認め，便のCD toxin検査が陽性であればCDIと診断できる．

ここで，下痢をしているため原因微生物の同定の目的で便培養をと考えるかもしれない．しかし，入院後72時間以上経過した下痢症では，院内の食中毒や免疫不全患者での精査といった特殊な状況を除いて，便培養の有用性は低い．これを「3-day rule」という．市中での下痢症の原因微生物として有名な *Salmonella* spp, *Campylobacter* spp, *Vibrio parahaemolyticus*，腸管出血性大腸菌（O157）などが院内での下痢症の原因菌となる可能性は低い．また，カンジダ属などは便培養で検出されることも多いが，免疫不全患者を除いては原因微生物として考慮する必要はないからである．入院後72時間，つまり3日目以前か以降かで便培養の有用性を予想し提出する必要がある．

また，CDIの症例は下痢が当初みられないこともあり，原因不明の発熱，原因不明の白血球上昇として捉えられることがある．この場合には敗血症と定義される臨床状況であるため血液培養の採取は検討したい．

その他，大腸内視鏡検査は，偽膜が確認されれば偽膜性腸炎と診断可能であり診断能力は高いといえる．しかしCDIの全例で偽膜が確認されるわけではないことに注意が必要である．CDIの診断がはっきりしない場合には，その他の疾患を鑑別するためには，CT検査やエコー検査などで腸管外疾患の有無を評価することも必要である．

Q3 CD toxin迅速検査が陰性であれば，CDIは否定してよいか？

まず各施設で使用しているtoxinの検出検査が，toxin Aのみを検出するキットか，toxin Aとtoxin Bの両方を検出できるものかに注意する必要がある．toxin A

表2　CDI診断の各種検査の感度・特異度について（文献1～4より作成）

検査方法	感度(%)	特異度(%)
下部消化管内視鏡	51～55	ほぼ100
便培養	89～100	84～100
迅速toxin test（EIA法）	63～99	75～100

表3　CDIの重症度基準の参考例（文献1より改変）

年齢	>60歳
体温	>38.3℃
血清アルブミン濃度	<2.5 g/dL
白血球数	>15,000/μL

これらのうち2項目以上を満たすものを重症と判定する．

が陰性でtoxin Bが陽性なCD株が存在するため，toxin Aのみを検出するものでは見逃しの可能性がある．toxin検査以外の診断方法も含めてtoxin検査の感度・特異度について表2にまとめた．疑わしい症例に対しては感度の点からtoxin検査は2～3回施行する必要があると考えられる．

また厄介なことに，欧米ではAもBも産生しないCD株によるCDI報告もある．この場合，第3のtoxinとして「Binary toxin」がCDIをきたすが，そのtoxinの作用がtoxin AやBよりも強力なtoxinであるため，重症，劇症例となるとされている．CDIの重症，劇症例が現在の迅速検査で診断できないとするとそれはかなり深刻な状況と予測される．現時点ではこういったCDIを診断することは研究レベルの話となってしまうが，CD選択培地を用いた便培養を用いて菌を検出した後，遺伝子検査をする流れとなっている．

Q4 治療方針は？

抗菌薬を使用している症例では，原則的として抗菌薬の中止をまず検討する．しかし，もともと何らかの感染症があるために投与されている抗菌薬を中止できないことも多い．現在，日本で使用可能なCDIの治療薬剤には大きく2つに分けて経口メトロニダゾール，経口バンコマイシンがある．これをどのように使用するかは重症度分類を行うことで判断が可能である．

CDIの重症度分類は各種文献により複数種類あるが，その一例を表3に示す．また，内視鏡検査で「偽膜」があれば重症と判定する．つまり，偽膜性腸炎はCDIの重症型の1つであると認識可能である．具体的に治療方法を表4に示す．

注意する点としては，効果判定をCD toxinの陰性化では行わないことである．症状が軽快し便の性状が改善しても，CDを保菌しtoxinが持続的に陽性となるこ

表 4　重症度に応じた CDI の治療方法（文献 3 より改変）

軽症	
経口メトロニダゾール 1 回 250 mg　1 日 4 回　10〜14 日間	治療反応性が悪ければバンコマイシンへ変更．現在は保険適用外使用．10 日間の治療で薬価の合計 804〜1,544 円．
経口バンコマイシン 1 回 125 mg　1 日 4 回　10〜14 日間	保険適用あり．10 日間の治療で薬価の合計 18,860〜32,448 円．
重症	
バンコマイシン　500 mg/日　1 日 4 回に分けて投与	本邦にはないがメトロニダゾールの点滴も有効．
イレウス・toxic megacolon	
イレウス管からバンコマイシン 1 回 500 mg　1 日 4 回	本来はメトロニダゾールの点滴が最も有効．
バンコマイシン 1 回 500 mg を生食 100 mL に溶いて注腸 1 日 4 回	
免疫グロブリン 150〜400 mg/kg　1 回	保険用量とする 5 g/日（50 kg で 100 mg/kg 相当）3 日間投与で合計 15 g 投与とするが，再発例・重症例には toxin A,B に対する抗体が上昇していない症例がある．一般人にも toxin A,B に対する抗体を有している人がおり，IVIg には toxin に対する抗体が含まれるためとされる．
2 回目のエピソード	
1 回目の治療と同様の薬剤・投与量を使用	上記重症度に合わせて使用．適切な治療をしても芽胞形成し，残存していた CD 株により症状が再発するとされ，薬剤耐性によるものではないため．
3 回目のエピソード	
経口バンコマイシンの長期投与 1 回 125 mg 1 日 4 回　7〜14 日間，1 回 125 mg 1 日 2 回　7 日間，1 回 125 mg 1 日 1 回　7 日間，1 回 125 mg　2〜3 日毎　2〜8 週間	
免疫グロブリン投与　100〜400 mg/kg　1 回	
糞便療法	健常者（家族）の便を患者に経管で投与し，腸内細菌叢を正常化させる方法．

とがあるし，無症候性のキャリアも存在する．効果判定は臨床症状（下痢，発熱，腹痛）や血液データの改善をもとに判断することが重要である．有効な治療薬が投与されれば多くの症例で数日以内に反応するはずである．

Q5 再発例に対する治療は？

　まず，CDI は再発しやすい疾患であることを認識する必要がある．多くの感染症疾患では不十分な治療が再発を招くことが多いが，CDI は少し様子が異なる．CD は芽胞を形成するため適切な治療を行っても，数十％は芽胞化した CD が腸内に残るとされ，時間が経つとこれが発芽し再度症状を出現しうる．そのため CDI では 2 回目までは再発と捉えず，3 回目以降から「再発」と定義することが多い(表 4)．
　3 回目以降のエピソードでは難治例であることが多いため，各種の治療が検討されているが，示されている治療を行っても失敗するケースも少なからず経験する．

Q6 整腸剤は有効か？

　治療薬としての使用はこれまで効果が証明されたものはない．ひとたび CDI を発症した人の再発率を減らす可能性があるかもしれないと指摘されているのは，*Saccharomyces boulardii* のみで，本邦にはこれを含む整腸剤はない．また，血液疾患が基礎にある場合にはこれによる真菌血症のリスクもあり，積極的に投与を推奨できるレベルではない．
　また，*Lactobacillus* などを含むヨーグルトが 50 歳以上の患者の CDI の発症を予防するかもしれないと指摘する報告もあるが，十分に検証されていない．

Q7 感染対策のポイントは？

　CDI は院内感染が原因でアウトブレイクしうる疾患である．必要な経路別予防策は接触感染予防策である．そのなかでも最も重要な感染対策は手指衛生である．しかし，処置ごとに手指衛生が確実に実施できている医療者は多くないことも指摘されている．CD は芽胞形成菌であるため，アルコール消毒が無効である．診察後に手指衛生のためにアルコール消毒をするだけでは不十分である．消毒剤で有効なものは次亜塩素酸ナトリウムであるが，塩素の臭いが強く手荒れも起こるため生体利用には不向きである．実際には流水での手洗いを行えば芽胞形成菌もそのまま流せてしまうわけで，最も有効な手段である．手洗いの際に使用する石鹸は通常のもので構わないとされる．そのため，処置ごとに流水での手洗いが重要である．
　その他，必要なものは手首まで覆えるガウン，手袋など，患者やその周囲に触れる場合に接触しうる部位に対する個人防護具が必要となり，これを患者ごとに廃棄する．また各施設のベッド状況によるが，可能な限り個室隔離を行う．これらの経

路別予防策を終了するタイミングは，治療の効果判定と同様，「症状の改善」をその判断基準としている．水様便であれば患者自身が気づかないうちに環境を汚染している可能性があり，便が普通便になってしまえば拡散能力が低いと考える．これは疫学的なデータからも示されている．また，ここでも治療の効果判定と同様にtoxinの再検は不要である．

文献
1) Gerding DN, Muto CA, Owens RC Jr：Treatment of *Clostridium difficile* infection. Clin Infect Dis 46：S32-42, 2008.
2) Kelly CP, LaMont JT：*Clostridium difficile* ― More Difficult Than Ever. N Engl J Med 359：1932-1940, 2008.
3) Cohen SH, Gerding DN, Johnson S, et al：Clinical practice guidelines for *Clostridium difficile* infection in adults：2010 update by the society for healthcare epidemiology of America(SHEA) and the infectious diseases society of America(IDSA). Infect Control Hosp Epidemiol 31：431-455, 2010.
4) 中村造：感染症迅速検査アップデート，各種迅速検査法，消化器の感染症. Medical Technology 36(臨時増刊)：1385-1389, 2008.

CHARTでみる
本ケースにおける「考え方と進め方」

⑧ 病院内での下痢へのアプローチ

1 患者背景を考える

78歳女性と高齢であること，入院後尿路感染症に対して抗菌薬投与が行われていること，下痢の発症は入院後5日経過してからであること，などが重要なポイントである．

2 感染臓器を考える

下痢，発熱の原因は腸管であると考えるのが自然である．しかし，腸管外の炎症性疾患により消化器症状をきたすことに注意．特に敗血症の表現型としての消化器症状を見逃さないように注意する．

3 原因微生物を考える

入院後3日(72時間)以上経過し発症した下痢は，サルモネラ，カンピロバクターなどの一般下痢起因菌よる下痢である可能性はないと考えられる(3 day rule)．最も多い原因微生物は *Clostridium difficile*(CD)による下痢である．一般的な便培養では検出できないため，特殊の専用培地を使用するか(事前に検査室に相談)，CD toxin検査でCDによる感染症であることを診断する．

4 抗菌薬を考える

軽症であれば，①メトロニダゾール1回250 mgを1日4回経口投与，
重症であれば，②バンコマイシン1回125 mgを1日4回経口投与，
が原則となる．日本ではメトロニダゾールの保険適用がないことを踏まえて使用．当施設においては軽症例でもバンコマイシンを使用することが多い．また治療期間は10〜14日間が標準的で，治療開始数日で治療に反応することが多い．メトロニダゾールで治療反応性が悪い場合には経口のバンコマイシンに変更を検討．

5 最終的な治療方針

本例ではCD toxin陽性でありCDIと診断．重症度分類を行うと，年齢，発熱，WBC 15,000/μL以上から，重症と判定された．

経口のバンコマイシン1回125 mg，1日4回を投与開始し，同時に接触感染予防策，個室隔離を追加した．数日以内に症状が改善することが多いが，もし治療反応性が悪い場合，変更する薬剤は他にないため，治療期間をやや長め(14日間など)に設定する．

治療終了後も今後，複数回のエピソードを繰り返さないか注意しながら経過観察する．

9. 術後の発熱(手術部位感染症)へのアプローチ

稲角麻衣　細川直登

ケース　発熱,術後の創部痛を主訴に来院した72歳男性

▶現病歴

　ADLの自立している72歳男性.閉塞性動脈硬化症に対して,待機的にFF(大腿動脈-大腿動脈)バイパス術を施行した.術前の抗菌薬には,ピペラシリンが投与されていた.術後,特に合併症なく,10日後に退院したが,退院1週間後に発熱および創部痛が出現したため来院した.
　創部感染症の疑いで心臓血管外科に入院.
　既往歴に糖尿病,高血圧,脂質異常症があり,糖尿病のコントロールは不良であった.内服薬は経口血糖降下薬と降圧剤でインスリンの使用はなし.
　飲酒はしないが,喫煙は20本/日×50年で,なかなかやめられなかった.

▶身体所見

　体温37.6℃,心拍数90/分,呼吸数12/分,血圧110/70 mmHg.全身状態:きつそうでない,頭頸部:特に問題なし,胸部:心臓;Ⅰ・Ⅱ音正常,心雑音なし,呼吸音;異常なし,腹部:肥満,軟,腫瘤なし,四肢:冷感なし,チアノーゼなし,大腿動脈切開部分の縫合不全あり,浸出液(+).

▶検査所見

　白血球9,600/μL(好中球84%,桿状球5%,リンパ球7%,単球3%),Ht 40%,血小板20万/μL,CRP 5.6 mg/dL,電解質,BUN,Cr:正常,肝機能:正常.胸部単純X線:浸潤影(-).創からの滲出液のグラム染色でグラム陽性球菌が多数みられた(図1).

▶入院後の経過

　創部培養採取,創部グラム染色でグラム陽性球菌がみられたため,セファゾリン点滴で治療開始.治療開始後も改善がないため,第3病日に感染症科コンサルトとなった.

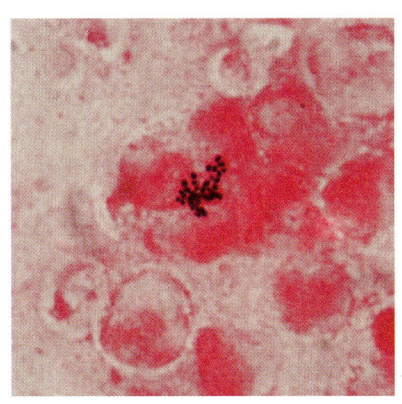

図1　創滲出液のグラム染色によるグラム陽性球菌

■ はじめに

　手術後の発熱の原因は多岐にわたる．
感染症なら，
・肺炎，尿路感染症，カテーテル関連血流感染，抗菌薬関連下痢症，腹腔内膿瘍，無石胆囊炎，輸血関連ウイルス感染，手術部位感染など．
非感染症なら，
・血腫形成，血栓（深部静脈血栓症，肺塞栓症），炎症（痛風，偽痛風），血管疾患（脳梗塞，脳出血，くも膜下出血，心筋梗塞，腸管虚血），その他（薬剤熱，移植片拒絶反応，輸血反応，甲状腺機能亢進症，副腎不全，腫瘍熱）など．
このなかで必ず鑑別に入れておくべきなのが，手術部位感染症である．

Q1 手術部位感染症とは？

　SSI（surgical site infection）という呼び方も知られている．米国のCDC（Centers for Disease Control and Prevention）が定めた，術後感染の一種に対するサーベイランスのための定義では，下記の通りである．
　「手術後，30日以内に発生した創部感染症．移植人工物（人工弁や人工関節）がある場合は，術後1年以内に発症したもの」[1]
　表層だけに限らず，深部の臓器や体腔の感染症も含まれ，図2のように分類されている．

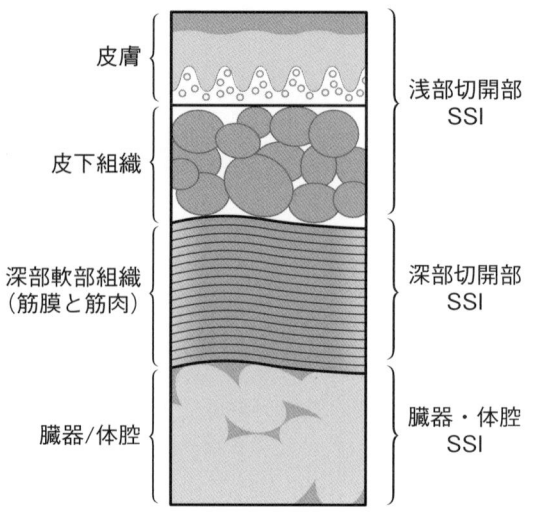

図2 手術部位感染の断面図

Q2 手術部位感染症はどのように診断するか？

　見た目にわかるような発赤，熱感，腫脹，膿の貯留がある浅部切開部の感染症は，診断にはそれほど困らないはずである．しかし，深部切開部や臓器・体腔の感染症は体表からの視診のみでは判断が難しい．このような場合，画像検査（超音波，CT，MRI）を考慮する．
　参考までにCDCのガイドラインに掲載されている診断基準（表1）を取り上げる．
　診断のために検体を採取して培養に提出する場合は，創面やドレーンにコロナイゼーションしているものが検出される可能性があるため，創部のスワブやドレーンの排液を培養に提出してはいけない．創部に感染所見があれば，深い所の壊死組織を切除して検体とする．皮下もしくは深部に膿が貯留している場合は，穿刺，吸引した膿を検体とする．

Q3 手術部位感染症の治療法は？

　原因微生物の把握が困難な場合は，感染部位や術前の入院期間から原因微生物を想定してエンピリックに治療開始する．多くの場合は黄色ブドウ球菌や表皮ブドウ球菌が原因となるが，消化管や肝胆道系，婦人科系の操作を伴う手術では，腸管内グラム陰性菌や腸球菌，嫌気性菌が原因となりうる．術前入院期間が長ければ病院内感染の要素が強いと判断する．

表1 CDCガイドラインの診断基準

浅部切開部(superficial incisional) SSI診断基準

手術後30日以内に起こった感染で，切開部の皮膚または皮下組織のみであり，さらに以下のうちの少なくとも1つを認める．
1. 切開部の表面から，検査上の確診の有無を問わず，排膿がある．
2. 切開創の表層から無菌的に採取された液体または組織の培養から病原菌が分離される．
3. 以下の感染の症状や愁訴のうち，少なくとも1つがある．
   疼痛または圧痛
   限局性腫脹
   発赤，発熱
   切開部の培養が陰性の場合を除き，外科医が意図的に皮膚浅層の縫合を開けた場合
4. 外科医または主治医が浅部切開部位SSIと診断した場合．
   以下の状態はSSIとはしない
   1. 縫合糸膿瘍(縫合糸の通った穴に限局した炎症または滲出液)
   2. 会陰切開部や新生児の包皮切開創の感染
   3. 熱傷の感染
   4. 筋膜や筋層に波及した切開部SSI(深部SSIを参照)

注：感染した会陰切開，環状切開部および熱傷には別に基準が設けられている

深部切開部(deep incisional) SSI診断基準

人工物を入れなかった場合には術後30日以内，人工物を入れた場合には術後1年以内に手術に関連して感染が起こり，さらに感染は手術切開部位の深部組織(例えば，筋膜や筋層)に及んでいる．
さらに以下のうちの少なくとも1つがある．
1. 手術部位の臓器・体腔からではなく，切開深部からの排膿
2. 深部切開創が自然に離開したか，切開創の培養は陰性であっても，次の感染の症状や徴候が少なくとも1つあり，外科医が創を意図的に開放した場合：38℃以上の発熱，限局した疼痛，圧痛
3. 深部切開創の膿瘍や他の感染の証拠が，直接的あるいは再手術や組織病理学，画像検査で発見される．
4. 外科医または主治医が深部SSIと診断した場合．

注：1. 浅部深部両方に感染が及ぶ場合は深部SSIとする．
    2. 切開創から排膿のある臓器・体腔SSIは深部SSIとする．

臓器・体腔(organ/space) SSI診断基準

人工物*が入っていない場合には術後30日以内，人工物が入っている場合には術後1年以内に手術と関連した感染や，切開部以外に術中開放され操作された(例えば臓器や体腔など)身体のいずれかの部分に感染が生じた場合．
さらに次の少なくとも1つを含む．
1. 臓器/体腔に入っているドレーン**から排膿がある．
2. 臓器/体腔から無菌的に採取された液体または組織から病原体が分離された．
3. 臓器/体腔から膿瘍または他の感染の証拠が，直接的な検査や再手術，組織病理学または画像検査で認められる．
4. 臓器/体腔感染が外科医または主治医によって診断される．

*NNIS(National Nosocomial Infection Surveillance)定義：ヒト由来でない埋め込み可能な異物(例えば，心臓人工弁，ヒト由来でない移植血管，人工心臓，人工股関節など)で，手術により永久的に患者に埋めこまれるもの．
**もし，そのドレーンの穿通部の周りに感染が起こったら，SSIとしない．深さにもよるが，皮膚もしくは軟部組織の感染と考えられる．

抗菌薬選択の際には，患者の薬剤アレルギーの情報や，施設ごとの antibioglam (local factor)のデータも大切．後者には細菌検査室との連携が必要である．

投与薬は，院内で発症した創部感染として，グラム陽性球菌については MRSA や MRSE を想定してバンコマイシンの使用を考慮する．グラム陰性桿菌については施設ごとの耐性菌（ESBL 産生菌や AmpC 過剰産生菌など）や緑膿菌などの院内発症の菌をターゲットとした処方が必要である．腹部の手術では嫌気性菌を対象とする処方が必要である．

Q4 どんな患者で起こりやすいか(リスクファクター)？

手術部位感染の発生のリスクに影響する因子は数多く知られている．患者側の因子と手術に関連した因子がある．

●患者側の因子

- 年齢(高齢者や未熟児)
- 低栄養状態
- 糖尿病
- 喫煙
- 肥満(理想体重の20％以上)
- 手術部位以外の体の遠隔部位に感染が存在
- 特定の原因微生物の保菌(鼻腔のMRSA保菌)
- 免疫反応の変化(ステロイド全身投与との関連を示唆するデータもあるが確立はされていない)
- 術前入院期間(入院期間が長いほどリスクが上がる)

●手術関連因子

- 手術時の手洗い時間(少なくとも2〜5分間)
- 術前剃毛(手術前日のカミソリやクリッパーによる剃毛でSSIの危険性が増加する)
- 術前の患者の皮膚処置(消毒前に切開部および周辺を十分に洗浄，大きな汚れを除去)
- 皮膚消毒法(中心から同心円を描くように外に広げ，十分に広く行う．本邦ではポビドンヨードが広く使用される)
- 手術時間
- 予防的抗菌薬投与(後述)
- 器具の滅菌不十分
- 手術部位の異物

- ドレーン(必要時は閉鎖式吸引ドレーンを使用，手術切開創から離れた部位に留置，できるだけ速やかに抜去)
- 外科手術手技(止血不十分，死腔の残存，組織損傷)

Q5 手術創部感染症の予防法は？

　術前，術中，術後で，それぞれ注意すべきことがあるが，特に日常診療で臨床医が直接かかわることが多いのは，
- 患者の全身状態の管理(前述のリスクファクターに注意し，禁煙や血糖コントロール，手術によっては術前のMRSAの除菌などを行う)
- 適切なタイミングでの適切な抗菌薬投与(周術期予防的抗菌薬)
- 十分に止血する，死腔や組織損傷を避けるなど，注意深い手術手技や手術時間の短縮を心がける
- 感染予防のための術後創処置(後述)

　ここでは，周術期予防的抗菌薬と術後の創処置について解説する．

●周術期予防的抗菌薬

①投与のタイミング
- 手術前に開始する抗菌薬の短期間投与．手術中の細菌汚染を減らす目的で，厳格に時間を設定して投与する(図3)．
- 薬剤の血中濃度および組織中の濃度が，皮膚切開時までに殺菌的濃度になっているように，初回の投与タイミングを決める．
- 薬剤の血中濃度および組織中の濃度が，術中および創閉鎖の数時間後まで治療域濃度を維持するようにする．
- 皮膚切開を始める(手術開始)前に抗菌薬の投与を終了するように投与開始時刻を設定するのがよい．バンコマイシンは，投与時間が短いとRed man症候群を発症するので1時間以上かけて投与すべきである．

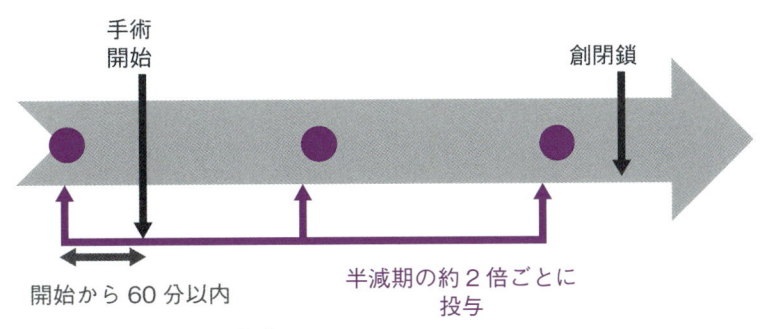

図3　抗菌薬投与の実際

- 術中の抗菌薬再投与については，4時間を超える手術や大量の出血がみられた場合に実施する．
- 腎機能が正常である場合は，薬剤の半減期のおよそ2倍の時間毎に投与する．
- 術後の抗菌薬投与は推奨されていない．かえって薬剤耐性を増やすというデータがある．CDCのガイドラインでは心臓の手術で48時間以内，その他の手術で24時間以内に術後の抗菌薬投与を中止することが推奨されている．ただし，最適な術後投与期間については異論もあり，今後のさらなるエビデンスの蓄積が必要と思われる．術後4日以上の抗菌薬投与でカテーテル関連の感染や菌血症の増加が報告されている．

②適応

SSI頻度を減少させるというエビデンスが明確になっているすべての手術，または切開部や臓器・体腔SSIが重症化しやすい手術に使用する．具体的には，表2の手術創分類のうち，クラスⅠとⅡが適応となる．クラスⅢ，Ⅳはすでに感染が生じていると考え，「予防」ではなく「治療」としての抗菌薬投与を行う．

③抗菌薬の選択

最もよく使用されるのはセフェム系である．

一般的には心臓血管外科，整形外科，血管形成，創傷の手術では，黄色ブドウ球菌，表皮ブドウ球菌など皮膚常在菌を想定して，セファゾリンが推奨される．産婦人科，下部消化管手術の際は腸管内グラム陰性桿菌や嫌気性菌を想定し，セフメタゾールが推奨される．

セファロスポリンアレルギーの場合は，バンコマイシンもしくはクリンダマイシンに加え，グラム陰性菌を想定してアズトレオナムを使用する．下部消化管手術など嫌気性菌を想定する場合は，メトロニダゾールの使用が推奨されているが，わが国では経口薬しか存在しないため，クリンダマイシンで代用する．

特にバンコマイシンを考慮するのは，下記の場合である．
- 重篤なβラクタムアレルギー
- MRSA縦隔炎やメチシリン耐性CNS（コアグラーゼ陰性ブドウ球菌群 coagulase negative staphylococci）によるSSIの集団発生がみられているとき．
- MRSAが体表面に付着していると証明された患者で異物（人工弁，人工関節）を埋め込むとき．
- すでにセファロスポリンを投与されている患者で異物（人工弁，人工関節）を埋め込むとき．

● 感染予防のための術後創処置

医師のみでなく，実際の処置にあたる看護師の協力も必要である．下記のポイントに注意して処置を行う．
- 一期的に閉鎖した創は，術後24〜48時間は滅菌ドレッシングで保護．
- ドレッシング交換や手術部位に触れる前後には手洗いを行う．

表2 手術創分類（surgical wound classification）

クラスⅠ/清潔（clean）
感染していない手術創で炎症のないもの． ただ，呼吸器，消化管，生殖器，感染していない尿路は入れない． さらに，清潔創が一期的に閉鎖されて，必要な場合には閉鎖ドレーンが入っている非貫通性（鈍的）外傷後の切開創も，基準を満たせばここに含める．
クラスⅡ/準清潔（clean-contaminated）
呼吸器，消化器，生殖器，尿路を含む，よく管理された状態で，異常な汚染がない手術創． 特に，胆道，虫垂，腟，口咽頭はここに含める． 明らかな感染がなく，または手術で大きな損傷を起こしていないこと．
クラスⅢ/汚染（contaminated）
開放性の，新鮮な，偶発的な傷． 加えて，無菌操作を損なう操作（例：開胸心マッサージ），消化管からの大きな漏出や，急性の膿をもたない炎症のある創はここに含める．
クラスⅣ/不潔・感染（dirty-infected）
古い外傷性の傷で壊死組織が残っていたり，臨床的に感染が存在していたり，臓器穿孔がある． この定義は術後感染を起こす細菌が，手術前から術野に存在することを示唆している．

・創部のドレッシングを交換する際には，無菌操作で行う．

文献

1) CDC "Guideline for Prevention of Surgical Site Infection, 1999".
2) Deverick J Anderson, Daniel J Sexton：Epidemiology and pathogenesis of and risk factors for surgical site infection. Up To Date.
3) Deverick J Anderson, Daniel J Sexton：Control measures to prevent surgical site infection. Up To Date.
4) 青木眞：レジデントのための感染症診療マニュアル．第2版，pp798-808，医学書院，2008．

CHARTでみる
本ケースにおける「考え方と進め方」

⑨ 手術部位感染症へのアプローチ

1 患者背景を考える

72歳男性．基礎疾患に糖尿病があり，コントロール不良の状態であったこと，喫煙を続けていたことは，術後の創部感染症のリスクファクター．

2 感染臓器を考える

術後17日目で発熱と創部痛を主訴に来院しており，身体所見で大腿の切開創に縫合不全があり，滲出液もみられる．浅部切開部の手術部位感染症が疑われる．

3 原因微生物を考える

術前に投与されていたのはピペラシリン．一般的にはグラム陰性桿菌および緑膿菌，横隔膜より上の一部の嫌気性菌や連鎖球菌，腸球菌に有効であるが，ペニシリナーゼを産生する黄色ブドウ球菌や，表皮ブドウ球菌を含むコアグラーゼ陰性ブドウ球菌(CNS)には無効．したがって，ピペラシリンは予防投与としての役割を果たせていなかったと考えられる．
創からの滲出液のグラム染色でもブドウ球菌様のグラム陽性球菌がみられていた．
セファゾリンでの治療に反応しないことからは，メチシリン耐性のコアグラーゼ陰性ブドウ球菌やMRSAが原因微生物と考えられる．

4 抗菌薬を考える

上記のブドウ球菌に対して使用できるのは，バンコマイシン．
バンコマイシンにアレルギーがある場合は，リネゾリドが選択肢となる．

5 最終的な治療方針

バンコマイシンであれば，15 mg/kg　12時間毎(腎機能に応じて調整)
リネゾリドであれば，600 mg　12時間毎
投与期間は約2週間を目安に，創部の状態を見ながら調整．
治癒が遷延する場合，膿瘍形成がないか画像検索を行う．膿瘍形成している場合は，切開排膿，ドレナージも必要となる．

10. 心臓外科術後の発熱へのアプローチ

岩渕千太郎

> **ケース** 心臓外科術を受けて退院した直後から微熱が続く72歳男性

▶現病歴

72歳男性が三枝病変による心筋虚血，大動脈弁狭窄症に対して待機的に冠動脈バイパス術，弁置換術を施行された．既往に糖尿病，脂質異常症，肥満がある．術後，特に合併症なく2週間後に退院となった．退院直後から37℃台の微熱が続き，発熱評価目的で心臓外科に再入院となった．創部培養採取，創部グラム染色で白血球少数のみで菌体認められなかったが，創部感染症を心配されセファゾリン点滴開始となった．2病日に血液培養でグラム陽性球菌陽性となったため，感染症科コンサルトとなった．

▶身体所見

体温38℃，心拍数90/分，呼吸数12/分，血圧110/70 mmHg．全身状態：きつそうでない．頭頸部：問題なし．心臓：Ⅰ・Ⅱ音正常，収縮期雑音あり．胸部：肺胞呼吸音，胸骨創部下半分に圧痛を伴う発赤軽度．腹部：肥満・軟，腫瘤なし．四肢：冷感なし．チアノーゼなし．大伏在静脈採取部分に異常なし．

▶検査データ

Ht 45％，白血球8,200/μL（好中球80％，桿状球10％，リンパ球7％，単球3％），血小板13万/μL，CRP 6.2 mg/dL，電解質，BUN，クレアチニン正常，肝機能正常．胸部単純X線：浸潤影（−）．

まず，心臓外科術後感染症を知る前に手術部位感染症から学んでいく．

Q1 手術部位感染症の定義とは？

手術部位感染症（surgical site infection：SSI）とは「手術後30日以内の感染，もしくは人工物が入っている場合は1年以内の感染」と定義する．

臨床的には手術部位からの膿汁，本来，菌が存在しない閉鎖空間からの培養陽性，外科医の判断，創部の離開などがあると術後感染症と判断する．

SSIの原因となる微生物は米国のサーベイランスでのデータでは以下のとおりである．

1. *Staphylococcus aureus*（20％）
2. Coagulase negative Staphylococci（14％）
3. *Enterococci*（12％）
4. *Escherichia coli*（8.0％）
5. *Pseudomonas aeruginosa*（10.8％）

（Mangram AJ, et al：Guideline for prevention of surgical site infection, 1999. Centers for Disease Control and Prevention（CDC）Hospital Infection Control Practices Advisory Committee. Am J Infect Control 27（2）：97-132, 1999 より）

Q2 心臓血管外科術後感染症は一般外科術後感染症とどう違うのか？

心臓血管術後感染症と通常の外科術後感染症の違いについて確認する．
①人工物を用いる．
　人工弁や人工血管，といった生命維持に必要な部分に人工物を入れることが多い．
②開胸手術が多い．
　胸腔内，腹腔内にアプローチする．もともと無菌的な部分にアプローチするため，感染を引き起こすと他の重要な臓器に隣接していることから，重症化した場合に注意が必要である
③待機手術かつ clean wound，一方で緊急手術も多い．
　待機手術で創部は clean wound と呼ばれる清潔な部位であることが多く，この点では創部の感染は少ないといえる．しかし，一方で手術・病態の性質上，緊急手術も少なくない（例：大動脈解離，急性心筋梗塞の血行再建術など）．緊急手術のほうが一般的に SSI の頻度が多くなるといわれている．

④再手術が困難.
　術後の感染症の場合，再手術も考慮されるが，術後急性期などの場合，血行動態が安定しないことも多く，再手術が難しいことも多い．
⑤人工物感染により治療困難となる．
　人工物に感染を起こした場合，時にバイオフィルムと呼ばれる構造物を形成する．バイオフィルムが形成されてしまうと，抗菌薬の投与のみでは治療が難しくなり，外科的に除去が必要となる．
　このような違いを認識したうえで，心臓血管術後感染ではどのようなことが起こるか把握していくことになる．

Q3 心臓血管術後感染症ではどこに何が起こるか？

　CDCのSSIの定義では，表面，深部，体腔に分けて分類している．これに従うと，
①表面SSI：創部感染
②深部SSI：胸骨骨髄炎，筋膜炎
③体腔SSI：膿瘍，心内膜炎，グラフト感染など
と分類される．感染を起こす部位がどこか，何が問題となるのか把握するため，診察や各種検査で感染部位をつきとめていくことになる．

Q4 手術関連感染症の診断で有用な検査とは？

　手術関連感染症，特に人工物が関与している感染症の診断では，その種類により有用な診断方法が異なる．いわゆる fever work-up（採血，尿検査，血液培養）以外にも有用な検査があることを念頭に置いて検索を進めることになる．具体的には
・血液培養（人工弁，人工血管）
・経食道心エコー（人工弁）
・髄液（VPシャント）
・CT/MRI（人工血管）
・創部培養/組織培養（骨髄炎）
　この他，炎症部位の活動性をみる検査（ガリウムシンチ，PETなど）も時に有用だが，手術後に残存する炎症との鑑別に注意を要する．

Q5 人工弁の感染性心内膜炎の診断をどう進めるか？

　ケースの症例は術後の発熱があるが，明らかな創部感染症の所見（排膿，発赤，

創部離開など）は認めていない．表面よりも深部 SSI（筋膜炎，骨髄炎）や体腔内のSSI（人工弁心内膜炎や膿瘍）を病歴，身体所見から疑う．創部の所見には明らかな感染徴候はなく，この症例は人工弁心内膜炎を疑うことになる．

　その前に，人工弁心内膜炎の発症機序について簡単に概念をつかんでおきたい．人工弁置換術後の心内膜炎は原因微生物を想定することが大事なため，発症時期の把握が重要になる．

　術後早期に起こる場合，原因微生物が術中，あるいは血流を通じて感染する．術後早期は人工弁が上皮化していないため，人工弁に直接付着する．

　術後後期は自然弁の感染性心内膜炎と同一の病態と考える．つまり，弁の逆流や狭窄に伴うジェットや，何らかの原因で生じた人工弁上皮の傷に細菌が付着し，そこに炎症性のフィブリンなどが付着して，菌とフィブリンが一体化した疣贅を形成するのである．

　術後心内膜炎では大動脈弁，僧帽弁での発症率に差はない．生体弁，機械弁は術後 18 カ月までは生体弁のほうが多いとされているが，その後は発症率に差はない．感染性心内膜炎で手術を受けた場合は人工弁感染を起こしやすい，といわれている．

●術後心内膜炎の原因微生物

　術後早期は
- グラム陽性球菌
    - 黄色ブドウ球菌（*Staphylococcus aureus*）　36％
    - コアグラーゼ陰性ブドウ球菌（coagulase-negative *Staphylococcus*：CNS）　17％
- 培養陰性　17％
- 真菌　9％

という割合であるが，術後から月日が経過すると次第に黄色ブドウ球菌，CNS の頻度が減っていく．術後 1 年を過ぎると自然弁の感染性心内膜炎とほぼ同一となる．術後早期であれば，黄色ブドウ球菌や CNS を念頭におき，初期治療を考慮することになる．

　症状は自然弁の感染性心内膜炎と同一である．もともと弁置換を受けるような状態で感染を起こすため，心不全の増悪には注意が必要である．その他，新規の心雑音や心電図変化が重要な所見となる．

　塞栓症状も多く，動脈塞栓は 40％に認められ，脳血管障害は 20〜40％に認められるとされている．

　感染性心内膜炎の診断基準は術後心内膜炎と同様で，Duke criteria に沿って考えていくことになる．特に経胸壁心エコーよりも経食道心エコーを行うことで診断感度を上げることができるため，積極的に考慮すべきだろう．

Q6 人工弁心内膜炎の治療とは？

ここまでの経過から，本ケースでは人工弁心内膜炎を第一に考えた治療を考慮する．

人工物感染症診療では内科的な治療だけでなく，外科治療の役割が重要となる．内科，外科両面からの最適な治療を考慮していくことになる．治療が遅れた場合，致死的になることもあり，通常は必要な検体採取後（血液培養など），エンピリックに治療を開始する．

抗菌薬療法の原則として，いくつかポイントをまとめる．
- メチシリン感受性ブドウ球菌と判明後はバンコマイシンを使用しない．
- 感受性が不明な時点では，エンピリック治療にはバンコマイシンを用いる．
- 人工物を入れたままで治療を行う場合，黄色ブドウ球菌の治療では，リファンピシンを含む併用療法を考慮することがある．
- 人工物再挿入（置換）手術の場合，術前予防抗菌薬は最初の感染時に判明した原因微生物をカバーするものを選択する．
- 黄色ブドウ球菌やカンジダ属のような病原性の強い微生物感染は感染人工物除去でのみ治療可能．
- CNSの場合は除去しなくても治療可能かもしれない．
- どの原因微生物でも適切な抗菌薬治療に反応しない場合，人工物除去が必要である．
- 再燃予防のために感染した異物はすべて取り去る．
- 再挿入手術は臨床的に（場合によっては微生物学的に陰性化）改善していることを確認してから行う．

特に人工弁心内膜炎に対しての要点は，
- 死亡率は30％．
- 入院患者での死亡率は，内科的治療のみと外科治療を行った場合ではそれぞれ46％と24％である．
- 再発率は内科治療のみの群が高かった．
- 弁輪周囲膿瘍は内科治療のみでは予後不良．
- 全例人工弁の再置換が必要なのは，黄色ブドウ球菌とカンジダ属．
- 血行動態が不安定になる前に手術を行う．不安定になった後に手術を考慮した場合，予後は悪化する．
- 脳出血を合併している場合は，神経学的に安定するまで10日近くの手術期間の延期が必要である．

・最初の弁置換術後以後，ワルファリンを内服している患者の場合，ワルファリンの中止するタイミングは注意が必要である．

入院中に死亡する予後規定因子としては，
・重度心不全，黄色ブドウ球菌感染．

長期的に死亡率に関与する因子は
・合併症の存在(脳血管障害)，術後2カ月以内に発症した場合，人工弁離開などが因子として挙げられる．

特に予後に関わる要素として，弁輪周囲膿瘍と予後が悪い原因微生物について補足する．

弁輪周囲膿瘍は自然弁の感染性心内膜炎でも手術を考慮すべき状態であるが，人工弁心内膜炎では診断も自然弁よりも難しくなっている．その理由として，人工弁が邪魔になって経食道心エコーによる弁輪周囲膿瘍の観察が難しいことが挙げられる．所見としては，弁の離開，弁輪周囲膿瘍，大動脈瘤/仮性動脈瘤，瘻孔形成などが経食道心エコーで観察される．検査を行う際はこれらの所見に注意する．

予後の悪い原因微生物として，黄色ブドウ球菌は70％の死亡率といわれている．一方で抗菌薬投与期間内に手術を行うことで1/20に死亡率を減らせた，ということもいわれており，早期の手術が必要なことが示されている．

真菌感染症もほぼ全例に手術が必要である．

緑膿菌や耐性腸球菌のような原因微生物も併用療法がなく，抗菌薬のみの治療が困難となり，手術が推奨されている．

●具体的な抗菌薬の使用方法

原則としては自然弁心内膜炎と同一の使用方法になる．各種ガイドラインを参考に，十分量を十分な期間投与する．エンピリックに治療を開始する場合，先に述べたように黄色ブドウ球菌，CNSを念頭に置き，バンコマイシンを加えた治療で始める．

原因微生物の判明後は目的菌種に合わせて最適な抗菌薬を選択する．初期治療で想定される複数の菌種をカバーする内容から通常はスペクトラムは狭くなるため，この変更をde-escalationと呼ぶ．

日本国内では黄色ブドウ球菌用ペニシリンが存在しないため，MSSAにはセファゾリン，MRSAにはバンコマイシンで治療する．

ゲンタマイシンとバンコマイシンの併用は以前は推奨されていたが，腎機能悪化のリスクが4倍に高まるため，推奨されなくなってきている．

MRSA感染症にバンコマイシンとリファンピシンの併用療法は昔から好んで使

われてきたが，実際は良好なデータは少ない．自然弁の心内膜炎では AHA/ACC（米国心臓協会/米国心臓学会）のガイドラインでは推奨されていない．人工弁でも同様に推奨されない理由はまだ定まった意見がなく，今後検討されることになる．筆者は以下に述べるような事項から個人的には使うことはほとんどない．

バンコマイシンとリファンピシンの併用療法について[1,2]

MRSA の心内膜炎においては以下の 2 つの研究がなされている．

1. RCT（ランダム化比較対照試験）によるバンコマイシン単独療法とバンコマイシンとリファンピシン併用
   → リファンピシン併用群で菌血症持続期間が長かった（7 日対 9 日）．
2. MRSA の自然弁心内膜炎でバンコマイシン単独とリファンピシン併用療法のケースコントロールスタディ
   → リファンピシン併用群で菌血症持続期間が長い．
   → 生存率が低下．

以上のような理由からリファンピシン併用はあまり行わないが，バンコマイシン単独で MRSA 心内膜炎が治療できるか？　というと非常に困難である．

バンコマイシン単独の治療に反応しない場合，以下のような選択肢が考えられる．
- バンコマイシンの増量：毒性，副作用の増加
- ゲンタマイシンの併用：腎毒性の増加
- リファンピシンの併用：予後を良くする根拠に乏しい
- ダプトマイシン：日本国内では採用されていない
- リネゾリド，キヌプリスチン・ダルホプリスチン，テラバンシン（日本国内未承認），スルファメトキサゾール・トリメトプリム：MRSA 菌血症の第一選択薬としては推奨されていない．理由として臨床効果が劣っている可能性や副作用が問題になっていることが考えられる[3]．

上記のように薬物療法で良好な次の手段はないのが現実である．心臓外科医と相談のうえ，早期手術を考慮することになる．

治療期間については，抗菌薬 6 週間の投与が必要となる．抗菌薬投与しながらの手術を原則とした場合には，手術時の感染部位の
- 培養陽性なら術後から 6 週間
- 培養陰性なら投与当初から合計で 6 週間

でよいという基準が欧州心臓学会から推奨されている．

●本ケースでの対応について

ケースの症例では，患者の状態が安定していると仮定した場合，
- セファゾリンをバンコマイシンに変更
- 感受性検査結果を待ちながら，早期の経食道心エコーを行う

・心臓外科には早い時期から相談し，手術治療のタイミングについて検討するということになるだろう．

●各種の原因微生物に対する抗菌薬の選択

原因微生物が判明した時点で，対応を検討することになる．実際の抗菌薬の選択としては，各国からガイドライン[4]が出ている．いずれも原則として抗菌薬の最大量投与で十分な期間の投与を計画する，という点が重要である．抗菌薬治療中も経過に注意して，外科手術が必要な場合，タイミングを逃さないことも大切である．

MSSAの場合
セファゾリンに変更し，治療を継続する．黄色ブドウ球菌の病原性の強さを考慮し，経食道心エコーを行いつつ，心臓外科医と相談して再手術を考慮する．

　処方例　セファゾリン　6 g(2 gを1日3回)

MRSAの場合
バンコマイシンを継続する．心臓外科医と相談して再手術を考慮する．リファンピシンの併用はしない．

　処方例　バンコマイシン　15〜20 mg/kg　1日2回(上限1日2 gまで)

CNSの場合
バンコマイシンを継続する．原則的には再手術が望ましいが，心臓外科医と相談して決定する．全身状態が良い場合，抗菌薬治療のみで治療完了とする場合もある．

腸球菌の場合
感受性次第である．ゲンタマイシンとバンコマイシン，あるいはゲンタマイシンとアンピシリンとの併用で治療を行う．

　処方例　アンピシリン　12 g/日(2 gを1日6回)＋ゲンタマイシン　3 mg/kg
　　　　　1日1回
　　あるいは
　　　　　バンコマイシン 15〜20 mg/kg　1日2回＋ゲンタマイシン　3 mg/kg
　　　　　1日1回

連鎖球菌の場合
ペニシリン系抗菌薬とゲンタマイシンで治療を行う．

　処方例　ペニシリンG　2,400万単位持続，もしくは　400万単位を1日6回
　　　　　加えて　ゲンタマイシン　3 mg/kg　1日1回(連鎖球菌のペニシリン
　　　　　感受性で投与期間が変わる)

心臓血管術後は再手術が困難なこともあり，手術適応は慎重に決めざるを得ないことが多い．ただし，抗菌薬の選択だけでうまくいかないこともあり，内科外科両面からの治療が必要な場合が多い．

文献

1) Levine DP, et al：Slow response to vancomycin or vancomycin plus rifampin in methicillin-resistant *Staphylococcus aureus* endocarditis. Ann Intern Med 115：674-680, 1991.
2) Riedel DJ, et al：Addition of rifampin to standard therapy for treatment of native valve infective endocarditis caused by *Staphylococcus aureus*. Antimicrob Agents Chemother 52：2463-2467, 2008.
3) Liu C, et al：Clinical practice guidelines by the Infectious Diseases Society of America for the treatment of methicillin-resistant *Staphylococcus aureus* infections in adults and children. Clin Infect Dis 52(3)：e18-55, 2011.
〈IDSAによるMRSA感染症治療のガイドライン〉
4) Baddour LM, et al：Infective endocarditis；Diagnosis, antimicrobial therapy, management of complications；A statement for healthcare professionals from the Committee on Rheumatic Fever, Endocarditis, and Kawasaki Disease, Council on Cardiovascular Disease in the Young, and the Councils on Clinical Cardiology, Stroke, and Cardiovascular Surgery and Anesthesia, American Heart Association；Endorsed by the Infectious Diseases Society of America. Circulation 111：e394-434, 2005.
〈AHA（米国心臓協会）とIDSA（米国感染症学会）によるガイドライン〉
5) Fowler VG Jr, et al：Daptomycin versus standard therapy for bacteremia and endocarditis caused by *Staphylococcus aureus*. N Engl J Med 355：653-665, 2006.
6) Cosgrove SE, et al：Initial low-dose gentamicin for *Staphylococcus aureus* bacteremia and endocarditis is nephrotoxic. Clin Infect Dis 48：713-721, 2009.

CHARTでみる
本ケースにおける「考え方と進め方」

⑩ 心臓外科術後の発熱へのアプローチ

1　患者背景を考える

　72歳男性，冠動脈バイパス術後，弁置換術後，微熱が続いている．糖尿病があることから易感染性と推測される．再入院後の血液培養でグラム陽性球菌が検出されていることから菌血症の存在を考える．

2　感染臓器を考える

　心臓血管外科手術後の感染症として，①術後心内膜炎，②血管内感染（感染性血栓症，感染性動脈瘤など），③椎体炎，骨髄炎，④創部の軟部組織感染，などを考える．
　所見として，創部感染や胸骨周辺の離開，排膿がないことを考えると，心内膜炎や血管内感染の可能性が高い．

3　原因微生物を考える

　人工物が入っていること，術後，ということを考慮すると，グラム陽性菌を中心に微生物学的な鑑別診断を想定する．

　Staphylococcus aureus（MSSA，MRSA）
　Staphylococcus epidermidis
　viridance streptococci
　Enterococcus spp

4　抗菌薬を考える

　心臓血管手術に関連した心内膜炎，血管内感染を考慮し，3で考慮した原因微生物をカバーする抗菌薬を選択する．

　バンコマイシン　1g　12時間毎（1日2g）
　（＋セファゾリン　2g　1日3回）
　＋ゲンタマイシン　1.7mg/kg　8時間毎
　で開始する．セファゾリンは，バンコマイシンだけの抗菌力では治療効果が弱いので，セファゾリン感受性菌を積極的に治療したい場合，加えておくこともある．

　バンコマイシンとゲンタマイシンの併用は相乗的に腎機能障害のリスクを高めるので注意が必要となる[6]．2011年にIDSAより出されたガイドラインではMRSA感染症における併用は推奨されなくなった[2]．あくまで，最初に使用する場合は腸球菌をカバーする目

的である.
　(筆者は培養結果判明までは使用し，不要であれば速やかに中止する方針である.)

5　最終的な治療方針

　培養結果に合わせ，抗菌薬を最適なものに de-escalation する.
　再手術を積極的に考慮すべきかは菌種により変わる．黄色ブドウ球菌であった場合，再手術を考慮すべきである.
　再手術を考慮すべき状況には以下のようなものがある.
・黄色ブドウ球菌，カンジダ属による心内膜炎
・弁輪周囲膿瘍を形成している場合
・血行動態が不安定になる前に手術

　手術せずに治療可能な原因微生物でも，抗菌薬でコントロールできない場合は手術に踏み切ることが重要である.

11. ペースメーカ留置後の発熱へのアプローチ

水澤昌子

ケース ペースメーカ留置後に発熱した60歳男性

▶現病歴

基礎疾患に，糖尿病，脂質異常症，洞不全症候群がある60歳男性．10日前に，洞不全症候群に対して恒久的ペースメーカを留置．退院後のフォローアップ外来で，ペースメーカポケット部の縫合不全とジェネレータ周囲の液体貯留が判明し，再入院．血液培養2セットを採取後，セフトリアキソン(ロセフィン®)を開始したが，入院3日目より38℃台の発熱が出現．

▶身体所見

体温38.2℃，心拍数110/分，呼吸数16/分，血圧100/70 mmHg．全身状態：あまりきつそうではない．頭頸部：異常なし．心臓：Ⅰ・Ⅱ音正常，雑音なし．胸部：肺胞呼吸音．ペースメーカポケットの創は周囲に軽度発赤を伴って一部離解(圧痛なし)．腹部：平坦・軟，腫瘤なし．四肢：冷感なし，チアノーゼなし，septic spotなし．

▶検査データ

白血球10,200/μL(桿状核球10％，分葉核球80％，リンパ球7％，単球3％)，血小板25万/μL，CRP 4.2 mg/dL，電解質・腎機能・肝機能：正常．胸部単純X線：浸潤影なし，血液培養2セット：pending．

■ はじめに

　最初にペースメーカ感染に関する基本事項を簡単に説明する．植え込み型除細動器（implantable cardioverter defibrillator：ICD）の感染の場合も，そのコンセプトやアプローチはペースメーカと同じである．

ペースメーカ感染の考え方

①感染部位によって3つに分けて考える．

　ポケット感染：ジェネレーターが挿入されている皮下ポケット部の感染．これが最も多く，全体の半分以上を占める．

　リード感染：血管内のリード感染（＝菌血症）．

　感染性心内膜炎：リードや弁に疣贅が付着．頻度は少ないが重篤で死亡率が高い．

　※ペースメーカ/ICDの感染率は0.13～19.9％．うち菌血症や感染性心内膜炎にまで至るものは，多くても0.5％程度と報告されている．

②原因によって2つに分けて考える．

　一次感染：ポケットやデバイス自体が感染源．

　二次感染：他の感染源からの菌血症でリードに菌が播種．

③感染時期によって原因微生物が2つに分かれる．

　早期（留置2～4週間以内）：手術時のデバイス・創部コンタミネーションが原因で，主な原因微生物は黄色ブドウ球菌．

　晩期（留置4週間以降）：主な原因微生物はコアグラーゼ陰性ブドウ球菌（CNS）．

　※原因微生物の全体的な内訳については図1を参照．

ペースメーカ感染の特徴

① Sepsisの全身症状（発熱・悪寒など）や血液培養の陽性例は半分以下．

②検査値異常（白血球数↑，貧血，血沈↑，CRP↑）を呈するのは半分以下．

③ポケット部が感染していても局所の炎症所見がない場合もある．

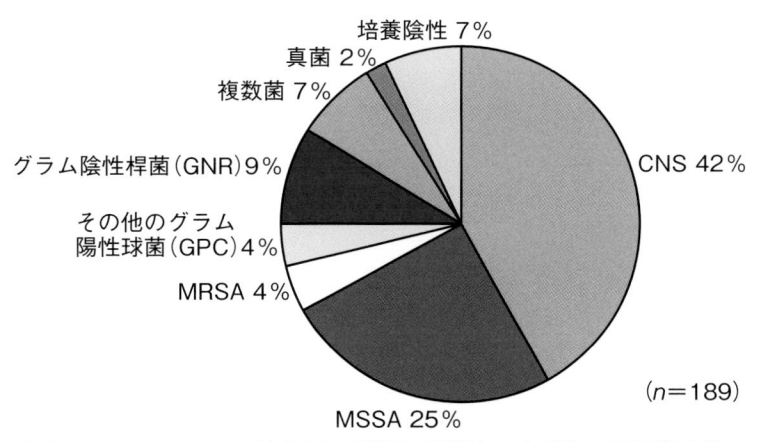

図1　ペースメーカ/植え込み型除細動器（ICD）感染の原因微生物
（文献8より改変）

- CNS 42％
- MSSA 25％
- MRSA 4％
- その他のグラム陽性球菌（GPC）4％
- グラム陰性桿菌（GNR）9％
- 複数菌 7％
- 真菌 2％
- 培養陰性 7％
- (n＝189)

上記を前提として，本例を診断するためのプロセスを検討したい．

Q1 注目すべき患者背景は何か？

感染症の診断に至るプロセスにおいて，患者背景は鑑別診断を左右する重要な情報である．特に，免疫状態に関与する背景（糖尿病，悪性腫瘍，ステロイド治療など）や体内異物の存在（中心静脈カテーテル，血管グラフト，人工関節など）は常に意識しておきたい．

本例の背景は，「糖尿病」，「脂質異常症」，「洞不全症候群」，「ペースメーカ留置後」であるが，この中で感染症に関係するのは，「糖尿病」，「ペースメーカ留置後」である．「糖尿病」も易感染性の背景として重要であるが，最も注目すべきは「ペースメーカ留置後」であろう．ペースメーカは，血管内および心腔内へ挿入されている異物であり，その感染は菌血症や感染性心内膜炎へ直結する．菌血症も感染性心内膜炎も治療開始の遅れが命にかかわる重篤な感染症であり，一刻も早い対応が必要である．

Q2 注目すべき症状・所見は何か？

本例で認められている症状・所見は，「縫合不全」，「発赤」，「ジェネレータ周囲の液体」，「発熱」である．いずれもペースメーカ感染を示唆する所見に合致するが，これらがなくても感染を否定できないのがペースメーカ感染のやっかいなところである．さらに，表面上はポケット部に液体貯留がないように見えても，実は液体が存在している場合もある．したがって，ペースメーカ感染を考えたら，ポケット部にエコーを当てて液体貯留の有無を確認する必要がある．

Q3 ペースメーカ感染で必要な検査は何か？

●血液培養

ペースメーカのような異物が血管内に挿入されている患者が発熱したら，血流感染症の有無を最も優先して評価する．

●貯留液体の採取・培養

ポケット内に液体貯留があれば，それがどんなものであっても，必ず穿刺して培養へ提出すべきである．皮膚表面に発赤・圧痛といった炎症を示唆する所見がなく

ても，貯留した液体を穿刺してみると，実は膿であったり，見た目は漿液性でも培養すると菌が検出されることがある．

●経食道エコー

血液培養が陽性となった場合は，感染性心内膜炎の有無を確認する必要がある．ペースメーカ感染による感染性心内膜炎は，経胸壁エコーでの検出感度が22〜43%と通常よりもさらに低く，評価には経食道エコー（感度90〜96%）が必要である．

Q4 ペースメーカ感染はどのように診断するか？

部位によって診断方法は異なる．

●ポケット感染

主にポケット部の臨床所見（びらん，発赤，腫脹，熱感，圧痛）で診断．局所所見に乏しい場合でも，ポケット内に貯留した液体の培養が陽性となれば確定．

●リード感染

血液培養陽性で診断．抜去されたリードがあればリード培養の陽性のみでも可（血液培養よりもリード培養のほうが感度は高いという報告もある）．

●感染性心内膜炎

通常の感染性心内膜炎と同様，Duke criteriaで診断．

Q5 ペースメーカ感染はどのように治療するか？

ペースメーカ感染の治療における3つの柱は，
・抗菌薬
・デバイス抜去
・新しいデバイス挿入
である．

●抗菌薬

原因微生物が判明するまでのエンピリックな治療は，可能性の高い原因微生物を想定して行うが，ペースメーカ感染では，早期であれば黄色ブドウ球菌（MSSA, MRSA），晩期であればコアグラーゼ陰性ブドウ球菌（CNS）の頻度が高く，いずれにしてもバンコマイシンを投与することになる．その他のグラム陽性球菌（腸球菌

やペプトストレプトコッカス)やグラム陰性桿菌(大腸菌,クレブシエラ,緑膿菌など)も原因微生物となりうるが,頻度は低い.エンピリックにグラム陰性桿菌までカバーするかどうかは,患者の背景や状態に応じた判断となる.血液培養や貯留液体の培養が陽性となれば,菌の同定結果と薬剤感受性に基づいてspecificな抗菌薬へde-escalationする.

●デバイス抜去

　ペースメーカ感染の治療では,原則としてペースメーカ(デバイス)の完全抜去が前提である.「抗菌薬治療＋外科治療 vs. 抗菌薬治療」で行った前向きランダム化試験はないものの,複数の後ろ向き試験で,デバイスを抜去しないと高い確率で再発することが示されており,特に感染性心内膜炎となった場合は死亡率における有意差も報告されている.とはいえ,デバイスの抜去にはリスクが伴う.リード抜去時に先端だけ心腔に残ったり,心筋組織に裂傷・穿孔を起こす可能性がある.また,リードに付着した疣贅が直径10 mm以上の場合は,リードを経皮的に引き抜いた時に起こる肺塞栓も懸念される.ただし,大きな疣贅がリードに付着していても,臨床的に問題となるレベルの肺塞栓や死亡のリスクは低く,リード抜去を妨げるようなものではない,という報告もある.

　本例は,ペースメーカ挿入から2週間以内に感染を示唆する所見が出現しているため,最も可能性の高い原因微生物は黄色ブドウ球菌(MSSAまたはMRSA)と推定される.セフトリアキソンではMRSAをカバーできず,また,MSSAに対して*in vitro*で感受性があっても臨床的な治療効果が十分に得られないことがあり,セフトリアキソンでMSSAの菌血症を治療すると治療不良になるリスクがある.MSSAに対してセファロスポリン系抗菌薬のなかで最も活性が高いのは第一世代(セファゾリン)であり,重症のMSSA感染症には第一世代を選択すべきである.また,ペースメーカのような体内異物の感染では,細菌によって異物の表面にバイオフィルムというスライム状の物質が形成され,抗菌薬治療に抵抗性となる場合がある.

　以上より,セフトリアキソンを投与されていても,発熱した原因としては,
・原因微生物に対する抗菌薬の選択が不適切
・デバイスが抜去されていないため抗菌薬治療に抵抗性
という可能性が考えられる.そして,抗菌薬投与中の発熱においては,抗菌薬による薬剤熱も常に念頭に置いておく必要がある.

　なお,ペースメーカが留置されている患者が,二次性に(つまり,他の感染源から)黄色ブドウ球菌の菌血症となった場合は,デバイスの感染を合併し,抜去が必要となるケースが大多数である.一方,二次性にグラム陰性桿菌の菌血症となった場合,グラム陰性桿菌はもともとデバイスにseedingしにくいため,デバイス抜去を回避できるケースが多い.

Q6 ペースメーカ感染の治療期間は？

　治療期間は，ポケット感染で10～14日，リード感染で2～4週間，感染性心内膜炎で6週間が目安となる．ただし，デバイスを抜去できなかった場合には，かなり長期の抗菌薬治療が必要となる可能性が高い．

Q7 新しいペースメーカを留置するタイミングは？

　新しいペースメーカを留置するタイミングは，「感染が治癒またはコントロールされてから」が原則である．ただし，感染した時点で，ペースメーカが必要な患者の割合は13～52％と報告されており，再留置が不要な場合もある．ペースメーカの持続的なサポートが必要なケースでは，血液培養が陰性化するまでテンポラリーペーシングワイヤを使用し，新しいペースメーカに入れ替えた後，残りの抗菌薬治療期間を完遂する．ペースメーカに依存していないケースでは，新しいペースメーカを挿入するまで，テンポラリーペーシングワイヤ（ペースメーカ感染のリスクとなる）を使用せずに，経過をみることが推奨される．

文献

1) Sohail MR, et al：Infective endocarditis complicating permanent pacemaker and implantable cardioverter-defibrillator infection. Mayo Clin Proc 83：46-53, 2008.
2) Mandell GL, et al：Mandell, Douglas, and Bennett's Principles and Practice of Infectious Diseases. 7th ed, Churchill Livingstone, Elsevier Philadelphia, 2009.
3) Chamis AL, et al：*Staphylococcus aureus* bacteremia in patients with permanent pacemakers or implantable cardioverter-defibrillators. Circulation 104：1029-1033, 2001.
4) Uslan DZ, et al：Frequency of permanent pacemaker or implantable cardioverter-defibrillator infection in patients with Gram-negative bacteremia. Clin Infect Dis 43：731-736, 2006.
5) Massoure PL, et al：Pacemaker endocarditis：clinical features and management of 60 consecutive cases. Pacing Clin Electrophysiol 30：12-19, 2007.
6) Klug D, et al：Systemic infection related to endocarditis on pacemaker leads：clinical presentation and management. Circulation 95：2098-2107, 1997.
7) Molina JE：Undertreatment and overtreatment of patients with infected antiarrhythmic implantable devices. Ann Thorac Surg 63：504-509, 1997.
8) Sohail MR, et al：Management and outcome of permanent pacemaker and implantable cardioverter-defibrillator infections. J Am Coll Cardiol 49：1851-1859, 2007.
9) Schlossberg D：Clinical Infectious Disease. 1st ed, Cambridge, 2008.

CHARTでみる
本ケースにおける「考え方と進め方」

⑪ ペースメーカ留置後の発熱へのアプローチ

1 患者背景を考える

60歳男性．ペースメーカが留置されている糖尿病患者．すなわち，血管内に異物が留置されている易感染性の患者．

2 感染臓器を考える

ペースメーカポケット部に，縫合不全，発赤，液体貯留がある時点で，ポケット感染の存在は確定的である．加えて，採取した血液培養が陽性であればリード感染，心エコーでリードや弁に疣贅が認められれば，感染性心内膜炎の診断が追加される．

3 原因微生物を考える

ペースメーカ感染の原因微生物は，黄色ブドウ球菌(MSSAまたはMRSA)とコアグラーゼ陰性ブドウ球菌(CNS)で，ポケット感染の65～75%，感染性心内膜炎の89%を占めるといわれている．グラム陰性桿菌や真菌などが原因微生物となる場合もあるが，頻度は少ない(図1を参照)．本例は，早期(留置後2～4週間以内)のタイミングで感染しているため，最も頻度の高いのは黄色ブドウ球菌である．晩期(留置後4週間以降)のタイミングで感染した場合は，コアグラーゼ陰性ブドウ球菌の頻度が高くなる．

4 抗菌薬を考える

ペースメーカ感染の原因微生物は，大部分が黄色ブドウ球菌かコアグラーゼ陰性ブドウ球菌であるため，エンピリック治療にはバンコマイシンが推奨される．グラム陰性桿菌は頻度が少なく，ルーチンでカバー対象とはならないが，患者の背景や全身状態によっては追加が考慮される．血液培養やペースメーカ周囲の貯留液体の培養から菌が検出され，同定と薬剤感受性検査の結果が判明した時点で，より適切な抗菌薬へde-escalationを行う．

5 最終的な治療方針

感染がポケット部に限局している場合，熱や全身症状はないことが多い．本例では発熱があるため，菌血症となっている可能性が高く，感染時期から考えて最も頻度の高い原因微生物は黄色ブドウ球菌である．血液培養が陽性であった場合は，経食道エコーによる感染性心内膜炎の評価が必要となる．

最終的な治療方針(例)：
○選択した抗菌薬
・バンコマイシン　15 mg/kg　12時間毎
　(患者の背景や全身状態によってはエンピリックにグラム陰性桿菌のカバーも考慮)
○抗菌薬以外の感染症治療オプション
・経食道エコーによる感染性心内膜炎の評価
・ペースメーカ抜去
・必要に応じて新しいペースメーカの再留置(原則は感染がコントロールされてから)

⬇

12. 脳外科術後の発熱への アプローチ

矢野晴美

> **ケース** 血腫除去後，VPシャント術後に発熱が持続し，寝たきり，応答なしの72歳男性

▶現病歴

　ADL自立していた72歳男性が，脳出血にて血腫除去術およびその後の水頭症を合併したためVPシャント(ventriculoperitoneal shunt，脳室-腹腔シャント)手術を受けた．血腫除去術の周術期にセファゾリンを投与．またVPシャント手術の4日前から37〜38℃の発熱があったため，セフトリアキソンを投与しながら術後となった．術後も37〜38℃の発熱が持続．ADLはすでに寝たきりの状態．応答なし．血腫除去術後に気管切開されており酸素投与を受けている．また尿バルーン留置され，下痢も続いている．発熱の評価目的でコンサルトあり．既往歴は高血圧のみ．現在の内服薬は降圧薬(ACE阻害薬)，抗痙攣薬(フェノバルビタール)．使用された抗菌薬はセファゾリン1g×2が10日間，その後，セフトリアキソンが2g×1が14日間である．薬剤アレルギーはない．

▶身体所見

　体温38.6℃，心拍数120/分，整，呼吸数20/分，血圧100/60 mmHg，意識状態：GCS E1 V_TM3，頭目耳鼻喉：瞳孔左右差なし，円形，対光反射あり；うっ血乳頭なし；鼓膜正常；鼻漏なし；口腔内汚い，頸部：項部強直あり，心臓：Ⅰ・Ⅱ音正常，胸部：両肺野ラ音，腹部：平坦・軟，腫瘤なし，四肢：冷感・チアノーゼなし，浮腫はない，septic spotなし．

▶検査データ

　白血球28,000/μL(好中球80％，桿状球18％，リンパ球2％)，血糖180 mg/dL，髄液所見：白血球4,500/μL(好中球90％，リンパ球8％，その他1％)；蛋白80 mg/dL，糖30 mg/dL，グラム染色：中等量の白血球のみで菌体みえず，胸部単純X線：異常所見なし，尿所見：pH 6，ケトン(3+)，蛋白・糖(−)，赤血球1〜3/HPF，白血球<1〜3/HPF，細菌(−)．
　頭部CT：出血拡大傾向なし，midline shift(−)，水頭症(−)，副鼻腔粘膜腫脹(−)．

表1　患者プロフィール
72歳　男性
・高血圧
・脳出血，血腫除去後
・VP シャント後
・気管切開後
・寝たきり，応答なし
・血腫除去後の発熱(VP シャント術前からの発熱)
・下痢あり
・尿路カテーテル挿入中

Q1 この段階での患者の診断は何か？

　鑑別診断を考えることは最も難しく，しかし，知的には最も興味深い作業である．鑑別診断を考えるための準備をどのようにしたらよいのか，ここではステップに沿って提示したい．
　まず，この患者のプロフィールを考えてみる．表1を見ていただきたい．患者の全体像を把握することは鑑別診断を考えるうえでの大前提である．年齢，性別，既往歴から想定されるリスク，特に免疫不全の有無と免疫不全の種類，疫学的にリスクになると考えられる因子を正確に把握することは，診療の最初の段階で最重要な点である．

Q2 脳血管障害後の寝たきり患者のリスクとなる発熱疾患は？

　患者の全体像を把握した後は，その患者がリスクとなる疾患を体系的に把握しておくことが重要である．表2は臨床現場で想定すべき疾患の代表例を示した．

Q3 VP シャント術前の発熱の鑑別にはどんな疾患を考えるべきか？

　表2の代表例を踏まえ，どんな鑑別診断を挙げるべきか(表3)．

表2 脳血管障害後の寝たきり患者のリスクとなる発熱疾患の代表例

- 感染症
  - 嚥下性肺炎，尿路感染，褥創（骨髄炎）
  - 各種デバイス感染
- 薬剤性
  - 抗痙攣薬など
- 深部静脈血栓

表3 VPシャント術前の発熱の主な鑑別診断

- 術後髄膜炎，手術部位感染
- *Clostridium difficile* 感染（CDI）
- 尿路カテーテル感染
- 抗痙攣薬による薬剤性発熱

Q4 この患者へのVPシャント術前の対応について評価せよ．どのように診療・経過を解釈すべきか？

VPシャント術前には，
- セファゾリン　1gを1日2回　10日間
  ― 腎機能正常なら，用量不足
- セフトリアキソン　2gを1日1回　14日間
  術後髄膜炎を対象にしていた場合
  ― 用量不足
  ― スペクトラムは，対象の原因微生物をはずしている．

Q5 コンサルト時点での鑑別診断は？

下記の鑑別診断が考えられる．
- 術後髄膜炎，VPシャント感染，手術部位感染
- 医療関連肺炎，嚥下性肺炎
- *Clostridium difficile* 感染（CDI）
- 尿路カテーテル感染
- 抗痙攣薬による薬剤性発熱

Q6 オーダーすべき検査は？

下記に基本検査を挙げる．
- 全血，分画
- Na，K，Cl，BUN，Cr，血糖値
- AST，ALT，T.bil，D.bil，LDH，ALP，Alb
- PT/APTT

○ "Fever work-up" 発熱基本検査セット
- 血液培養2セット（4本）
- 尿検査，尿培養（尿路カテーテルの抜去，または交換後に）
- *Clostridium difficile* の toxin A と B
- 胸部単純X線

- 頭部単純CT
- 腰椎穿刺　など

Q7 腰椎穿刺でオーダーすべき項目は？

- 髄液中の血算と分画（分画なしでは評価できない）
- 糖および髄液採取と同時期の血糖
- 蛋白
- グラム染色，細菌培養

　注意：髄液中の電解質は不要．特にCl（塩素）を意味もわからず提出しているのを頻繁に見かけるので，なぜ，何を鑑別するために出すのか？　を問うてほしい．この症例では，Clの適応はない．また，一般に髄膜炎の検査目的でClを出してもどのような疾患も確定・除外できない．

Q8 検査結果を解釈せよ

　ケースで提示された検査結果であるが，これを解釈することがマネジメントの第1歩である．検査結果を十分に吟味し，方針を決めることが重要である．
　全血では，白血球が 28,000/μL 台と上昇し，band form（好中球桿状核）が 18% と上昇している．Naは提示されていないが，髄膜炎の患者で予想されるのは，

SIADH(syndrome of inappropriate secretion of antidiuretic hormone, 抗利尿ホルモン分泌異常症)などによる低ナトリウム血症である.

腎機能は,抗菌薬の用量の決定に重要であるため,確認する.

髄液では,白血球が4,500/μLで,好中球が90%,蛋白は80 mg/dLで上昇,糖は30 mg/dLであるが,血糖は180 mg/dLで相対的に低下している.したがって,髄膜炎を発症していると解釈できる.この患者の髄膜炎は,術後髄膜炎,しかも人工物を含むVPシャント術後の髄膜炎,と診断できる.

Q9 VPシャント挿入後の患者の髄液所見の特徴は?

一般に下記のような特徴があることを踏まえ,髄液所見を解釈する.

VPシャント挿入後の患者では,正常時や無症状のときでも,白血球は正常値よりも多少,上昇していることもある.蛋白は正常よりやや上昇していることが多い.髄液中の糖は,正常域である.

ここからは,人工物感染の1つであるVPシャント術後髄膜炎について,疫学,原因微生物,診断方法,治療について,クイズ形式で解説したい.

Q10 VPシャント術後髄膜炎は,VPシャント術後の患者のうち,どのくらいの頻度で起こるか?

教科書的な疫学では,VPシャント挿入後の患者のうち,シャント感染は2.8〜14%との報告があり,最近では<4%と報告されている[1].また,5〜7割の患者は,術後60日以内に発症しており,9割の患者が術後6カ月以内に発症している[2].

Q11 VPシャント術後髄膜炎の原因微生物は?

一般にVPシャント術後髄膜炎が起こる病態では,手術中に皮膚の常在菌がシャントに保菌され,そのことが原因で発症することが多いと判明している[2].そのほか,術後2〜3カ月後の発症では,腹腔内感染が原因で,腹部から脳室内へ逆行性にグラム陰性菌によるVPシャント感染症が起こることもある(表4)[2].

頻度は低いが,ステロイド投与中では,リステリア,ノカルジアなどが原因微生物のこともある.

ここで重要なことは,術後髄膜炎は,医療関連感染の1つであるため,市中の細菌性髄膜炎とは原因微生物は大きく異なる点である.医療関連感染とは,入院後48時間以降に起こった感染症で,代表疾患は5種類ある.1)中心静脈カテーテル

表4 VPシャント術後髄膜炎の原因微生物(文献1, 2より)

- コアグラーゼ陰性ブドウ球菌(メチシリン耐性)
  Staphylococcus epidermidis 47～64%（文献1），40～75%（文献2）
- 黄色ブドウ球菌
  Staphylococcus aureus 12～29%（文献1），6～35%（文献2）
- グラム陰性菌 6～20%（文献1），6～35%（文献2）
  E. coli, Klebsiella, Proteus, Pseudomonas

感染，2)尿路カテーテル感染，3)医療関連肺炎，4)手術部位感染，5)*Clostridium difficile*感染(CDI)である．これらの代表的な原因微生物は，グラム陽性菌では，MSSA，MRSA，MRSE(メチシリン耐性表皮ブドウ球菌)，腸球菌などである．グラム陰性菌では，"SPACE"と呼ばれる菌，すなわち*Serratia, Pseudomonas, Acinetobacter, Citrobacter, Enterobacter*が代表である．

術後髄膜炎は，分類では手術部位感染に相当し，VPシャント術後感染は，手術部位感染で，かつ人工物感染の1つである．

Q12 VPシャント術後髄膜炎の症状は？

- シャントの種類により多様(胸腔，腹部，心房内)
- 患者の免疫状態により多様
- 原因微生物により多様

という特徴がある．
例：表皮ブドウ球菌(症状が軽い場合もある)vs. 黄色ブドウ球菌(一般に重篤)
　　 グラム陰性菌(一般に重篤，septic)

症状は多様であるが，代表的な症状は下記である[1,2]．
- シャントの種類で多様(胸腔，腹部，心房内)
- 頭痛，嘔吐，意識障害：65%程度(感染によるシャントの機能不全による)
- 発熱：14～92%[1]，6割程度[2]

発熱がなくても，シャント感染はありうることは重要な知識である．

Q13 VPシャント術後髄膜炎の診断方法は？

シャント挿入中の髄液培養で確定診断をつけることができる．しかし，現場で培養結果の解釈が困難な状況になりうるのが表皮ブドウ球菌である．術後髄膜炎の最

も頻度が高い原因微生物は表皮ブドウ球菌であるが，これが真の感染症なのか，コンタミネーションなのか，判断に迷う症例もある．その場合は，臨床症状の発熱，頭痛，身体所見ではバイタルサイン，頸部硬直，検査の末梢白血球数，髄液所見などを考慮に入れて，総合的に判断する．

また，髄液中の白血球が正常でも，感染がある場合があることにも注意する．クリニカル・パール（臨床上のポイント）として，髄液の好酸球が＞8％の場合は，感染を示唆することも知られているため参考にしていただきたい[1]．

そのほか，VPシャントではなく，脳室同士をバイパスした脳室内シャントを挿入している患者では，腰椎穿刺による髄液採取では髄液が正常のこともあるので，脳室内シャントを使用している場合，脳室外ドレナージなどで当該脳室からの髄液を直接調べることができれば診断にはより有益である．また，脳外科術の直後は，炎症反応で，化学性髄膜炎（chemical meningitis）のこともあるため，手術の時期，術後日数も，髄液の解釈には重要である．

脳室と心房を結ぶ脳室-心房シャントの挿入者では，90％以上で血液培養が陽性になることが知られているため，血液培養も医療関連感染の鑑別の際には確実に採取しておく．また菌血症を起こしている場合，その合併症として免疫複合体による"シャント腎炎（shunt nephritis）"と呼ばれる現象で，低補体血症，血尿，蛋白尿，腎機能障害が起こることもある[2]．

Q14 VPシャント術後髄膜炎の治療はどうするのか？

VPシャント挿入後髄膜炎の治療に関する無作為ランダム化臨床試験のデータはきわめて乏しい（ないといっても過言ではない）．また，VPシャント髄膜炎を発症後のVPシャントの必要性の有無によっても対応は異なる．治療上のポイントは，1)抗菌薬の初期治療，2)VPシャントの抜去のタイミング，3)VPシャント再挿入のタイミング，4)抗菌薬の治療期間，の4点である．

●抗菌薬の初期治療

代表的な原因微生物は前述の通りなので，それらを漏れなくカバーできる抗菌薬を使用する[1~3]．一般には，

○バンコマイシン＋抗緑膿菌作用βラクタム（髄膜炎用量）
である．ここで留意すべき点は，アミノグリコシド系は髄液移行性がないこと，ニューキノロン系は髄液移行性は確立していないこと，である．ただしβラクタムアレルギーの患者などでは，代替薬として静脈注射のニューキノロン系抗菌薬を使用する場合もある．

○処方例：成人　体重 50 kg 以上，腎機能正常の場合
バンコマイシン　1 g を 12 時間毎，または 1 回 500 mg を 6 時間毎(1 日 2 g)
　＋抗緑膿菌作用 β ラクタム(髄膜炎用量)
　セフェピム　1 回 2 g を 8 時間毎(1 日 6 g，保険用量 4 g まで)
　　または
　セフタジジム　1 回 2 g を 8 時間毎(1 日 6 g，保険用量 4 g まで)
　　または
　ピペラシリン・タゾバクタム　1 回 4.5 g を 6 時間毎(1 日 18 g，保険用量同じ)
　　または
　メロペネム　1 回 2 g を 8 時間毎(1 日 6 g，保険用量 2 g まで)

○このケースでの処方では，
VP シャント術後髄膜炎の治療(上記の 2 剤併用)
　＋メトロニダゾール(1 回 500 mg を 1 日 3 回)を CDI に対して処方
抗痙攣薬も，発熱が持続する場合は変更を考慮する．

● 最適治療

　培養結果により，各検出微生物の標準薬を使用する．
　代表的な原因微生物である，コアグラーゼ陰性ブドウ球菌[表皮ブドウ球菌(*Staphylococcus epidermidis*)など]の場合では，バンコマイシンの目標トラフ値に関しては，エビデンスは乏しい．文献 2 では，VP シャント術後髄膜炎の治療の場合のバンコマイシンのトラフ値を 15〜20 μg/mL にすることが記載されている．
　国内では，保険用量の制約もあるため，例えば，表皮ブドウ球菌(*S.epidermidis*)の感受性により，下記を処方例として示す．
　表皮ブドウ球菌(*S.epidermidis*)のバンコマイシンの MIC が＜2 μg/mL の場合，最低 10〜15 μg/mL 程度に，また，バンコマイシンの MIC が 2 or 4 μg/mL の場合，15〜20 μg/mL 程度にすることを目安とするとよい．
　黄色ブドウ球菌の場合(MRSA)の場合には，15〜20 μg/mL 程度が望ましい．
　米国感染症学会(IDSA)の診療ガイドライン[4]では，術後髄膜炎のガイドライン

> **Column**　ピペラシリンとピペラシリン・タゾバクタムの保険用量の違いについて
>
> 　Mandell の教科書[1]などでは，術後の髄膜炎・VP シャント感染に対して，ピペラシリン・タゾバクタムは一般には推奨されていないが，国内で，保険用量内で，髄膜炎に十分量が投与できる抗緑膿菌作用 β ラクタムである．国内では，ピペラシリンを含め保険用量内で十分量が使用できる抗菌薬がない(セフタジジム，セフェピム，メロペネム，すべて保険用量は超える)ため，本稿では現実的な処方を考慮し，処方例として示した．

はないが，市中の細菌性髄膜炎では，バンコマイシンのトラフ値を 15〜20 μg/mL にすることが推奨されていることも参考にしていただけると幸いである．

●抗菌薬の局所投与について

脳室内へ直接抗菌薬を投与する場合もある．グラム陰性桿菌の術後髄膜炎の場合，アミノグリコシド系抗菌薬を髄注する場合もある．これらの局所投与法の適応および有効性は，いまだ確立していない[1,2]．

●VPシャント抜去のタイミング

人工物感染はどれも原則は同じであるが，可能ならば迅速に抜去することが望ましい．

人工物表面には，細菌の集合体であるシート状のバイオフィルムが存在するため抗菌薬が無効であることが多いのである．VPシャントを抜去後は，脳室外ドレナージへ変更し代用して治療する．ただし，治療不良のリスクは伴うが，原因微生物が表皮ブドウ球菌の場合に限り，VPシャントを抜去せず抗菌薬の治療のみで治療できる場合もある[1,2]．

●VPシャントの再挿入のタイミング

次のような場合が想定される．文献 1，2 より，

1) VPシャント抜去し，髄膜炎はコアグラーゼ陰性ブドウ球菌が原因の場合
  1. 診断時の髄液所見が正常，かつ髄液培養が 48 時間は陰性である場合，再挿入可能である．
  2. 診断時の髄液所見が異常所見を呈していた場合，
     髄液培養が陰性の場合は，7 日間治療後．
     髄液培養が陽性の場合は，髄液培養の陰性化後，さらに 7〜10 日間治療後．

2) VPシャント抜去後，黄色ブドウ球菌，グラム陰性菌が原因の場合
  1. 髄液培養の陰性化後さらに 10 日間治療後．
  2. 専門家の間では，グラム陰性菌の場合は，髄液培養の陰性化後，21 日間抗菌薬投与後に再挿入と提唱する者もいる．

●抗菌薬の投与期間

髄膜炎の一般的な治療期間は，14 日間程度である．VPシャント術後髄膜炎の場合，抗菌薬の投与期間を決めるにあたり，いくつかの要因が影響する．それらは，
・シャントの抜去のタイミング
・髄液培養陰性化にかかった日数
・再感染のリスク（シャントの設置部位により，腹部など）
などである．症例ごとの個別判断が重要である．

Q15 VPシャント術後髄膜炎の予防は？

現在，予防方法が確立しているのは，下記である．
- VPシャント挿入前の術前抗菌薬投与：コクラン・ライブラリー(Cochrane library)でも，リスクオッズ比 0.52 と評価されている[5]．
- 脳室外ドレナージの挿入の術前抗菌薬投与

VPシャント感染，脳室外ドレナージチューブ感染の原因微生物の大多数が，メチシリン耐性コアグラーゼ陰性ブドウ球菌(MRCNS)である．そのため，予防投与として，推奨されている抗菌薬は，バンコマイシンである．この場合，セファゾリンよりもバンコマイシンのほうが望ましい．術前投与薬としてセファゾリンが一般に広く使用されているが，人工物感染の予防の場合には，MRCNSカバーの目的で，バンコマイシンが望ましい(ただし保険適用外)．

バンコマイシンは，1回1g(または1回15 mg/kg)を皮膚切開の30分～1時間前に1回のみ投与し，終了．術後に継続して投与することは不要である．

また，脳室外ドレナージの予防方法で，欧米では，抗菌薬付きの脳室外ドレナージカテーテル(ミノサイクリン＋リファンピシン)が使用されている．臨床試験のメタ分析(Meta-analysis)では，抗菌薬付き脳室外ドレナージと抗菌薬なしの脳室外ドレナージで，脳室外ドレナージの感染のオッズ比 0.21 であり，抗菌薬付きの脳室外ドレナージは，感染予防には有効であることが示されている．さらに臨床研究が必要な状況である[1]．

文献

1) Tunkel AR, Drake JM：Cerebrospinal fluid shunt infections. In Mandell GL, et al,(ed)：Princilpes and Practice of Infectious Diseaese. vol 2, 7th ed, Churchill Livingstone, Elsevier, Philadelphia, pp1231-1236, 2010.
2) Adderson EE, Flynn PM：Cerebrospinal fluid shunt infections. In Scholssberg D, ed, Clinical infectious disease. Cambridge University Press, Cambridge, pp575-580, 2008.
3) Gilbert DN, Moellering RC, Eliopoulos GM, Sande MA, eds：The Sanford Guide to Antimicrobial Therapy. 40 th, Virginia, USA, Antimicrobial Therapy, p7, 2010.
4) Tunkel AR, Hartman BJ, Kaplan SL, et al：Practice guidelines for the management of bacterial meningitis. Clin Infect Dis 39：1267-1284, 2004.
5) Ratilal B, Costa J, Sampaio C：Antibiotic prophylaxis for surgical introduction of intracranial ventricular shunts. Cochrane Database Syst Rev 3：CD005365, 2006.

CHARTでみる
本ケースにおける「考え方と進め方」

⑫ VPシャント術後髄膜炎へのアプローチ

1 患者背景を考える

72歳男性で，既往歴に高血圧，脳出血，血腫除去後，VPシャント後，気管切開後．寝たきり，応答なし．プロブレムとして血腫除去後の発熱（VPシャント術前からの発熱）．下痢あり，尿路カテーテル挿入中．

2 感染臓器を考える

- 脳血管障害後の寝たきり患者のリスクとなる発熱疾患の代表例として，感染症では嚥下性肺炎，尿路感染，褥創（骨髄炎），各種デバイス感染．薬剤性では抗痙攣薬など，そのほかでは深部静脈血栓も考慮する．
- VPシャント術前の主な鑑別診断には，術後髄膜炎，手術部位感染，*Clostridium difficile* 感染（CDI），尿路カテーテル感染，抗痙攣薬による薬剤性発熱がある．
- コンサルト時点での鑑別診断は，術後髄膜炎，VPシャント感染，医療関連肺炎，嚥下性肺炎，CDI，尿路カテーテル感染，抗痙攣薬による薬剤性発熱．

3 原因微生物を考える

VPシャント術後髄膜炎の原因微生物の代表は，
- コアグラーゼ陰性ブドウ球菌（メチシリン耐性），黄色ブドウ球菌
- グラム陰性菌（*E. coli*, *Klebsiella*, *Proteus*, *Pseudomonas*）

そのほかの鑑別診断上の感染症は医療関連感染であるため，原因微生物はほぼ共通している．想定すべき原因微生物は，グラム陽性菌ではMSSA，MRSA，MRSE（メチシリン耐性表皮ブドウ球菌），腸球菌などである．グラム陰性菌では，"SPACE" と呼ばれる菌，すなわち *Serratia*, *Pseudomonas*, *Acinetobacter*, *Citrobacter*, *Enterobacter* が代表である．

4 抗菌薬を考える

医療関連感染の初期治療の原則は，抗緑膿菌作用のある抗菌薬を使用することである．
このケースでは，VPシャント術後髄膜炎を想定しているため，髄液移行性のあるβラクタム系抗菌薬が主体になる．さらに，コアグラーゼ陰性ブドウ球菌のカバーでは，その大半がメチシリン耐性であるため，バンコマイシンの使用が必須である．
また，CDIの治療では，メトロニダゾールが第一選択薬である．

処方例
○成人　体重50 kg以上，腎機能正常の場合
バンコマイシン　1 gを12時間毎，または1回500 mgを6時間毎

　　　　　　　　　　　　　　　　　　（1日2g，保険用量同じ）
＋抗緑膿菌作用βラクタム（髄膜炎用量）
　セフェピム　1回2gを8時間毎（1日6g，保険用量4gまで）
　　または
　セフタジジム　1回2gを8時間毎（1日6g，保険用量4gまで）
　　または
　ピペラシリン・タゾバクタム　1回4.5gを6時間毎（1日18g，保険用量同じ）
　　または
　メロペネム　1回2gを8時間毎（1日6g，保険用量2gまで）
＋メトロニダゾール1回500mgを1日3回（1日1,500mg，保険適用なし）をCDIに対して処方

5　最終的な治療方針

　VPシャント術後髄膜炎の治療では，髄液検査・髄液培養を提出し，特に症状が重篤な場合は，一刻も早く感染した人工物であるVPシャントを抜去することが治療の鉄則である．

　症状が緩徐な場合にも，人工物にはバイオフィルムが付着し抗菌薬に抵抗性を示すことから，感染した人工物を抜去し，脳室外ドレナージに変更し，抗菌薬で治療するやり方が最も望ましい．場合により，例外的にVPシャントを残したまま抗菌薬のみで治療する場合もある．髄液培養の結果から，検出された原因微生物に対して，初期治療から最適治療へと変更する．VPシャント術後髄膜炎の原因微生物で最も頻度の高いコアグラーゼ陰性ブドウ球菌は，その大半がメチシリン耐性であることから，第一選択薬はバンコマイシンである．抗菌薬を投与後は，髄液検査，髄液培養を再検し，髄液培養が陰性化するのを確認する．

　一般に，髄液培養の検出微生物によるが，髄液培養の陰性化から7〜10日間の治療後に，必要に応じVPシャントの再挿入ができる．

13. 人工関節置換術後の発熱へのアプローチ

松永直久

ケース　右人工膝関節置換術後に創部から排膿のあった78歳女性

▶ 現病歴

　整形外科にて右変形性膝関節症に対して人工関節置換術後の78歳女性．周術期はセファゾリンを使用された．特に問題なく経過しドレーンも5日目に抜去したが，術後15日目に荷重をかけながらリハビリ中に違和感が出現した．その翌日から熱感および37℃台の微熱が続くようになり，術後20日目から創部離解し排膿あり，感染症科コンサルトとなった．16日目よりレボフロキサシンが投与されている．創部熱感および可動時圧痛以外には，鼻汁なし，頭痛なし，咳・痰なし，腹痛なし．

▶ 既往歴

　現病以外，特記事項なし

▶ 身体所見

　体温37.2℃，心拍数80/分・整，呼吸数12/分．全身状態：しっかりしている．頭目耳鼻喉：問題なし，心臓：I・II音正常，雑音なし，胸部：肺胞呼吸音，左右差なし，腹部：平坦・軟，四肢：皮疹なし，右膝創部に沿って熱感あり，ROM（range of motion，関節可動域）制限あり，約0.5 cm程度離解し，排膿あり．

▶ 検査データ

　血液所見：Ht 36％，Hb 11 g/dL，白血球 5,600/μL（好中球80％，桿状球10％，リンパ球10％），血小板 18万/μL．血清生化学所見：特記所見なし．胸部単純X線：浸潤影なし．

■はじめに

　一般的にいって，診断のためには非感染性疾患も含めて鑑別疾患を挙げて絞っていくのがふつうである．しかし，この症例では右人工膝関節置換術後に創部から排膿が認められており，感染症をまず疑うというのが自然な流れといえる．

　人工関節感染のリスク因子としては，Del Pozo らは，患者に関するもの，手術に関するもの，術後に関するものの 3 つに分けて表 1 のように記述している[1]．

Q1 このケースの患者背景は？

　表 1 のリスク因子にはあてはまらない．また，一般的な感染症のリスクとなりうる肝障害や腎障害なども認められない．人工膝関節置換術を行うに至った原因疾患は変形性のもので，リウマチ性や感染性ではない．

　人工物については人工膝関節のみで，中心静脈カテーテル留置などもない．

Q2 感染部位はどこか？

　右膝の手術後で創部からの排膿もあり，右膝と一気に診断したいところである．ただし，先入観は禁物であり，実は両側性病変ではないか，他の部位に病変がないかを確認することが大切なのは，どの感染症でも共通である．

　また，この症例とは異なり，明らかな炎症所見が認められなかったとしても，人工関節感染を否定することはできないことにも注意が必要である．発熱を認めたのが 43％，関節周囲の腫脹を認めたのが 38％にすぎないとの報告もある[2]．

表 1　人工関節感染のリスク因子（文献 1 より作成）

患者	手術	術後
関節形成の再手術	両側関節の同時手術	創部の合併症
同一関節の人工関節感染の既往	長時間手術（＞2.5 時間）	皮膚表面感染
喫煙	同種輸血	血腫
肥満		創傷治癒遅延
関節リウマチ		創部壊死
悪性疾患		創部離解
免疫能低下		心房細動
糖尿病		心筋梗塞
		尿路感染症
		長期の入院
		黄色ブドウ球菌菌血症

表2　人工関節感染の原因微生物（文献3, 4より改変）

原因微生物	Brause BD[3]	Zimmerli W, et al[4]
CNS	22%	30〜43%
黄色ブドウ球菌	22%	12〜23%
連鎖球菌	14%	9〜10%
腸球菌	7%	3〜7%
好気性グラム陰性桿菌	25%	3〜6%
嫌気性菌	10%	2〜4%
複数菌検出		10〜11%

表3　発症時期による原因微生物，感染メカニズム，臨床像の特徴（文献4, 6より改変）

	術後発症時期	原因微生物	感染メカニズム	臨床像
早期 29〜45%	3カ月以内	病原性の強い菌 黄色ブドウ球菌 グラム陰性桿菌	周術期	急激な発症 関節痛/腫脹/発赤/熱感 発熱
遅延型 23〜41%	3〜24カ月	病原性の弱い菌 CNS P. acnes	周術期	緩徐な進行 非感染性と要鑑別 関節のゆるみ 関節痛
後期 30〜33%	24カ月以降	黄色ブドウ球菌など	菌血症	急激（30%） 緩徐（70%）

　なお，感染の有無にかかわらず，整形外科領域では特に，病変部位ならびにその末梢の血管所見（冷感の有無や動脈の拍動触知），神経所見（感覚・筋力など）についての問診・診察を忘れないようにしたい．さらに，荷重時と非荷重時で症状や徴候に変化を認めるか，ROMが主観的運動と客観的運動で違いが生まれるかなどの評価も忘れてはならない．

Q3 原因微生物として何が考えられるか？

　人工関節感染の原因微生物としては，コアグラーゼ陰性ブドウ球菌（CNS）や黄色ブドウ球菌が多い．好気性グラム陰性桿菌にも認められる（表2）[3,4]．また，*Propionibacterium acnes* も人工関節感染の原因微生物として挙げられるが，肩関節置換術後のほうが他の関節の置換術後より多いとの報告もある[1,4]．

　しかし，発症時期によって原因微生物や感染のメカニズムは異なると考えられており，それらを表3にまとめた[4,5]．

　当患者の発症時期は早期にあたり，原因微生物は黄色ブドウ球菌，グラム陰性桿菌をまず想定する．しかし，遅延型の原因微生物とされるCNSが原因である可能

表4 自然関節 vs 人工関節における感染性関節炎の特徴（関節液検査）(文献6より改変)

	自然関節		人工関節
	正常値	感染性	感染性
白血球数(/μL)	<200	>50,000	>1,700
好中球(%)	<25%	>90%	>65%

性ももちろん否定はできない．

Q4 行うべき検査は？

　感染部位の評価としては，臨床検査では関節液検査が迅速かつ有効である．人工物による感染性関節炎のカットオフ値は，自然の（人工物の入っていない）感染性関節炎と比較して著明に低いのが特徴である（表4）．白血球数 1,700/μL 以上のときは感度94％，特異度88％．好中球65％以上では感度97％，特異度98％である[6]．

　画像検査での診断は，特に早期では困難なことが多い．単純X線検査では軟部組織の評価は可能だが，関節に関しては所見が出るまで3〜6カ月かかること，非感染性の所見と区別がつかないこともあるといった問題がある．骨膜反応・骨新生と皮質を貫く瘻孔は感染を示唆する．しかし，人工関節のずれや人工関節周囲の骨吸収は非感染性病変でも起こりうる．関節造影では人工関節のずれや膿瘍などは検出できる可能性はある．

　骨シンチグラフィは術後6カ月は取り込みがあるのがふつうである．一般的に骨シンチグラフィは感度は良好だが，特異度は十分ではない．CTは関節間隙の評価に関しては単純X線より有効だが，アーチファクトの問題がある．MRIは軟部組織の評価には有効だがチタニウム，タンタルムでのみ撮影が可能である．超音波検査は関節液貯留の評価には有効なこともある[1,3〜6]．

　組織病理学的検査では，多核球の浸潤など急性炎症の所見が認められることも多いが，特異度に乏しい[3]．

　原因微生物の評価には関節液のグラム染色ならびに培養が有効である．ただし，グラム染色の特異度は高い（97％以上）が，感度は低い（26％以下）ことに注意する必要がある[4]．この症例でもグラム染色では白血球は観察できるものの，菌体は観察されていない．培養は感度86〜92％，特異度82〜97％である[3]．病変部の皮膚表面や瘻孔の培養は汚染菌検出（コンタミネーション）の恐れもあるので避ける[4]．

　人工関節周囲の組織の培養が，微生物学的診断をするのに最も信頼性の高い検査となる．手術前2週間は抗菌薬を中止するのが望ましいとされる．周術期の抗菌薬の予防投与も組織の培養を採取するまでは行わないようにする[4]．また，少なくとも3検体は提出することが勧められている[4,6]．慢性の経過の場合には真菌や抗酸

菌検査も推奨されている[5]．除去した人工関節そのものを液体培地で培養する方法は感度を高めるかもしれないが，コンタミネーションを招く可能性がある．sonicationといって超音波を用いて人工関節に付着した細菌の検出感度を高める方法もあるが[6]，まだ実用化されていない．

なお，血液培養も勧められており，2割前後で陽性となるという記述もある．

Q5 治療法はどうするか？

基本は，感染した人工関節を除去する外科的治療法と，抗菌薬投与を組み合わせる方法である（例外は後述の「外科的治療」の冒頭を参照）．感染した異物を取り除かなければ，抗菌薬のみでは感染は治癒には至らない．外科的治療法の場合，感染した人工関節の除去と新しい人工関節の留置を同時に行う1段階法と，感染した人工関節の除去を施行した後，適応により抗菌薬を2～6週間投与してから新しい人工関節の留置を行う2段階法がある．北米と欧州を比較すると，北米のほうが2段階法で術間の抗菌薬を6週間と長期に投与する方法が採られることが多い．また，抗菌薬の長期抑制療法も北米でより好まれる傾向がある[4]．

●抗菌薬の選択

抗菌薬投与は全身状態が許せば，血液，関節液，術中検体の培養結果が判明するまでは投与しない．どうしてもエンピリックに投与せざるをえないくらい状態が悪いならば，グラム陽性菌に対してバンコマイシン，グラム陰性菌については緑膿菌までカバーする抗菌薬を，各病院のantibiogramをみながら投与せざるをえない．

原因微生物が判明したら，感受性結果に基づいて治療を行う．ブドウ球菌に関しては，バイオフィルムに対する浸透性などからリファンピシンを加えたほうが治療成績がよいという報告もある[7]．この報告ではリファンピシンは1回450 mg，1日2回と高用量での投与だが，1日600 mgでの報告もある．しかし，本邦ではリファンピシンをブドウ球菌に対して投与するというコンセンサスが十分得られているとも言い難い．また，感受性を示す抗菌薬がリファンピシンのみの場合，すぐに耐性をとられてしまうので，投与をする際には必ず効果のある抗菌薬と併用するようにしなければならない．

以上を踏まえて，主な原因微生物に対する推奨薬を表5に示す[4,5]．

原因微生物が表5以外の特殊な感染症の場合には，成書参照もしくは専門家へのコンサルトをお勧めする．

抗菌薬の総投与期間は一般的に股関節で3カ月，膝関節で6カ月という推奨もある[4,6]．特に最初の2～4週間は静注薬での投与が勧められている[6]．

表5 人工関節感染の代表的原因微生物と選択抗菌薬(文献4, 5より改変)

原因微生物	抗菌薬	備考
メチシリン感受性ブドウ球菌	セファゾリン点滴静注1回2g 8時間毎+リファンピシン経口1回450～600 mg 24時間毎を2週間投与後, キノロン感受性ならば[レボフロキサシン経口1回750 mg 24時間毎 または シプロフロキサシン経口1回750 mg 12時間毎]+リファンピシン(経口1回450～600 mg 24時間毎).	左記投与できない場合, クリンダマイシンも選択肢になりうる(点滴静注なら1回600 mg 8時間毎, その後, 経口に変えるときは1回300 mg 1日8時間毎).
メチシリン耐性黄色ブドウ球菌(MRSA)	バンコマイシン点滴静注1回1g 12時間毎+リファンピシン経口1回450～600 mg 24時間毎を2週間投与後, 同量のリファンピシン+[ST合剤(バクタ®)経口1回2錠8時間毎* または ミノサイクリン経口1回100 mg 12時間毎].	耐性化の懸念からフルオロキノロン系抗菌薬は使用しない. バンコマイシンの至適濃度は一般化されていないが, 15～20 μg/mLが妥当と思われる. 今後, リネゾリド投与についての報告も増えてくることが見込まれる.
メチシリン耐性コアグラーゼ陰性ブドウ球菌(MRCNS)	MRSAの項で挙げた推奨に加え, 経口薬としてはフルオロキノロン(レボフロキサシン経口1回750 mg 24時間毎 または シプロフロキサシン経口1回750 mg 12時間毎)も選択肢に入る.	
連鎖球菌(B群溶連菌を除く)	ペニシリン点滴静注1回500万単位6時間毎† または セフトリアキソン点滴静注1回2g 24時間毎を4週間投与後, アモキシシリン経口1回750～1,000 mgを8時間毎*	βラクタムアレルギーにはバンコマイシンも考慮
腸球菌やB群溶連菌	[ペニシリン点滴静注1回500万単位6時間毎† またはアンピシリン点滴静注1回2g 4～6時間毎]+ゲンタマイシン点滴静注1回3 mg/kg 1日1回(相乗効果を狙った投与量)*を2～4週間投与後, アモキシシリン経口1回750～1,000 mgを8時間毎*	βラクタムアレルギーにはバンコマイシンも考慮
腸内細菌科[グラム陰性桿菌(GNR)]	フルオロキノロン感性ならばシプロフロキサシン点滴静注/経口1回750 mg 12時間毎*	アズトレオナム, ピペラシリン, カルバペネム系抗菌薬も感受性によっては選択
緑膿菌などの非発酵菌[グラム陰性桿菌(GNR)]	セフタジジムまたはセフェピム点滴静注1回2g 8時間毎*+アミノグリコシド系抗菌薬点滴静注を1日1回投与を2週間. その後, フルオロキノロン感性ならばシプロフロキサシン経口1回750 mg 12時間毎*	アミノグリコシド系抗菌薬の投与例としては, トブラマイシン点滴静注1回5 mg/kg 1日1回*

＊：日本国内の保険適用量を超えているもの. †：投与経路が異なるもの.
投与量は腎機能正常者に対するもの

●外科的治療

　Zimmerliら[4]は，症状発症から3週間以内で，人工関節が安定しており，周囲の軟部組織の状態がよく，連鎖球菌などの治療しやすい微生物が原因のときは，感染した人工関節を保存したまま，人工関節周囲のデブリドマンとドレナージを行い，抗菌薬投与のみで治療することを推奨している．

　上記の条件に当てはまらない場合には，基本的には感染した人工関節の除去を推奨している．ただし，全身の状態が悪い，寝たきり，手術のリスクが高い，などで手術を受けることができない患者では，抗菌薬投与のみの長期抑制療法が推奨されている．また，重度の免疫不全状態，麻薬静注者，人工関節を再置換しても機能的な改善が見込めない患者には，人工関節除去後，新しい人工関節に置換せず，「関節洗浄＋吸引ドレナージ＋抗菌薬投与」での治療が推奨されている．

　治療の難しい微生物（MRSA，多剤耐性菌，腸球菌，真菌など）が原因のときは，「2段階法＋関節洗浄＋吸引ドレナージ＋抗菌薬投与」での治療が推奨されている．ただし，感染した人工関節の除去から新しい人工関節での置換まで6〜8週間とし，その期間はスペーサーを用いない方法を推奨している．

　上記以外の場合で，軟部組織の状態が悪い場合，膿瘍や瘻孔が存在する場合にも，「2段階法＋関節洗浄＋吸引ドレナージ＋抗菌薬投与」での治療が推奨されている．しかし，感染した人工関節の除去から新しい人工関節での置換まで2〜4週間とし，その期間はスペーサーを用いる方法が推奨されている．軟部組織の状態がよい場合には，「1段階法＋関節洗浄＋吸引ドレナージ＋抗菌薬投与」での治療が推奨されている．

　なお，最近では抗菌薬含有骨セメントの効果を示す報告も数多くあるが，詳しくは成書を参照されたい．

Q6 治療中のフォローアップはどのようにすればよいか？

　基本的には抗菌薬を推奨されている投与期間，一般的に股関節で3カ月，膝関節で6カ月続けるなかでの，治療効果の判定と再感染の早期発見に努める．

　疼痛・発赤などの炎症所見の観察は必須である．しかし，それが容易でないことも多く，白血球，ESR，CRPなどの炎症反応が参考になることもある．特に，治療効果判定となると慢性期となっており，その場合ESRがより鋭敏に数値としてフォローできる．置換部位の単純X線撮影については，むしろ症状や炎症所見に異常が出てからの状況把握に適する．

文献

1) Del Pozo JL, Patel R：Infection associated with prosthetic joints. N Engl J Med 361：787-794, 2009.
2) Inman RD, et al：Clinical and microbial features of prosthetic joint infection. Am J Med 77：47-53, 1984.
3) Brause BD：Infections with prostheses in bones and joints. In Mandell et al, (ed)：Principles and Practice of Infectious Diseases. 7th ed, Churchill Livingstone, Elsevier, pp1469-1474, 2010.
4) Zimmerli W, Trampuz A, Ochsner PE：Prosthetic-joint infections. N Engl J Med 351：1645-1654, 2004.
5) 青木　眞：レジデントのための感染症診療マニュアル．医学書院，pp858-875, 2008.
6) Trampuz A, Zimmerli W：Prosthetic joint infections：update in diagnosis and treatment. Swiss Med Wkly 135：243-251, 2005.
7) Zimmerli W, Widmer AF, Blatter M, et al：Role of rifampin for treatment of orthopedic implant-related staphylococcal infections：a randomized controlled trial. Foreign-Body Infection (FBI) Study Group, JAMA 279：1537-1541, 1998.

CHARTでみる
本ケースにおける「考え方と進め方」

⑬ 人工関節置換術後の発熱へのアプローチ

1 患者背景を考える

　78歳女性であり，高齢ではあるが，糖尿病，肝障害，腎障害は認められず，免疫抑制薬の使用もない．人工膝関節置換術を行うに至った原因疾患は変形性のもので，リウマチ性や感染性ではない．
　人工物については人工膝関節のみで，中心静脈カテーテル留置などもない．

2 感染臓器を考える

　右人工膝関節置換術後，約2週間で症状が発現し，創部からも排膿があり，右膝が感染臓器と考えられる．

3 原因微生物を考える

　術後早期（3カ月以内）での発症であり，MRSAを含めた黄色ブドウ球菌やグラム陰性桿菌が鑑別の上位に挙がるが，コアグラーゼ陰性ブドウ球菌や連鎖球菌などが原因である可能性も否定はできない．
　微生物学的診断をするのに適切な検体は，血液，関節液，術中人工関節周囲組織となる．
　病変部の皮膚表面や瘻孔の培養は，汚染菌検出の恐れもあるので避ける．

4 治療法を考える

　基本は，感染した人工関節を除去する外科的治療法と抗菌薬投与の組み合わせ．
　Zimmerliらは，症状発現からの期間（3週間以内），人工関節の安定性，軟部組織の状態，原因微生物の種類などの条件が揃えば，感染した人工関節を保存したまま，人工関節周囲のデブリドマンとドレナージを行い，抗菌薬投与のみでの治療というオプションを提唱している．
　しかし，当患者の軟部組織の状態は良好とはいえない．ただし，全身状態はよく，再置換によって機能的改善も見込まれることから，2段階法＋関節洗浄＋吸引ドレナージ＋抗菌薬投与での治療が適切と考えられる．
　原因がMRSA，多剤耐性菌，腸球菌，真菌などの難治性の微生物であった場合には，感染した人工関節の除去から新しい人工関節での置換まで6～8週間とし，その期間はスペーサーを用いない方法が推奨されている．難治性微生物でない場合には，感染した人工関節の除去から新しい人工関節での置換まで2～4週間とし，その期間はスペーサーを用いる方法を推奨している．

5　抗菌薬を考える

培養・感受性結果に合わせて選択する．詳細は本文参照．

6　フォローアップ

基本的には，抗菌薬を推奨されている投与期間，一般的に股関節で3カ月，膝関節で6カ月続けるなかでの，治療効果の判定と再感染の早期発見に努める．

疼痛・発赤などの炎症所見の観察は必須であるが容易でないことも多い．白血球，ESR，CRPなどの炎症反応が参考になることもある．特に，治療効果判定となると慢性期となっており，その場合ESRがより鋭敏に数値としてフォローできる．

第 3 章

免疫不全関連感染症 各論

14. 肝硬変患者の発熱へのアプローチ

山本舜悟

> **ケース** 吐血で来院した肝硬変のある 56 歳男性

▶現病歴

アルコール性肝硬変，肝性脳症のために通院中の 56 歳男性が吐血で救急外来に搬送された．食道静脈瘤破裂による上部消化管出血に対して緊急上部内視鏡検査のうえ，EVL（endoscopic variceal ligation，食道静脈瘤結紮術）を施行され入院した．入院直後から 38℃ 台の発熱，悪寒・戦慄，腹部不快感の訴えがあり，第 2 病日に徐々に意識レベルが低下したため感染症科にコンサルトされた．外来では，禁酒を指示されていたが，毎日 4～5 合の焼酎を飲んでいた．また 1 箱/日（40 年間）の喫煙歴あり．内服薬はスピロノラクトン，フロセミド，ラクツロースだった．

入院後は絶飲絶食のうえ，濃厚赤血球・新鮮凍結血漿輸血，オクトレオチド持続静注，H_2 ブロッカー静注されていた．

▶身体所見

血圧 120/62 mmHg，脈拍 114/分，呼吸数 18/分，体温 38.2℃．
全身状態：きつそう．意識レベル I-1，傾眠．頭目耳鼻喉：特に問題なし．心臓：I・II 音正常，雑音なし．胸部：ラ音なし．腹部：膨隆・軟，全体的に軽度圧痛．四肢：浮腫，皮疹，チアノーゼないが羽ばたき振戦あり．

▶検査データ

白血球 13,200/μL（好中球 85%，桿状球 12%，リンパ球 2%，単球 1%），血小板 7.5 万/μL，電解質正常，BUN 25 mg/dL，Cr 1.1 mg/dL，ALT 35 U/L，AST 55 U/L，総ビリルビン 4.2 mg/dL，Alb 2.5 g/dL，PT-INR 2.4．
尿検査：膿尿なし，細菌尿なし．胸部単純 X 線：明らかな浸潤影なし．腹部エコー：総胆管拡張なし，腹水貯留，尿路閉塞なし，脾腫大あり．腹水検査：細胞数 450 個/μL（多核球 95%，単核球 5%），グラム染色陰性，培養結果待ち．

■はじめに

　肝硬変は一種の免疫抑制状態である．液性免疫，細胞性免疫ともに低下し，網内系の病原菌フィルターとしての役割も障害され，脾機能亢進から顆粒球減少をきたし，さらには飲酒による意識レベルの低下で誤嚥を起こしやすくなる，など機械的な防御機能も低下する．尿路感染症や肺炎など一般的な感染症の頻度が増える．加えて，特発性細菌性腹膜炎といった肝硬変患者に特有の感染症が問題になる．

Q1 この症例では発熱の原因をどのように考えるか？

　肝硬変患者で問題になる感染症の頻度を知っていると，まず考えるべき熱源にアプローチしやすい．肝硬変患者の細菌感染症を調べたある研究では，尿路41％，腹水23％，血液21％，呼吸器17％であった（重複あり）[1]．特発性細菌性腹膜炎の頻度の高さが肝硬変患者の特徴である．頻度の高い部位から調べていくという原則から，肝硬変患者の発熱に対しては，通常の fever work-up の血液培養2セット，尿培養（＋尿検査），胸部単純X線（＋痰培養）の3点セットのほかに，腹腔穿刺・腹水培養検査が必須になる．

　特発性細菌性腹膜炎（spontaneous bacterial peritonitis：SBP）は簡単にいえば，消化管穿孔による「"二次性"腹膜炎ではない腹膜炎」を指す．うっ血性心不全やネフローゼ症候群など腹水が貯留する疾患では起こりうるが，圧倒的に肝硬変患者で多い．一過性の菌血症から腹水に細菌が播種し，肝硬変患者ではオプソニン効果の低下などによりこれを排除することができないため，腹水中で細菌が増殖する結果，SBPが起こる．

Q2 SBP（特発性細菌性腹膜炎）の診断方法は？

SBPの診断は一般的に以下によりなされる
・腹水中の多核白血球が 250/mm^3 以上
・腹水細菌培養陽性
・外科的治療が必要な腹腔内感染がない

　SBPは「腹膜炎」という言葉のイメージとは異なり，腹部症状が乏しいことがある．SBPで大量に腹水が貯留している場合，たとえ消化管穿孔があったとしても腹部が板状硬になることは少ない．

SBPの臨床症状[1]
・発熱　69％

- 腹痛　59%
- 肝性脳症　54%
- 腹部圧痛　49%
- 下痢　32%
- イレウス　30%
- ショック　21%
- 低体温　17%

　＊1割弱で無症状！

　このように非特異的な症状で発症することがあるので，脳症や消化管出血，腎機能障害の進行，腹水の急激な増加といった所見だけでも疑う必要がある．疑った際には，腹腔穿刺をして腹水を採取しない限り診断をつけることはできないことに留意すべきである．

　この際，腹水の培養陽性率を上げるには，抗菌薬投与前に培養を採取することと，腹水を採取したらベッドサイドで血液培養ボトルに10 mL注入することである[2,3]．SBPを疑った際の腹水検査では以下の項目を出しておくとよい[4]．

- 細胞数（分画も）
- アルブミン，総蛋白
- 培養：血液培養ボトルに
- グラム染色（すべての検体を血液培養ボトルに入れてしまうとグラム染色ができなくなってしまう）
- 糖，LDH

　腹水中の多核白血球が250/mm^{3}以上あれば，SBPとして治療する．もし，以下の3つのうち2つに当てはまるなら，消化管穿孔を考えるべきである（感度100%，特異度45%）[4]．

- 腹水中総蛋白＞1 g/dL
- LDH＞血清LDHの正常上限
- 腹水中の糖＜50 mg/dL

　SBPの亜型として以下の2つが知られるが，基本的にSBPと同様に対処する．

- culture-negative neutrocytic ascites（CNNA）：腹水中の多核白血球が250/mm^{3}以上だが，培養陰性．
- monomicrobial nonneutrocytic bacterascites：腹水中の多核白血球は250/mm^{3}未満だが，培養陽性．

Q3 治療はどのようにするか？

　SBPの原因微生物は，大腸菌やクレブシエラなどのグラム陰性桿菌が最も多く，全体の6割以上を占める．肺炎球菌も約1割で原因微生物となり，特に小児例で多

いといわれる．原因微生物は1菌種であることがほとんどであり，嫌気性菌が原因になることも非常に稀である．腹水から複数菌種や嫌気性菌が検出された際には消化管穿孔を考えなければならない．

治療薬は第三世代セファロスポリンのセフォタキシムが第一選択薬として用いられる．セフトリアキソンでもよいが，肝硬変患者では肝排泄のセフトリアキソンは避けたほうがよいかもしれない．これは頻度の高い腸内細菌科（大腸菌，クレブシエラ）と連鎖球菌をターゲットにしている．

セフォタキシムの有効率は90％以上といわれていた[5]が，近年，ESBL産生菌やAmpC過剰産生菌といった耐性菌が腸内細菌科（グラム陰性桿菌）で問題になっている．これら多剤耐性菌の検出率が多い地域や病院で，重症例（敗血症性ショック）であれば，最初からカルバペネムを使っておいたほうが無難だろう．血液培養や腹水培養の結果に応じて抗菌薬を最適なものに変更する（de-escalation）．抗菌薬投与前の培養検体採取が大切である．

Q4 治療のフォローアップはどのようにするか？

典型例で治療の反応がよければ腹腔穿刺を繰り返す必要はない．症状や検査所見，原因微生物が非典型的な場合や症状が悪化した際には，治療開始48時間後に再度腹腔穿刺を行い，腹水中の多核白血球数が治療前の25％以上減っていればSBPの治療はうまくいっていると考えられる[6]．この場合，全身状態の悪化について他の原因を探すべきである．もし，腹水中の多核白血球数が順調に減っていないならば，抗菌薬が効いていない可能性を考え，スペクトラムを拡げるか，二次性腹膜炎の可能性を考える．

Q5 重症例での治療に抗菌薬以外でできることはあるか？

重度肝硬変患者のSBPに対して，アルブミンを投与することによって予後が改善（腎障害減少，死亡率減少）することが示唆されている．25％アルブミン（12.5 g/50 mL）なら体重50 kgの人で初回75 g（6本），2回目50 g（4本）になるので，実際には保険診療との兼ね合いも考慮して投与を決定する必要があるだろう．

SBP患者へのアルブミン投与の適応[7]
・血清Cr値 1 mg/dL以上
・BUN 30 mg/dL以上
・総ビリルビン値 4 mg/dL以上

以上の3つのうちどれかを満たすようなら，25％アルブミンを初回1.5 g/kgで投与，3日目に1 g/kg投与する．

Q6 SBPの治療期間は？

5〜14日間までと報告によって幅がある．5日間の治療で十分とするものは，1991年のやや古い報告に基づいている[5]．最近の報告では5日間治療では寛解率が不十分であることが示唆されている[8]．安全に治療を終了するには，治療開始後5日目以降に，腹水中の多核白血球数が250/mm^{3}未満になることを確認したほうがよいが，Q4に述べたように典型例で治療に対する反応が良好であればルーチンに腹腔穿刺を繰り返す必要はない．筆者としては，軽症例では1週間程度，重症例や血液培養陽性例では2週間の治療を奨めている．

Q7 SBPの予防方法は？

SBPに対して予防的抗菌薬が適応になる状態には以下の2つがある[4]．
1）二次予防：SBPの既往がある患者
2）肝硬変患者の消化管出血の時

1）については，一度SBPを起こすと1年生存率は30〜50％，2年生存率は25〜30％と予後が悪く[7]，再度SBPに罹患すると死亡率が高いため，適応になる．

2）については，消化管出血時に抗菌薬を予防的に投与すると，その後の感染症，SBPが減少し，生存率を改善するという報告がある[9]．対象になった患者の大部分がChild BまたはCの肝硬変であった．ただし，抗菌薬非投与群の死亡率が24％，投与群の死亡率が15％であったベースラインの死亡率が日本の日常診療で感じる死亡率よりも高すぎる印象があり，海外のデータをそのまま適用していいかどうかには疑問が残る．

SBP予防の処方例
1）SBP二次予防（腎機能が正常の場合）
　ST合剤　1回2錠　1日1回内服
　　または
　シプロフロキサシン　1回500 mg　1日1回内服
2）消化管出血時
　セフォタキシム　1回1〜2 g　8時間毎　1日3回点滴静注（出血後7日間投与）
　予防投与のデメリットは，グラム陽性球菌や多剤耐性菌による感染症を増やすことである[10]．これら耐性菌による感染症が起こると，ICU入室が増加することを示

唆する報告がある[10,11]．

その他，SBPの一次予防（SBPの既往がない患者に対する予防）に関して抗菌薬の有効性を示したメタアナリシスは存在するものの，解析された研究の多くはフォローアップ期間が1〜3カ月間であった[12]．短期的な予防効果はあっても，結局，耐性菌による感染症を起こすことにつながりかねず，筆者は一次予防としての抗菌薬投与は一律には奨めない．米国肝臓病学会（AASLD）のガイドライン[4]では，腹水中アルブミン値1.5 g/dL未満で，かつ

- 血清 Cr＞1.2 mg/dL
- BUN 25 mg/dL
- 血清 Na 値＜130 mEq/L
- Child-Pugh スコア＞9点　でビリルビン＞3 mg/dL

のいずれか少なくとも以下の1つを満たす高リスク患者での一次予防は正当化されるとしている．

Q8 肝硬変患者に必要な予防接種，生活指導にはどのようなものがあるか？

慢性肝疾患患者がA型肝炎やB型肝炎に感染すると，急性肝不全や非代償性肝硬変に至るリスクが高くなる．未感染でワクチン未接種であればこれらの予防接種を行う．肝硬変は重症肺炎球菌感染症のリスクでもあり，肺炎球菌ワクチン（ニューモバックス®）も推奨されている．肝硬変はインフルエンザ合併症のリスクでもあるため，毎年のインフルエンザワクチン接種も推奨されている．非肝硬変患者と同様に破傷風予防接種も必要である．

肝硬変は *Vibrio vulnificus* による敗血症，壊死性筋膜炎（致死率50％以上）のリスクである．*V.vulnificus* は海産物の摂取により感染するため，生の海産物摂取は禁止する必要がある．また，*V.vulnificus* は創部感染も起こすので，海で泳ぐことも禁止する必要がある．ただし，一口に「肝硬変」といっても，重症度（Child A〜C）や代償性，非代償性と幅のある病態である．どの程度の肝硬変なら大丈夫，ということに関するデータは検索した限り見つけることができなかった．少なくともChild Cや非代償性肝硬変であれば積極的に禁止を奨めたいところだが，日本人の食生活にとって刺身や寿司の摂食禁止はなかなか難しいかもしれない．最終的には，個々の患者と相談のうえで，ということになるだろう．

慢性C型肝炎，B型肝炎ともに飲酒により肝細胞癌の発生や肝機能悪化，肝線維化を助長する．禁酒により生存率が改善する．喫煙も肝細胞癌発生のリスクを高めたり，肝酵素上昇をきたしたりするため，禁煙も大事である．肝硬変患者への予防接種，生活指導[13]を以下に示す．

肝硬変患者に推奨されている予防接種
・A型肝炎ワクチン：国内で承認されているエイムゲン®であれば3回接種
・B型肝炎ワクチン：3回接種（効果的に抗体価を獲得するには筋注が必要）
・肺炎球菌ワクチン：ニューモバックス®
・インフルエンザワクチン：毎年接種が必要
・破傷風トキソイド：非肝硬変患者と同様

肝硬変患者への生活指導
・生の海産物摂取の禁止，海水（塩素消毒されていない水）で泳ぐことの禁止
・禁酒
・禁煙

文献

1) Such J, Runyon BA：Spontaneous bacterial peritonitis. Clin Infect Dis 27(4)：669-674, 1998.
2) Bobadilla M, Sifuentes J, Garcia-Tsao G：Improved method for bacteriological diagnosis of spontaneous bacterial peritonitis. J Clin Microbiol 27(10)：2145-2147, 1989.
3) Castellote J, et al：Comparison of two ascitic fluid culture methods in cirrhotic patients with spontaneous bacterial peritonitis. Am J Gastroenterol 85(12)：1605-1608, 1990.
4) Runyon BA, Committee APG：Management of adult patients with ascites due to cirrhosis：an update. Hepatology 49(6)：2087-2107, 2009.
5) Runyon BA, et al：Short-course versus long-course antibiotic treatment of spontaneous bacterial peritonitis. A randomized controlled study of 100 patients. Gastroenterology 100(6)：1737-1742, 1991.
6) Rimola A, et al：Diagnosis, treatment and prophylaxis of spontaneous bacterial peritonitis：a consensus document. International Ascites Club. J Hepatol 32(1)：142-153, 2000.
7) Moore KP, Aithal GP：Guidelines on the management of ascites in cirrhosis. Gut 55 Suppl 6：vi1-12, 2006.
8) Baskol M, et al：Five days of ceftriaxone to treat culture negative neutrocytic ascites in cirrhotic patients. J Clin Gastroenterol 37(5)：403-405, 2003.
9) Bernard B, et al：Antibiotic prophylaxis for the prevention of bacterial infections in cirrhotic patients with gastrointestinal bleeding：a meta-analysis. Hepatology 29(6)：1655-1661, 1999.
10) Campillo B, et al：Epidemiology of severe hospital-acquired infections in patients with liver cirrhosis：effect of long-term administration of norfloxacin. Clin Infect Dis 26(5)：1066-1070, 1998.
11) Fernández J, et al：Bacterial infections in cirrhosis：epidemiological changes with invasive procedures and norfloxacin prophylaxis. Hepatology 35(1)：140-148, 2002.
12) Cohen MJ, et al：Antibiotic prophylaxis for spontaneous bacterial peritonitis in cirrhotic patients with ascites, without gastro-intestinal bleeding. Cochrane database of systematic reviews (Online) 1 (2)：CD004791, 2009.
13) Mehta G, Rothstein KD：Health maintenance issues in cirrhosis. Med Clin North Am 93(4)：901-915, viii-ix, 2009.

CHARTでみる
本ケースにおける「考え方と進め方」

14 肝硬変患者の発熱へのアプローチ

1 患者背景を考える

食道静脈瘤破裂で入院した56歳男性，肝硬変（Child-Pugh C）患者で，入院後に発熱が起こり，意識レベルが低下してきている．

2 感染臓器を考える

肝硬変患者の入院後に起こった発熱ということで，頻度からはSBP（特発性細菌性腹膜炎），尿路感染症，肺炎，カテーテル関連血流感染症をまず考える．尿路感染症，肺炎はそれぞれ尿検査，胸部単純X線写真から可能性は低い．腹水検査所見はSBPに合致するものである．

3 原因微生物を考える

入院直後に起こっているため，まずは市中感染の原因微生物を考える．SBPの原因として大腸菌，クレブシエラなどの腸内細菌科，連鎖球菌が多い．最近の入院歴や抗菌薬投与歴はなく，積極的に多剤耐性菌の可能性を考える必要はないだろう．

4 抗菌薬を考える

上記の頻度の高い原因微生物をターゲットとして第三世代セファロスポリンであるセフォタキシムを選択した．敗血症性ショック状態だったり，フルオロキノロンの予防内服をしていた場合には，ESBL産生菌を考慮してカルバペネムを，またMRSAを考慮してバンコマイシンを初期治療薬として加えることも考慮する．

5 最終的な治療方針

抗菌薬以外の治療として，この症例では，血清Cr値1 mg/dL以上，総ビリルビン値4 mg/dL以上を満たすため，アルブミン投与の適応と考えた．

最終的な治療方針（例）：
○選択した抗菌薬
・セフォタキシム 2 g　8時間毎（保険適用の上限は重症感染症に対して1日4 gまで）
○抗菌薬以外の治療オプション
・25％アルブミンを初日75 g投与，3日前に50 g投与

15. 糖尿病患者の発熱へのアプローチ

岩田健太郎・土井朝子

▷ケース 1

糖尿病性足病変にて左足趾デブリドマン後の72歳男性．手術は2週間前に終わっているが，その後も創部離開あり，微熱，CRP 12 mg/dL と高炎症所見が持続している．術後3日間セファゾリン投与されていた．創部培養からMSSA，腸球菌，プロテウス陽性．

▷ケース 2

コントロール不良の糖尿病の既往のある55歳男性．3日前からの右季肋部痛，発熱，悪寒戦慄でER受診．診察上，39℃の高熱，右季肋部圧痛・反跳痛あり．ALP上昇，白血球45,000/μLと上昇あり．腹部エコーで胆嚢腫大，Murphy徴候陽性．腹部造影CTで胆嚢壁にair貯留あり．総胆管の拡張も認めた．腹腔内膿瘍なし，腎腫大なし．培養（血液2セット，尿，喀痰）は結果待ち．

▷ケース 3

糖尿病でインスリン自己注射中の56歳女性．腎盂腎炎の既往があり，無症候性細菌尿指摘されている．5日前から排尿時痛，下腹部緊満感あり．2日前から発熱，右腰痛あり，NSAIDs内服して様子みるも改善ないためER受診．診察上，40℃の高熱，悪寒戦慄あり，右CVA叩打痛陽性．腹部圧痛ははっきりしない．腹部エコーで両側水腎症あり．腹部CTにて右腎盂拡張，airあり，胆嚢腫大なし，腹腔内膿瘍なし．以前の尿培養では腸球菌，プロテウス陽性．

表1 糖尿病患者において特に問題となりやすい感染症
呼吸器感染症
尿路感染症
腎周囲膿瘍
気腫性膀胱炎, 気腫性腎盂腎炎
カンジダ尿症
気腫性胆囊炎
軟部組織感染症
糖尿病性足壊疽
侵襲性(悪性)外耳道炎
鼻脳型ムコール症(rhinocerebral mucormycosis)

Q1 なぜ糖尿病患者で感染症なのか

 糖尿病患者の感染症リスクは高い.まず,高血糖,インスリン耐性,アシドーシスなどのために各種免疫機能が低下する.好中球機能,貪食能といった各種免疫機能の低下が感染症の増加に寄与している.加えて,糖尿病に伴う末梢神経障害,循環障害のために皮膚に傷をつくりやすく,また,患者はその傷に気づかない.これが感染症の温床となる.糖尿病性足病変(diabetic foot)の状態が感染症を合併させやすいのは,この全身における免疫能低下と局所における感染症を発症しやすい環境がもたらしたものなのである.

 糖尿病患者はそうでない人に比べて感染症を起こしやすい.ひとたび感染症を起こすと重症化しやすい.そして,稀な感染症(それはしばしば重症な感染症)が起きやすいのである.

 本稿では表1に示した糖尿病にまつわる感染症のすべてを扱うことはできない.興味のある方は参考文献1などを参照してほしい.

●ケース1のアプローチ

 糖尿病性足病変は感染症を合併しやすい.このことは指摘した.爪囲炎,蜂窩織炎,筋炎,膿瘍,腱炎,壊死性筋膜炎,関節炎など多種多様な感染症を合併することがある.

 感覚,運動,自律神経障害,末梢血管障害,免疫障害が関与しており,小さな外傷,靴などによる機械的圧迫,熱傷などが契機となる.糖尿病患者が生涯に足病変をきたす可能性は12～25%である.血流が悪いため抗菌薬が効きづらく,難治性かつ再発率が高い.原因微生物はグラム陽性菌,グラム陰性菌,嫌気性菌など多種多様であるが,創部をそのままスワブしても原因微生物はほとんど判明しない.創

表2 米国感染症学会(IDSA)ガイドラインが提案する,糖尿病性足病変感染症の重症度に応じたエンピリック治療レジメン(文献5の表を改変)

投与方法と抗菌薬	軽症	中等症	重症
推奨される投与方法	多くの場合,経口投与	臨床状況や選択された抗菌薬に応じて経口もしくは非経口投与	経静脈投与(少なくとも初回は)
Dicloxacillin	Yes	…	…
Clindamycin	Yes	…	…
Cephalexin	Yes	…	…
Trimethoprim-sulfamethoxazole	Yes	Yes	…
Amoxicillin/clavulanate	Yes	Yes	…
Levofloxacin	Yes	Yes	…
Cefoxitin	…	Yes	…
Coftriaxone	…	Yes	…
Ampicillin/sulbactam	…	Yes	…
Linezolid (with or without aztreonam)	…	Yes	…
Daptomycin (with or without aztreonam)	…	Yes	…
Ertapenem	…	Yes	…
Cefuroxime with or without metronidazole	…	Yes	…
Ticarcillin/clavulanate	…	Yes	…
Piperacillin/tazobactam	…	Yes	Yes
Levofloxacin or ciprofloxacin with clindamycin	…	Yes	Yes
Imipenem-cilastatin	…	…	Yes
Vancomycin and ceftazidime (with or without metronidazole)	…	…	Yes

部の生検か,清潔操作で皮下の膿瘍を穿刺吸引する.グラム染色を行い,培養は好気・嫌気培養を両方行う.骨髄炎を合併することが多い.骨髄炎を疑った場合はMRIが最も感度の良い検査である.

　感染を伴う糖尿病性足病変を治療する際にはいくつかの原則がある.まず,軽症なら狭い,重症なら広い抗菌薬を用いる.米国感染症学会(IDSA)がdiabetic foot infectionのガイドライン(表2)を出している.ガイドラインの表(表2)を暗記する必要はまったくない.「セフロキシムにメトロニダゾールってどういう意味?」,「リネゾリドにアズトレオナムとはなんてマニアック?」みたいな細かいことを気にする必要もない(と筆者は思う).大切なのは,この表が「軽症例と中等症例と重症例ではエンピリックに用いる抗菌薬は違うんだ」ということを雑駁に視覚的に教えてくれていることを理解することなのである(と筆者は思う).

では，どのようにして重症度を判定すればよいか．実は diabetic foot infection の重症度判定は難しく，専門家のコンセンサス以上のものは存在しない．局所と全身状態から判断する．局所では膿が出ているか，紅斑，疼痛，圧痛，熱感，硬結など炎症を示唆する所見がないか．蜂窩織炎（皮下組織までの炎症）はないか，筋肉や腱，関節，骨にまで波及していないかを丁寧に診察する．一般論だが内科医は四肢の診察に慣れていないことが多いので，優秀な整形外科医とともに診察すると修練となる．さらに，発熱，悪寒戦慄，頻脈，頻呼吸，血圧低下，意識障害，アシドーシス，高血糖，臓器障害など全身性の症状があれば重症と判定する．ただし，これらの判定方法は雑駁なもので絶対的なものではない．患部切断を要するような重症型であっても 50％以上の患者では全身症状を欠くとも言われている（参考文献 5 より）．局所所見と全身所見を複合的に見ながら総合的に判定することを筆者は提案する．

同様に，治療期間も軽症なら短めに（1～2 週），重症なら長く（2～4 週あるいはそれ以上）治療する．血流が悪く，内科的治療では治癒が望めないようならば外科的介入も考慮する．ただし，糖尿病性足病変のある患者は心機能や腎機能が悪いことが多く，実際には「手術適応外」であることも多い．その場合は長期にわたる「suppressive therapy」が許容される場合もある．

ケース 1 は，どうだろう．創部培養が信用に足るかどうかが問題である．もしそうなら，セファゾリンでカバーできない腸球菌やプロテウスをカバーすべく広域抗菌薬が必要かもしれない．もしかしたら，血流が足りないといった物理的な問題かもしれない．その場合は外科的介入，デブリドマンやバイパス手術，場合によっては切断が必要になるかもしれない．

●ケース 2 のアプローチ

糖尿病患者に特に多い感染症もある．ケース 2 がそれにあたる．右季肋部痛，発熱があれば，通常は肝・胆道系の疾患をまず考えるだろう．腹部エコーで胆嚢腫大があり，Murphy 徴候が陽性である．胆嚢炎と考えてよかろう．問題は，「どういうタイプの胆嚢炎か？」である．胆嚢炎には普通の胆嚢炎と「やばい」胆嚢炎があるのである．ケース 2 は，後者にあたる．

ケース 2 の診断は気腫性胆嚢炎（emphysematous cholecystitis）である．CT などでガス像を伴う胆嚢の炎症所見を認める．35％は糖尿病患者に発症する．なぜか男性に多い．50％程度に胆石を合併する．

臨床症状は急性胆嚢炎に類似し，右上腹部痛，嘔気・嘔吐，発熱などである．重症度は患者によって異なるが，全体的には，通常の胆嚢炎より予後は悪い．壊死・穿孔が多く，死亡率が高い（約 15％）．原因はグラム陰性桿菌や嫌気性菌による混合感染が多い．治療は迅速に胆嚢摘出術を行う．抗菌薬は腸内細菌群＋嫌気性菌をカバーする広域抗菌薬を最大投与量で用いる．

●ケース3のアプローチ

　糖尿病患者では無症候性細菌尿が多いことが知られている．無症候性細菌尿は将来の尿路感染のリスクを増す．しかし，残念ながら無症候性細菌尿に対して抗菌薬を投与しても将来の尿路感染を減らすことはできない．そこに感染症のリスクがあることと，それを抗菌薬でヘッジできることとは同義ではないのだ．

　ケース2同様，本患者でもairがCTで見つかっている．ケース3は腎臓である．これを気腫性腎盂腎炎（emphysematous pyelonephritis）という．腎皮質や周囲にガス産生を伴う病態であり，90％以上は糖尿病患者に発症する．臨床症状自体は通常の腎盂腎炎同様であり，発熱，側腹部痛，嘔気・嘔吐などである．ただし，死亡率は高くて40％程度である．ガス産生と言っても原因は主にグラム陰性桿菌であり，50～75％は大腸菌だ．ガス産生だから*Clostridium perfringens*と決められないのだ．

　腎盂腎炎の治療をしても4日以上発熱が続く場合は画像検索が必要である．単純X線写真では1/3しかガスを認めない．CTが有効である．

　気腫性腎盂腎炎の治療であるが，原因菌は同じなので抗菌薬の選択は急性腎盂腎炎と同様である．しかし，多くの場合，経皮ドレナージ，腎摘が必要となる．後向き研究ではあるが，内科的治療だけだと死亡率は高い（50％，参考文献6参照）．

文献

1) Gupta S, et al：Infections in diabetes mellitus and hyperglycemia. Infect Dis Clin North Am 21：617-638, 2007.
2) Cavanagh PR, Lipsky BA, Bradbury AW, Botek G：Treatment for diabetic foot ulcers. Lancet 366：1725-1735, 2005.
3) Shah BR, Hux JE：Quantifying the risk of infectious diseases for people with diabetes. Diabetes Care 26：510-513, 2003.
4) Bertoni AG, Saydah S, Brancati FL：Diabetes and the risk of infection-related mortality in the US. Diabetes Care 24：1044-1049, 2001.
5) Lipsky BA, et al：Diagnosis and treatment of diabetic foot infections. Clin Infect Dis 39：885-910, 2004.
6) Somani BK, et al：Is percutaneous drainage the new gold standard in the management of emphysematous pyelonephritis? Evidence from a systematic review. J Urol 179：1844-1849, 2008.

CHARTでみる
本ケースにおける「考え方と進め方」

⑮ 糖尿病患者の感染症へのアプローチ

(あくまでアプローチの「一例」であり，これがすべての患者に適応できるわけではありませんのでご注意ください．)

▷ケース 1

1 患者背景を考える

糖尿病性足病変の患者が局所の所見と発熱などの全身症状を伴っていれば，糖尿病性足病変の感染症を考える．

2 感染臓器を考える

足に病変があるのは明らか．問題は「足のどこ？」である．具体的には「骨まで行ってるか？」である．MRIにて骨髄炎を除外する．

3 原因微生物を考える

創部の培養は役に立つときと役に立たないときがある．スワブはあまり役に立たない．生検，膿の穿刺吸引．原因菌は多種多様の可能性あり．

4 抗菌薬を考える

これは重症度に依存する．本文の表2を参照．

5 最終的な治療方針

糖尿病性足病変をどうするのか，主治医，外科医と相談のうえ決定する．病変切断なら感染症そのものも消滅するので数日の抗菌薬で治療終了．保存的治療ならば，
アモキシシリン／クラブラン酸
(通常，アモキシシリン単剤の内服と併用して1回にオーグメンチン®1錠＋アモキシシリン1錠を1日3回として他国標準の投与量にする．)
の長期投与(6カ月くらい？)を考慮する．治療期間は特に根拠はない．

▷ケース 2

1 患者背景を考える

糖尿病患者が急性胆嚢炎．気腫性胆嚢炎などの重症タイプの可能性を検討する．

2 感染臓器を考える

胆嚢．

3 原因微生物を考える

グラム陰性桿菌，嫌気性菌の混合感染が多い．

4 抗菌薬を考える

例えば，アンピシリン・スルバクタム．腎機能正常なら(この手の患者では，めったにそういうことはないが)1回3gを6時間おきに点滴治療．

5 最終的な治療方針

上記抗菌薬を投与しつつ，速やかに外科コンサルト，胆嚢摘出を依頼する．

▷ケース 3

1 患者背景を考える

糖尿病患者が腎盂腎炎．以下，ケース2と同じ．

2 感染臓器を考える

尿路．

3 原因微生物を考える

大腸菌が多い．

4 抗菌薬を考える

以前の腸球菌やプロテウスの存在を考慮し(そのときの感受性パターンにもよるが)，腎機能正常なら，

バンコマイシン　1回1g　12時間おき
　かつ
メロペネム　1回1g　8時間おき
を投与し，尿培養，血液培養．原因菌と感受性パターンをみてアンピシリンなどに de-escalation する．

5　最終的な治療方針

　上記抗菌薬を投与しつつ，泌尿器科コンサルト，経皮ドレナージを検討．不応例なら腎摘も考慮．

16a. 腎不全・透析患者の発熱へのアプローチ〈総論〉

大野博司

▷ケース 1

　ADL（日常生活動作）自立した75歳男性．多発性囊胞腎で1年前より内シャント作成のうえ，血液維持透析導入となった．3カ月で2回尿路感染を繰り返している．2回とも第一世代セフェムに感受性のある *Klebsiella* であった．今回，3日前から発熱，左腰痛あり受診．尿グラム染色でグラム陰性桿菌陽性．

▷ケース 2

　糖尿病性腎症にて血液維持透析中の72歳男性．3カ月前に内シャント作成し透析導入となった．2週間続く微熱，咳嗽，喀痰にてER受診．胸部単純X線で左上肺野浸潤影あり．肺炎の診断にてセフトリアキソン使用するも解熱せず．喀痰培養陰性，喀痰抗酸菌PCR陽性，クオンティフェロン陽性であった．

▷ケース 3

　10年前より慢性糸球体腎炎による慢性腎不全にて血液維持透析中の45歳女性．1カ月前から37℃台の微熱が出るという．詳細に話を聞くと，透析日，特に透析直後に微熱が出て，非透析日は平熱だという．そのため透析のダイアライザーを変更したところ発熱しなくなった．

Q1 腎不全・透析患者にとって，なぜ感染症診療は大切か？

　慢性腎不全は，慢性腎臓病(chronic kidney disease：CKD)として認識されている．CKD患者数およびCKDの進行により，やむを得ず透析(血液透析・腹膜透析)となる患者数は年々増加の一途をたどっている．

　日本透析医学会の2007年の調査で，感染症は透析患者の死因第2位であり，感染症の診断・治療・予防を適切に行うことは，透析患者の死亡率を減らすために非常に重要な意味をもつ．そのため，ここでは，腎不全・透析患者の発熱の評価のしかた，腎不全・透析患者ならではの感染症へのアプローチをとりあげる．

Q2 腎不全・透析患者は，なぜ感染症にかかりやすいか？

　腎不全・透析患者ならではの感染防御(host defense)の特徴を考える．

　まず，尿毒症自体からの免疫不全のポイントは「罹患した場合，重症化しやすい」，「治癒するまでに時間がかかる」ことの2点に集約される．細かくは，①好中球機能障害：遊走能低下，貪食能低下，②補体活性化による白血球減少，③T・B細胞機能低下，T細胞の抗原反応低下，と免疫機能全般の低下が顕著である結果と考えるとよいだろう．

　また，実践的な感染症の考え方としては，以下の4点に注意を払う必要がある．
①皮膚・軟部組織防御能の低下からの皮膚・軟部組織感染，菌血症のリスク上昇

　これには，ⓐ血液透析時の内シャント穿刺に伴う菌血症のリスク，ⓑ腎不全自体からくる動脈硬化や糖尿病の影響による末梢血管障害が原因となる．
②慢性腎不全の原疾患に対する免疫抑制薬による日和見感染

　慢性糸球体腎炎やSLEなどの膠原病が原因である慢性腎不全・慢性腎臓病では，ステロイド，免疫抑制薬など細胞性免疫低下をきたす治療薬の影響により，日和見感染症(多剤耐性細菌，真菌，ウイルス感染)を起こすリスクが上昇する．
③腹膜透析患者では，腹膜透析自体による腹腔内の抵抗力低下からのCAPD腹膜炎

　これは腹膜透析液pHや浸透圧による腹腔内好中球およびマクロファージ機能低下があり，CAPD(continuous ambulatory peritoneal dialysis，持続携帯式腹膜透析)カテーテルによる異物感染の要素も加わり，CAPD腹膜炎のリスクが常にある．
④バイオフィルム(biofilm)形成による異物感染

　これは血液透析での人工血管内シャント，一時的血管内カテーテル，腹膜透析でのCAPDカテーテルの異物感染であり，一度感染するとバイオフィルムを形成し難治性の感染症を惹起する．治療のためにはカテーテル抜去が必要となる．

表1　腎不全・透析患者での発熱・炎症反応高値の原因
感染症
透析アクセス感染：ブラッドアクセス，腹膜透析カテーテル関連 　全身臓器感染：呼吸器，尿路，皮膚軟部組織，消化器，中枢神経系 　原因微生物：細菌，結核，真菌，ウイルス
非感染性疾患
悪性腫瘍，膠原病・血管炎，薬剤，カラム・透析液に対するアレルギー，尿毒症
その他
MIA(malnutrition-inflammation-atherosclerosis)症候群 　　栄養障害(malnutrition)，炎症(inflammation)，動脈硬化(astherosclerosis)が相互にサイトカインと関連し，悪循環を起こす状態であり，感染症が炎症および末梢血管の動脈硬化をさらに促進し，心血管障害を進展・悪化させ，重症化を起こすと考えられている．末期透析患者では常に白血球数上昇や持続的にCRP値上昇など慢性炎症所見はしばしばみられる．

そのため，腎不全・透析患者の感染症のアプローチでは，常に上記の4項目を意識して感染臓器の決定，起因菌の考慮を行うプロセスを大切にしたい．

Q3 腎不全・透析患者の発熱へのアプローチは？

　上記をふまえたうえで，腎不全・透析患者の発熱・炎症反応高値の原因としては，①感染症，②非感染性疾患，③その他，として表1のような原因が考えられる．
　発熱のアプローチとしては，①感染症のフォーカス(focus)の検索，②非感染性疾患の可能性の2つを考慮しながら行う．
　感染症としては，①発熱以外の症状をもとに感染臓器の特定—特に呼吸器系，腹腔内，尿路，皮膚軟部組織—を行い，②血液培養および想定される感染臓器のグラム染色・培養を採取する．
　また，感染フォーカス不明の場合は，透析患者では③積極的に透析アクセス関連感染(CAPDカテーテル，ブラッドアクセス)の可能性を考え，それ以外の感染症としては，見逃されやすい④偽膜性腸炎(抗菌薬への繰り返し曝露)，結核(特に透析導入後半年以内は最も多い)，真菌感染(CAPDカテーテル，ブラッドアクセス)も考慮し，⑤急激な肝機能障害(AST正常値以上)ならウイルス感染(特に血液透析患者のB型肝炎)，⑥コントロールされていない慢性感染急性増悪(糖尿病性足病変，慢性骨髄炎など)をチェックするとよい．
　非感染性疾患としては，①悪性腫瘍—特に腎がん(透析患者に合併する囊胞性腎がん)，肝がん(慢性C型肝炎，慢性B型肝炎による)，②慢性腎不全の原因が膠原病[SLEやANCA(antineutrophil cytoplasmic antibody，抗好中球細胞質抗体)関連血管炎]の場合，その活動性を確認，③薬剤熱(薬剤投与と発熱の関係)，④透析

表2 敗血症の感染臓器と頻度

腹膜透析患者の敗血症の感染フォーカス
　①腹膜カテーテル関連：CAPD関連腹膜炎，出口部感染
　②肺炎
　③尿路感染症
　④腹腔内敗血症〔憩室炎(多発性囊胞腎)，腹腔内膿瘍，胆道系感染〕
　⑤皮膚・軟部組織感染：褥瘡，足病変

血液透析患者の敗血症の感染フォーカス
　①ブラッドアクセス関連血流感染
　②肺炎
　③腹腔内敗血症(憩室炎，胆道系感染，腸管虚血)
　④皮膚・軟部組織感染：褥瘡，足病変
　⑤尿路感染症

機器使用と発熱の関係(透析液・ダイアライザーのアレルギー反応，血液透析装置・透析液の汚染)をチェックする．

　MIA(malnutrition-inflammation-atherosclerosis)症候群では，長期にわたっての栄養改善を考慮するが，改善に難渋することもしばしばみられる．

　また，容量負荷・うっ血性心不全の場合，適切なDW(dry weight)の設定を行うことも感染予防には大切である．

●腎不全，透析患者の発熱のアプローチはfever work-upから

まずはfever work-upから始める．
・血液培養2セット
・胸部単純X線
・尿一般・沈渣，培養(無尿のケースでは尿検査は必須ではない)．

これまで述べた通り，腎不全・透析患者は易感染性のため，血液培養の閾値は低くし，発熱した場合，採取困難なケースも多いと思うが，まずは血液培養をとる習慣をつけてほしい．

●透析患者の敗血症

透析患者に起こった敗血症では，感染臓器として頻度順に挙げると表2のようになる．そのためそれぞれの臓器ごとに感染の有無をチェックしていくとよい．

●血液透析時の発熱の考えかた

血液透析時の発熱はよくみられるが，これが透析自体の発熱物質による発熱なのか，ブラッドアクセス関連菌血症なのかの鑑別は重要である．鑑別のポイントは，①透析前，透析中，透析後での発熱のしかた，および②血液培養結果を含めて判断

表3　発熱時の鑑別のポイント

①血液透析時の発熱物質による発熱の場合
　　透析前：無熱，透析中：発熱，透析後：自然に解熱
②ブラッドアクセス関連菌血症による発熱の場合
　　透析前：発熱，透析中：発熱，透析後：発熱＋悪寒戦慄±低血圧
③カテーテル操作に関連した菌血症による発熱の場合
　　透析前：無熱，透析中：無熱，透析開始・終了直後：発熱

する．必ず血液培養は採取する習慣をつける（表3）．

●透析患者の呼吸器感染症を考えるうえでの重要なポイント

　透析患者では，透析での体液バランスの変動により胸部単純X線での浸潤影の発見が遅れる可能性があること，また，うっ血性心不全の治療的介入の遅れで肺炎併発のリスクが上昇することから，常に呼吸器感染症の可能性については考える必要がある．

　その一方で，市中肺炎の原因微生物や選択すべき抗菌薬は非腎不全患者と変わらないこと（肺炎球菌，インフルエンザ桿菌，モラキセラ，マイコプラズマ，レジオネラ），また，入退院を繰り返しているケースでは市中肺炎のようにみえて，病院内肺炎で考える原因微生物（緑膿菌，エンテロバクター，ESBL大腸菌・クレブシエラ，アシネトバクターなど）である可能性もあるため，初期のエンピリック治療での抗菌薬選択は慎重に考慮しなければいけない．

　また，透析患者の結核頻度は一般に比較し10倍といわれ，特に透析導入後6カ月が頻度的に多いことも特徴である．そのため，①微熱やしつこい咳が続く，肺炎治療に反応しない場合に積極的に疑い，②喀痰や胸水から結核菌（培養，遺伝子）検出やツ反・クオンティフェロン陽性（本来反応は弱いはずであり，陽性となれば疑わしい）で診断を行う．また③肺外結核も多いため診断が困難な場合も多く，生検が必要になったり，結核が疑われる場合，診断的治療を行うこともある．基本的には抗結核薬4剤で治療を行うが，腎不全・透析といった腎機能にあわせて抗結核薬の投与量を考慮する（特にピラジナミド，エタンブトール，ストレプトマイシン）．

●透析患者の皮膚軟部組織感染症を考えるうえでの重要なポイント

　透析患者で皮膚軟部組織感染症が多い理由として，①糖尿病による末梢神経障害，動脈硬化による末梢循環不全から蜂窩織炎，壊死性筋膜炎，骨髄炎の頻度上昇，②血液透析ブラッドアクセスへの穿刺操作に伴う皮膚バリア障害からのブラッドアクセス感染がある．①では血流不全のためグラム陽性球菌（GPC），グラム陰性桿菌（GNR），嫌気性菌といった多菌種が原因となることが多く，②ではMRSA（メチシリン耐性黄色ブドウ球菌），MRSE（メチシリン耐性表皮ブドウ球菌）など耐性菌が原因微生物になることが多いのが特徴である．そのため，治療する際には，広

域抗菌薬および抗MRSA薬が必要かどうかを常に判断する必要がある．

●透析患者の尿路感染症を考えるうえでの重要なポイント

腎不全・透析患者は尿が出ないから尿路感染症は存在しないと思うかもしれないが，意外なことに，乏尿・無尿，尿量低下ゆえに腎不全・透析患者では尿路感染症の頻度は高い．

特に乏尿・無尿での膀胱炎では下腹部不快感，異臭の尿道分泌物などが感染症状であったり，尿路症状がまったくなく敗血症ではじまる腎盂腎炎もありうるという認識をもつことは重要である．

診断には尿細菌培養が必須であるが，安易な尿道カテーテル挿入および膀胱洗浄は感染を誘発する可能性があるため，尿路感染が鑑別に入る乏尿患者に限り行うことが大切である．

また，尿路感染症が持続する場合には，
①成人型多発性囊胞腎（antosomal dominant polycystic kidney disease：ADPKD），多囊胞化萎縮腎（acquired renal cystic disease：ARCD）の囊胞感染
②感染した尿路結石の存在
③細菌性前立腺炎
の3疾患を鑑別する必要がある．

また囊胞感染では，抗菌薬投与期間は最低3週間は必要であり，また移行性の良好な抗菌薬が限られることも理解しておく必要がある．

これには，ST合剤，ニューキノロン，メトロニダゾール，クリンダマイシン，ドキシサイクリン，ミノサイクリン，マクロライドが挙げられる．敗血症で発熱し，高炎症状態ではβラクタム系（ペニシリン，セフェム，カルバペネム，モノバクタム）やアミノグリコシド系も移行の可能性はあるが，いったん炎症が落ち着いた後は上記の移行性の良好な抗菌薬を選択したほうがよいと考えられている．

また，尿路感染症の特殊な病型として膀胱膿症があり，これは機能していない膀胱内に多量に膿が貯留した状態であり，特に無尿の透析患者で原因不明の発熱時に必ず疑う必要がある．症状には，下腹部痛，悪臭のある尿道分泌物，肉眼的血尿，いきなり敗血症などがあり，診断には血液培養，膀胱に貯留した膿培養を行う．治療としては膀胱留置カテーテルによるドレナージ，膀胱洗浄，抗菌薬全身投与がある．また難治例や腹腔内・後腹膜穿孔の場合，外科的ドレナージ，単純膀胱摘出術が必要になることもある．

●腎不全・透析患者での腎障害時の抗菌薬投与の考えかた

腎障害時の抗菌薬投与のポイントとして，
①初回投与量は腎障害のあるなしにかかわらず通常量をまず用いることが最も重要であり，初回投与量から減量する必要はない．

そのうえで，一般原則として，

表4 肝排泄と腎排泄の抗菌薬一覧

肝排泄型の抗菌薬
セフォペラゾン　セフトリアキソン　クリンダマイシン　ドキシサイクリン ミノサイクリン　エリスロマイシン　メトロニダゾール　リファンピシン サルファメトキサゾール　<u>モキシフロキサシン</u>　リネゾリド 　上記の抗菌薬は肝排泄型のため透析患者でも標準量を使用可能→腎機能ごとに悩むことなし！（下線は筆者が頻用する抗菌薬）

腎排泄型の抗菌薬
アミノグリコシド系　ペニシリン系　セフェム系（セフトリアキソン, セフォペラゾン以外） アズトレオナム　カルバペネム系　ニューキノロン（モキシフロキサシン以外） トリメトプリム　バンコマイシン 　上記の抗菌薬は腎排泄型のため，1回投与量，投与間隔を腎機能にあわせて変更する必要あり

②クレアチニンクリアランス（eGFR）40〜60 mL/分：
　腎排泄の抗菌薬の投与量を50％に減らすが，投与間隔は変えない．

③クレアチニンクリアランス（eGFR）が10〜40 mL/分：
　腎排泄の抗菌薬の投与量を50％に減らし，投与間隔も2倍に延ばす．

④透析患者では，血液透析，腹膜透析で抜ける抗菌薬かどうかを必ず確認することも重要になる．

　詳しくは，"熱病Sanford Guide to Antimicrobial Therapy" やACPの "Drug prescribing in renal failure" を参照するとよいだろう．

　そう考えると，腎障害時は腎排泄型の抗菌薬よりも，できるだけ肝排泄型の抗菌薬を使用することのほうが無難な選択肢かもしれない．表4に肝排泄，腎排泄の抗菌薬の一覧を示す．

文献

1) Mosenkis A：When chronic kidney disease becomes advanced. Guidelines for care in the emergency department and hospital. Postgrad Med 119(1)：83, 2006.
2) Aronoff GR, et al：Drug prescribing in renal failure. 4th ed, American College of Physicians, 1999.
3) Minnaganti VR, Cunha BA：Infections associated with uremia and dialysis. Infect Dis Clin North Am 15(2)：385, 2001.

CHARTでみる
本ケースにおける 考え方と進め方

16a 腎不全・透析患者の発熱へのアプローチ〈総論〉

▶ケース 1

　　多発性囊胞腎のある慢性腎不全・血液透析患者の繰り返す尿路感染症，特に同一菌種による再発性尿路感染症である．今回もグラム陰性桿菌が尿培養から出ており（おそらく血液培養を採取しても同一菌種になると推測される），fever work-up を行ったうえで，繰り返す尿路感染症の鑑別である．
①成人型多発性囊胞腎（ADPKD），多囊胞化萎縮腎（ARCD）の囊胞感染
②感染した尿路結石の存在
③細菌性前立腺炎
を考える．ここでは，多発性囊胞腎への囊胞感染が考えられるため，解熱するまではβラクタム系やアミノグリコシド系を使用するも，解熱後はキノロン系抗菌薬，ST 合剤を中心とした，感受性があり，かつ囊胞への移行性を考慮した抗菌薬を 3 週間以上投与するとよいと思われる．

▶ケース 2

　　肺結核が示唆される．透析導入後の半年間は特に結核発症のリスクが高いと考えられており，このケースでも難治性の肺炎・呼吸器感染症の場合は常に結核を考慮しなければいけないという教訓的なケースである．
　　特にキノロン系抗菌薬は結核にも一定の効果があり，結核診断を遅らす可能性が高い．このケースでも喀痰抗酸菌培養は陰性である．その一方で，喀痰抗酸菌 PCR，クオンティフェロン陽性であったため，どうにか診断にたどりついている．
　　そのため結核のリスクがあるケースでは処方する際に注意が必要であり，腎不全・透析患者での安易なキノロン系抗菌薬処方が診断を困難にすることを肝に銘じなければいけない．

▶ケース 3

　　透析直後の発熱であり，このときの鑑別としては，①透析自体の発熱物質による発熱，②ブラッドアクセス関連菌血症，③ブラッドアクセス操作（穿刺・抜針）に関連した菌血症が挙がる．鑑別のポイントは，①透析前，透析中，透析後での発熱のしかた，および②血液培養結果を含めて判断するが，ダイアライザーを変更することで解熱しており，①の診断となる．②，③も鑑別に挙がるため，血液培養採取は必須であることに注意する．

16b. 腎不全・透析患者の発熱へのアプローチ〈各論〉

大野博司

▷ケース 1

　現病歴：ADL自立した74歳男性．糖尿病性腎症による慢性腎不全にて左前腕内シャント作成のうえ，週3回血液透析中．昨日透析終了し帰宅後から40℃の高熱，悪寒戦慄ありER受診．頭痛，呼吸苦，咳嗽，腹痛，関節痛なし．既往に糖尿病，高血圧．内服はアスピリン，シロスタゾール，シメチジン，アムロジピン，ビタミンD，カルシウム製剤．
　身体所見：体温39.5℃，心拍数120/分，呼吸数30/分，血圧100/60 mmHg．全身状態：きつそう．頭目耳鼻喉：問題なし．心臓：Ⅰ・Ⅱ音正常，雑音なし．胸部：ラ音なし．腹部：平坦・軟，圧痛なし，肝脾腫なし，CVA叩打痛なし．四肢：皮疹なし．内シャント部分の発赤，熱感あり．
　検査データ：Ht 27％，白血球12,500/μL（好中球72％，桿状球19％，リンパ球3％，単球6％），血小板12万/μL，CRP 12 mg/dL，電解質正常，肝機能正常，胸部単純X線：浸潤影（−），尿一般：無尿であり検査不可能．

▷ケース 2

　現病歴：ADL自立した64歳男性．糖尿病性腎症による慢性腎不全にてCAPD（持続携帯式腹膜透析）カテーテルを留置して腹膜透析を毎日行っている．前日CAPDカテーテル使用して透析液を注入時不潔操作になった．本日朝から悪心・嘔吐，腹痛，下痢の訴えがあり，症状軽快しないため夕方にER受診．頭痛，呼吸苦，咳嗽，腹痛，関節痛なし．既往に高血圧，二次性副甲状腺機能亢進症，脳梗塞後遺症があり，アスピリン，ランソプラゾール，シナカルセト，セベラマー，エナラプリル内服している．
　身体所見：体温37.6℃，心拍数90/分，呼吸数12/分，血圧150/60 mmHg．全身状態：腹部を痛がっている．頭目耳鼻喉：問題なし．心臓：Ⅰ・Ⅱ音正常，雑音なし．胸部：ラ音なし．腹部：平坦・軟，全体的に圧痛あり，肝脾腫なし，CVA叩打痛なし．四肢：皮疹なし．
　検査データ：Ht 26％，白血球8,500/μL（好中球80％，桿状球10％，リンパ球4％，単球6％），血小板$20×10^4$/μL，CRP 2.5 mg/dL，電解質正常，肝機能正常，胸部単純X線：浸潤影(−)，PD（腹膜透析）排液：白血球800/μL，グラム染色は特に見えず．

Q1 診断と必要な検査および治療方針（選択すべき抗菌薬，治療期間など）は？

ここでは，透析患者ならではの感染症である血液維持透析患者でのブラッドアクセス感染症，腹膜透析患者でのCAPDカテーテル関連腹膜炎，出口部感染へのアプローチをとりあげる．

Q2 血液ブラッドアクセス感染へのアプローチはどのようにすべきか？

●血液透析ブラッドアクセス感染：疫学

まず血液透析ブラッドアクセスには，①UK（ウロキナーゼ）カテーテルによる一時的ブラッドアクセス（内頸静脈，大腿静脈に短期・長期留置する）や，皮下トンネル埋込み型ブラッドアクセス（内頸静脈に長期留置する），②人工血管，自己血管による永久的ブラッドアクセス（内シャント）がある（図1）．当然，感染の頻度は一時的ブラッドアクセス＞人工血管＞自己血管の順となる．これらブラッドアクセスの感染は，血液透析患者の菌血症の50～80％にのぼるとされている．そのため，ブラッドアクセス感染をいかに診断・治療・予防するかが血液透析患者のケアで重要な部分を占める．

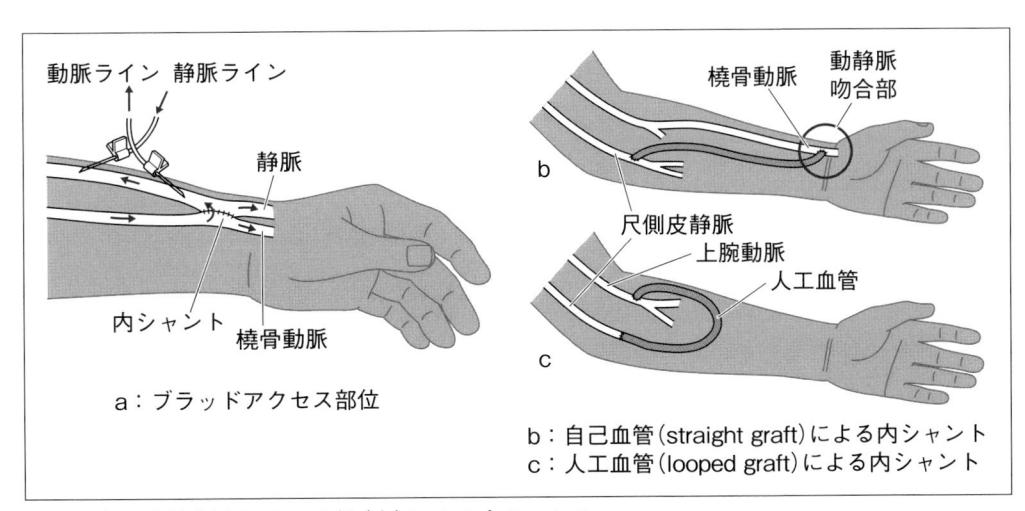

図1 自己血管（左）と人工血管（右）による内シャント

a：ブラッドアクセス部位
b：自己血管（straight graft）による内シャント
c：人工血管（looped graft）による内シャント

表1 ブラッドアクセス感染の種類

ブラッドアクセス関連血流感染：
　全身症状(発熱，悪寒戦慄)＋敗血症
出口部感染：
　カフなしカテーテル，カフ付き皮下埋込み型カテーテルの刺入部の局所炎症所見(発赤，痂皮形成，排膿)±全身症状(発熱，悪寒戦慄)
トンネル感染：
　カフ付き皮下埋込み型カテーテルの皮下トンネル内の感染で，カフ刺入部から静脈までに圧痛，腫脹，発赤および出口部から排膿

●血液透析ブラッドアクセス感染：臨床症状と徴候

　臨床症状は，カテーテル操作直後(透析開始時・終了時)の発熱，悪寒戦慄の場合に疑う．また局所所見としてブラッドアクセス部分の①発赤，②圧痛，③滲出液には注意が必要となる．しかし局所所見を伴わない場合もあり，他に感染部位が見つからない・はっきりしない場合の発熱のときには，血液透析ブラッドアクセス感染症を常に考慮することが大切である．
　ブラッドアクセス感染の種類は，カテーテル関連血流感染(catheter-related bloodstream infection：CRBSI)に準じて分類される(表1)．

●血液透析ブラッドアクセス感染：原因微生物

　CRBSIと同様，皮膚常在菌＋病院内感染症で問題になる微生物がブラッドアクセス感染の原因微生物となるため，①グラム陽性球菌(GPC)：表皮ブドウ球菌，黄色ブドウ球菌，連鎖球菌，②グラム陰性桿菌(GNR)：緑膿菌，腸内細菌科(大腸菌，エンテロバクターなど)の2つが問題となる．特に黄色ブドウ球菌(MRSA含む)の割合が高いことにも注意が必要である．また中心静脈ライン併用のブラッドアクセスの場合は，③真菌：酵母のカンジダ，トリコスポロンなどが問題になることもある．

●血液透析ブラッドアクセス感染：診断のために必要な検査

　ブラッドアクセス感染を疑った場合，検査としては，①血液培養2セット(1セットはブラッドアクセスから，もう1セットは末梢静脈)±局所排膿あれば膿グラム染色・培養が最も大切になる．また一時的ブラッドアクセス感染を疑い，抜去する場合は②カテーテル先端培養を追加する．血液維持透析患者の場合，血管が脆弱で末梢静脈血から血液培養が採取できない場合は，やむを得ず透析回路で使用しているブラッドアクセスからの1セットの血液培養のみしか行えないこともありうる．

表2 抗菌薬ロックメニュー

抗菌薬，投与量	ヘパリンないしは生理食塩水（IU/mL）
バンコマイシン 2.5 mg/mL	2,500 ないし 5,000
バンコマイシン 2.0 mg/mL	10
バンコマイシン 5.0 mg/mL	0 ないし 5,000
セフタジジム 0.5 mg/mL	100
セファゾリン 5 mg/mL	2,500 ないし 5,000
シプロフロキサシン 0.2 mg/mL	5,000
ゲンタマイシン 1.0 mg/mL	2,500
アンピシリン 10 mg/mL	10 ないし 5,000
エタノール 70％	0

表3 ブラッドアクセス感染で選択すべき抗菌薬

①発熱のみで全身状態・血行動態が安定：
　血液培養2セット採取し，他の感染部位の検索を行うとともに，培養結果が出るまでバンコマイシン投与を考慮．
②重症敗血症，敗血症性ショック：
　ブラッドアクセス抜去ないし閉鎖術を行い，培養結果が出るまでバンコマイシン＋セフェピム±アミノ配糖体投与開始．
③重症敗血症，敗血症性ショックで高カロリー輸液［一時的ブラッドアクセス＋TPN（total parenteral nutrition，中心静脈栄養）併用時］
　ブラッドアクセス抜去ないし閉鎖術を行い，培養結果が出るまでバンコマイシン＋セフェピム＋ミカファンギン投与開始．

● 血液透析ブラッドアクセス感染：治療

　治療のオプションとしては，一時的カテーテルの場合，①抗菌薬全身投与＋カテーテル抜去（敗血症の場合は必ず抜去），②抗菌薬全身投与＋抗菌薬ロック（antibiotic-lock）の2つがオプションとしてある．このときの抗菌薬ロックのメニューとしては，「バンコマイシン5 mg/1 mL＋セフタジジム5 mg/0.5 mL＋ヘパリン5,000 U/0.5 mL」を透析後に行い，一時的カテーテルのサルベージを図るが，短期的には表皮ブドウ球菌75％，グラム陰性菌87％，黄色ブドウ球菌40％で効果があるとされている．しかし耐性菌誘導の問題，長期的な予後の問題がまだ解決できていない．それ以外の，抗菌薬ロックメニューとして，ガイドラインでは表2のような組成が推奨されている．

　一方，永久的ブラッドアクセス（自己血管，人工血管）の場合は，
①刺入部の感染徴候あり→抗菌薬投与＋そのブラッドアクセスは使用せず，早期閉鎖考慮
②刺入部の感染徴候なし→抗菌薬投与のみで治療開始

となる．

　しかし，血行動態が悪く，敗血症が疑われる場合は一時的・永久的ブラッドアクセスを問わず，抜去・早期閉鎖を考慮する必要がある．

　ブラッドアクセス感染で選択すべき抗菌薬を表3に示した．

　治療開始48〜72時間後に，①血液培養陽性持続，②臨床的な改善がみられない場合，ブラッドアクセス感染症の合併症として，①敗血症性血栓性静脈炎，②敗血症性肺塞栓症，③感染性心内膜炎，④骨髄炎（胸腰椎移行部），椎間板炎や硬膜外膿瘍，腸腰筋膿瘍合併の有無，⑤眼内炎─特にカンジダ真菌血症の場合，を考慮する必要がある．

●血液透析ブラッドアクセス感染：予防

　ブラッドアクセス感染の予防の大原則としては，①一時的カテーテルの使用期間の短縮，②大腿静脈を利用したカテーテルの使用制限，③カテーテル取り扱い時（透析開始・終了時）の清潔操作の徹底（滅菌ガーゼ・手袋・マスク使用，イソジン溶液でのカテーテル周囲洗浄など）がある．また欧米では，抗菌薬ロック療法（antibiotic lock）といって，①バンコマイシン＋ヘパリン，②ゲンタマイシン＋ヘパリン，③ミノサイクリン＋リファンピシンを透析前後で一時的にカテーテルを満たす方法があるが，耐性菌の問題など長期的な効果についてはまだ検討の余地がある．

　また，内シャントの透析患者では特別な血行動態となっているため，菌血症リスクのある医療処置（歯科処置，尿路処置）の前後では，IE（感染性心内膜炎）予防内服に準じる抗菌薬予防投与は考慮してもよいと思われる．

　また，鼻腔内ブドウ球菌保菌者への鼻腔内ムピロシン投与，カフ付きカテーテルでの出口部へのムピロシン塗布・ゲンタマイシン軟膏塗布なども行われているが，どちらも長期的な効果については現時点では不明である．

表4　CAPD関連腹膜炎の診断

①腹膜炎の症状および徴候：
　全身倦怠感，悪心・嘔吐，下痢，腹痛
②腹腔内液の混濁と腹腔内液細胞数上昇：
　白血球数＞100個/μL，多核好中球の割合＞50％
③グラム染色，培養により細菌陽性：
　PD（腹膜透析）排液を血液培養ボトルにそのまままく：10 mL程度
※PD排液50 mLを3,000 Gで15分遠心分離し，上清を捨て，沈渣を3〜5 mLの滅菌生理食塩水でとり血液培養ボトルにまくと陽性率上昇するといわれている

表5 CAPD関連腹膜炎の原因微生物

菌種	頻度(%)
細菌	80〜90
表皮ブドウ球菌	30〜45
黄色ブドウ球菌	10〜20
レンサ球菌	5〜10
大腸菌	5〜10
クレブシエラ，エンテロバクター	5
緑膿菌	3〜8
その他	<5
結核菌	<1
Candidaおよびその他の真菌	<1〜10

Q3 CAPD関連腹膜炎へのアプローチはどのようにすべきか？

●CAPD関連腹膜炎：症状と臨床徴候，診断

　次に，腹膜透析患者（CAPD）ならではの感染症であるCAPD関連腹膜炎についてとりあげる．

　CAPD関連腹膜炎は表4の3項目中2つ以上満たす場合に診断される．

　また，CAPD腹膜透析中の患者が発熱した場合，CAPD関連腹膜炎の可能性とともに血液培養も含め，他の感染フォーカスの検索も行う．

　CAPD関連腹膜炎の症状・徴候として，特に①原因のない全身倦怠感，②悪心・嘔吐，便秘・下痢といった消化器症状がある場合，積極的に疑う必要がある．

●CAPD関連腹膜炎：原因微生物

　CAPD関連腹膜炎はカテーテル感染のため，ブラッドアクセス感染と原因微生物は類似し（表5），①経管腔，②経管周囲，③経腸管壁，④経腟，⑤血液由来から起こるとされている．

　腸管穿孔などの二次性腹膜炎が鑑別として重要になるが，CAPD関連腹膜炎は単独菌感染が基本であり，2菌種以上分離，嫌気性菌分離の際は二次性腹膜炎（消化管穿孔）を考えることが大切になる．ちなみに腹部CTでのfree airの存在は二次性腹膜炎診断の参考には残念ながらならない．

●CAPD関連腹膜炎：治療

　治療としては，軽症では抗菌薬の腹腔内投与，中等度〜重症では抗菌薬の経静脈

投与が基本となる．しかし施設によって投与方法は異なり，入院の場合，経静脈投与されることが多いと思われる．CAPDカテーテルを通しての腹腔内投与量の詳細は参考文献5を参照されたい．

また，治療中は腹膜透過能の変化により体液コントロールが困難になることが多く，一時的に血液透析に移行し，腹腔内はヘパリン500～1,000単位/Lを含むPD液を貯留せず2回/日の頻度で洗浄のみを行う．

選択すべき抗菌薬としては，グラム陽性球菌（GPC）のブドウ球菌カバーとして，セファゾリンないしバンコマイシン（MRSA分離が多い施設），グラム陰性桿菌（GNR）の緑膿菌カバーとして，セフタジジム，セフェピム，メロペネム，アミノ配糖体，アズトレオナムなどを選択する．しかし，腹膜透析患者で特に自尿が100 mL/日以上の場合，アミノ配糖体は腎機能保持のため避けたほうが無難である．また，腹膜炎は起こっていないが無菌操作が破綻した場合の対応としては，まずは黄色ブドウ球菌・表皮ブドウ球菌に感受性のある経口抗菌薬（セファドロキシル，クリンダマイシン，ミノサイクリン，ST合剤，レボフロキサシン，シプロフロキサシンなど）を投与し，注意深くフォローアップする必要がある．

CAPD関連腹膜炎の治療開始後のモニタリングは，症状，PD排液の混濁・細胞数をフォローし，①PD排液の細胞数，混濁の程度は4～5日で改善，②腹膜炎症状は72時間以内に改善，が典型となる．もしこれらの治療経過をたどらない場合，難治性腹膜炎と考えてカテーテルを抜去する必要がある．また改善しない場合は，①常に二次性腹膜炎（消化管穿孔）の可能性，②真菌や抗酸菌の可能性も考慮する．治療中のポイントとして，治療中は便秘になるためリン吸着剤内服は控える．治療期間は，①コアグラーゼ陰性ブドウ球菌で経過良好の場合：14日，②黄色ブドウ球菌，腸球菌，グラム陰性菌の場合：21日を目安とするが，臨床症状によって適宜調整する．

Q4 CAPD出口部感染へのアプローチはどのようにすべきか？

●CAPD出口部感染：治療

出口部感染の原因微生物は主に黄色ブドウ球菌（MRSA含む）か緑膿菌といわれている．治療は，①CAPD出口部の発赤，腫脹のみなのか，②発赤，腫脹に加え排膿も伴っているかによって方針が異なる．

まず出口部感染が発赤，腫脹のみのときには，局所処置による対応に適宜ムピロシン軟膏，ゲンタマイシン軟膏塗布を追加して注意深く経過をフォローする．一方，発赤，腫脹に加え排膿を伴うCAPD出口部感染では，局所処置による対応に加え，抗菌薬経口・経静脈投与が必要となる．

このときに使用される経口抗菌薬には，グラム陽性菌に対しては，ブドウ球菌にスペクトラムがあるセファドロキシル，リネゾリド，ミノサイクリン，ST合剤，リファンピシンを選択する．一方，グラム陰性菌に対しては，緑膿菌にスペクトラムがあるシプロフロキサシン，レボフロキサシンを選択する．

しかし，出口部感染が2週間経過しても改善する様子がなければ抜去を考慮する必要がある．

Q5 CAPD関連腹膜炎，出口部感染はどのように予防すべきか？

予防としては，①CAPDカテーテル取扱い時（注入開始・終了時）の清潔操作の徹底（標準予防策の徹底：衛生的手洗い，手袋・マスク使用など），②ムピロシン，ゲンタマイシンの出口部塗布，クロルヘキシジンやイソジン液を染み込ませたガーゼで出口部を覆う，③鼻腔内ブドウ球菌保菌の場合，毎月5～7日の鼻腔内ムピロシン塗布2回/日，3カ月毎に5日間リファンピシン1回600 mg 1日1回経口，ST合剤1回1錠週3回投与で除菌する，などのオプションがある．特に③については鼻腔内ブドウ球菌保菌が出口部感染の最大のリスクファクターといわれているために重要である．

また腹膜炎予防として，腸管・婦人科・泌尿器科的処置前にPD液を排液して腹腔内を空にし，菌血症リスクのある医療処置（歯科処置，大腸ポリペクトミーなど）の前に，感染性心内膜炎予防内服に準じる形で抗菌薬予防投与を行うというオプションがある．

文献

1) Mermel LA, et al：Clinical practice guidelines for the diagnosis and management of intravascular catheter-related infection：2009 update by the Infectious Diseases Society of America. Clin Infect Dis 49(1)：1, 2009.
2) Aronoff GR, et al：Drug prescribing in renal failure. 4th ed, American College of Physicians, 1999.
3) Minnaganti VR, Cunha BA：Infections associated with uremia and dialysis. Infect Dis Clin North Am 15(2)：385, 2001.
4) Allon M：Dialysis catheter-related bacteremia：treatment and prophylaxis. Am J Kidney Dis 44(5)：779, 2004.
5) Piraino B, et al：Peritoneal dialysis-related infections recommendations：2005 update. Perit Dial Int 25：107, 2005.
6) Mosenkis A：When chronic kidney disease becomes advanced：guidelines for care in the emergency department and hospital. Postgrad Med 119(1)：83, 2006.
7) 飯田喜俊，他（監訳）：臨床透析ハンドブック第4版．MEDSi, 2009.
8) 深川雅史（編集）：透析患者の病態へのアプローチ．金芳堂，2006.

CHARTでみる
本ケースにおける「考え方と進め方」

16b 腎不全・透析患者の発熱へのアプローチ〈各論〉

▷ケース 1

1 患者背景を考える

　74歳男性であり，内シャントを造設し血液維持透析中という背景がある．発熱で受診し，バイタルサイン，ラボデータからはSIRS（全身性炎症反応症候群）の状態であり敗血症である．血液透析患者での敗血症では，感染臓器としては，①ブラッドアクセス関連，②尿路感染，③肺炎，④皮膚・軟部組織感染：褥瘡，足病変，⑤腹膜内敗血症（憩室炎，胆道系感染，腸管虚血）が頻度的に高いため，現病歴，身体所見，検査所見も，これらの感染臓器の感染の有無についてチェックしていく．

2 感染臓器を考える

　このケースでは内シャント部分の局所所見および他の感染フォーカスがはっきりしないことから，ブラッドアクセス関連の血流感染症が最も可能性が高い．

3 原因微生物を考える

　血液透析ブラッドアクセス関連血流感染症では，病院内感染症として，黄色ブドウ球菌を中心とするグラム陽性球菌（GPC）およびグラム陰性桿菌（GNR）を幅広く原因微生物として想定する必要がある．

GPC：黄色ブドウ球菌（MRSA含む），表皮ブドウ球菌（MRSE含む），皮膚常在連鎖球菌（A，B，C，G群など）

GNR：大腸菌やクレブシエラ，プロテウスなど腸内細菌科および緑膿菌などブドウ糖非発酵菌

4 抗菌薬を考える

　バンコマイシンに加え，施設・地域での緑膿菌を含むグラム陰性菌へ感受性のある抗菌薬（第三・四世代セフェム，カルバペネム，アミノグリコシド系，ピペラシリン・タゾバクタムなど）を併用で選択する．

例：

・バンコマイシン20 mg/kgを初回投与量として透析終了1時間前に1時間かけて投与，以後は毎透析終了30分前に500 mgを投与

に以下を併用

・ゲンタマイシン（ないしはトブラマイシン）1 mg/kg　毎透析後

ないし

・セフタジジム 1 g　毎透析後

5　最終的な治療方針

　抗菌薬以外の感染症治療のために，このケースでは，敗血症であり，入院加療のうえ，早期目標指向型治療（early goal directed therapy：EGDT）を含めた surviving sepsis campaign に従った全身管理が必要である（詳細は『市中感染症診療の考え方と進め方 IDATEN 感染症セミナー』（医学書院）の「敗血症のマネジメント」の項目を参照のこと）．また治療に反応しない場合，カテーテル関連血流感染症（CRBSI）での合併症と同様，化膿性血栓性静脈炎，骨髄炎，感染性心内膜炎，敗血症性肺塞栓症などを検索する必要がある．

最終的な治療方針（例）：
○選択した抗菌薬
・バンコマイシン 20 mg/kg 初回投与量，その後は毎透析時に 500 mg 投与
・ゲンタマイシン 1 mg/kg　毎透析後
○抗菌薬以外の感染症治療オプション
・敗血症への全身管理を中心とした集学的治療

▷ケース 2

1　患者背景を考える

　64 歳男性であり，CAPD カテーテルを使用した腹膜透析中という背景がある．腹膜透析患者の感染臓器として頻度が高いものとして，①腹膜カテーテル関連：CAPD 関連腹膜炎，出口部感染，②肺炎，③尿路感染，④腹腔内敗血症［憩室炎（多発性嚢胞腎），イレウス，消化管穿孔，腹腔内膿瘍，胆道系感染］，⑤皮膚・軟部組織感染：褥瘡，足病変，が挙げられる．現病歴，身体所見，検査所見もこれらの感染臓器の感染の有無についてチェックしていく．

2　感染臓器を考える

　このケースでは前日に CAPD カテーテルの不潔操作をしたこと，その後から消化器症状（悪心・嘔吐，下痢，腹痛）が出現したことから CAPD カテーテル関連腹膜炎が疑われ，腹膜透析液中の白血球数上昇から，CAPD 腹膜炎の診断となる．鑑別診断としては消化管穿孔，憩室炎などによる二次性腹膜炎の可能性を常に考慮する必要がある．

3　原因微生物を考える

　CAPD 関連腹膜炎では，病院内感染症として，黄色ブドウ球菌を中心とするグラム陽性球菌（GPC）およびグラム陰性桿菌（GNR）を幅広く原因微生物として想定する必要がある．難治性だったり，再発性の場合は，カンジダなどの真菌や結核菌などの抗酸菌も想定する必要がある．

GPC：表皮ブドウ球菌，黄色ブドウ球菌，レンサ球菌
GNR：大腸菌，クレブシエラ，プロテウス，エンテロバクターなど腸内細菌科および緑膿菌などのブドウ糖非発酵菌

4 抗菌薬を考える

バンコマイシンに加え，施設・地域での緑膿菌を含むグラム陰性菌へ感受性のある抗菌薬(第三・四世代セフェム，カルバペネム，アミノ配糖体，ピペラシリン・タゾバクタムなど)を併用で選択する．腹腔内投与と経静脈投与のどちらを選択するかについては施設ごとに決めるべきである．軽症では腹腔内投与とするが，患者の症状が重篤であれば経静脈投与とする．また重症のCAPD関連腹膜炎の場合，腹膜透析が使用できないため，ブラッドアクセスを使用しての血液透析が一時的に必要となる．そのときの抗菌薬の投与量としては，透析ブラッドアクセス関連血流感染症と同様に考えるとよい．

例：
・バンコマイシン 20 mg/kg を初回投与量として透析終了1時間前に1時間かけて投与，以後は毎透析終了30分前に500 mg を投与

に以下を併用
・ゲンタマイシン(ないしはトブラマイシン) 1 mg/kg 毎透析後

ないし
・セフタジジム 1 g 毎透析後

5 最終的な治療方針

治療開始後，①PD排液の細胞数，混濁の程度，②消化器症状をモニタリングする．これらの改善が乏しい場合，難治性腹膜炎として対処する．また，腹腔内はヘパリン 500～1,000 単位/L を含むPD液を貯留せず2回/日の頻度で洗浄することと，治療中は便秘になるためリン吸着剤内服(炭酸ランタン，塩酸セベラマー)は控えることを考慮する．また，改善しない場合は常に二次性腹膜炎(消化管穿孔)の可能性を考え，外科コンサルトも考慮するとよい．培養陰性の場合で，難治性・再発性の場合，真菌や抗酸菌の可能性も考える．そのうえで，難治性腹膜炎，真菌性CAPD腹膜炎，トンネル感染ではカテーテル抜去を考慮する．

最終的な治療方針(例)：
○選択した抗菌薬
・バンコマイシン 20 mg/kg 初回投与量，その後は毎透析時に 500 mg 投与
・セフタジジム 1 g 毎透析後
○抗菌薬以外の感染症治療オプション
・腹腔内はヘパリン 500～1,000 単位/L を含むPD液を貯留せずに2回/日の頻度で洗浄．また，治療中は便秘になるためリン吸着剤内服は控えることを考慮する．
・改善が乏しければ，難治性腹膜炎として，①二次性腹膜炎の可能性，②CAPDカテーテル抜去を考慮，③真菌，抗酸菌の可能性，を常に考慮する．

17. 脾臓摘出後の発熱への アプローチ

岩渕千太郎

> **ケース** 高熱と悪寒戦慄ののち，家族の呼びかけに反応が乏しく救急車で来院した，脾臓摘出の既往のある25歳男性

▶現病歴

交通外傷にて脾臓摘出の既往のある25歳男性が，6時間前に39℃の高熱および悪寒戦慄があった．本人は解熱薬を内服し横になっていた．2時間前に目が覚めたときに家族の呼びかけに反応が乏しかったため，救急車を要請し，救急外来を受診．鼻汁なし，頭痛軽度，嘔気・嘔吐あり，咳・痰なし，腹痛なし．

▶身体所見

体温35.6℃，心拍数120/分，呼吸数20/分，血圧56/40 mmHg．全身状態：傾眠がち，全体的に虚脱している．頭目耳鼻喉：咽頭軽度発赤．頸部：Kernig/Brudzinski陰性．心臓：Ⅰ・Ⅱ音正常，雑音なし．胸部：肺胞呼吸音，左右差なし．腹部：平坦・軟，心窩部正中に手術創あり，腫瘤なし．四肢：皮疹なし．リンパ節：触知せず．神経：意識レベル低下以外，明らかな麻痺，感覚障害なし．

▶検査データ

Ht 36%，Hb 11 g/dL，白血球5,600/μL（好中球80%，桿状球10%，リンパ球10%）血小板30万/μL．胸部単純X線：浸潤影なし．髄液：細胞数0，蛋白30 mg/dL，糖68 mg/dL．髄液グラム染色で小型グラム陰性球桿菌．

脾臓は人体の免疫担当臓器として重要な臓器である．脾臓そのものは生命維持に必須ではないが，なくなることで免疫能の低下をきたす．脾臓の機能が失われている患者の場合に，感染症診療で考えなければいけない疾患，実際の臨床現場で必要なアプローチについて考えていきたい．

Q1 脾機能低下・無脾症の病態をどう理解するか？

●脾臓とは？

脾臓は，人体における最大のリンパ組織である．白血球の貪食を助けるオプソニン化を行う．オプソニン化を助けるIgMを中心とした抗体産生を行い，莢膜を有する細菌をフィルターして除去する，などの免疫応答の役割を担う臓器である．

脾臓がない，もしくは脾機能が低下した状態では，オプソニン化するためにより大量の抗体が必要になり，肝臓を中心とした細網内皮系臓器が脾臓の代わりに機能することになる．

●脾機能が低下する，無脾症となる疾患・病態について

脾臓は，過去にはその免疫臓器としての重要性が知られていなかったため，胃がんのような上腹部のリンパ節郭清が必要な疾患や外傷後の脾損傷の際に摘出される割合が多かった．その後，脾臓の重要性が判明するにつれて，近年では手術でも温存が選ばれるようになってきた．

その他，先天性無脾症や低形成，相対的に脾機能が低下する病態には以下のようなものがある．これらの病歴のある患者が熱性疾患で来院された場合，脾機能低下による感染症に注意する必要がある．

①**無脾症**
・手術による摘出後，損傷など
・先天性無脾症

②**脾機能低下をきたす疾患**[1]
・自己免疫疾患
　APECED(autoimmune polyendocrinopathy-candidiasis-ectodermal dystrophy)，胆汁性肝硬変，慢性活動性肝炎，Graves病，橋本病，混合性結合組織病(MCTD)，関節リウマチ，Sjögren症候群，全身性エリテマトーデス，血管炎
・血液疾患
　本態性血小板増多症，Fanconi症候群，血友病，Sickle cell，ヘモグロビン症，サラセミア
・悪性疾患
　乳がん，慢性骨髄性白血病，脾臓血管肉腫，非Hodgkinリンパ腫，Sézary症候群

- 全身性疾患

  アミロイドーシス，サルコイドーシス
- 肝臓/消化管疾患

  Celiac病，膠原病性腸炎，Crohn病，ヘルペス様皮膚炎，腸管リンパ拡張症，門脈圧亢進症，熱帯性スプルー，潰瘍性大腸炎，Whipple病
- その他

  アルコール中毒，高齢者（>70），新生児/低出生体重児，骨髄移植後，慢性GVHD，下垂体機能低下，慢性的な点滴による栄養，原発性肺高血圧症，脾臓への放射線照射，脾臓血管の血栓症，遊走脾の自己梗塞

Q2 脾臓摘出後の感染症にどうアプローチするか？

　次に，冒頭に掲げたケースをもとに，脾臓摘出後の感染症のアプローチについて考えていきたい．

　まず，problem listを挙げる．

1) ショック
2) 意識レベル低下
3) 脾臓摘出の既往
4) 髄液グラム染色でグラム陰性球桿菌

　実際は，ショックの対応を行いつつ，ショックの原因を挙げ，各種検査や病態から鑑別疾患を絞り込んでいくことになる．

　脾臓が摘出されていることから，脾臓摘出後の重症感染症による敗血症性ショックがまず鑑別に挙がる．現場では，ショックの対応はearly goal directed therapy（EGDT）の考えに基づいて治療と同時進行となる．

　EGDTとは，敗血症性ショックの患者の治療の概念であり，治療早期はプロトコールに沿った目標を設定し治療を行っていく，という1つの手順である．集中治療の現場では解決しなければならない問題が多数存在するが，ゴール（目標）を設定することで予後が改善しており，EGDTは現在の敗血症性ショック治療の重要な役割を担っている［詳細は『市中感染症診療の考え方と進め方 IDATEN感染症セミナー』（医学書院）の「敗血症のマネジメント」の項目を参照のこと］．

　敗血症ショックの原因としては，脾臓摘出の既往と髄液グラム染色結果から，グラム染色で見えた菌が原因微生物として考えられそうだ．実際はショックの治療のために大量輸液（および輸液ルート確保など）を行いつつ，髄液検査を行い，手の空いている同僚に頼んでグラム染色を見てもらう，というような，診断と治療が同時進行することになる．

　脾臓摘出後の重症感染症は，脾臓がないことにより肺炎球菌を代表とするいくつかの細菌による感染症が重篤になることが知られており，脾摘後重症感染症（overwhelming postsplenectomal severe infection：OPSI）と言われている．

●脾臓摘出後敗血症の原因となる微生物について

以下のような微生物が OPSI の原因となることが知られている．
  ・*Streptococcus pneumoniae*（肺炎球菌）
  ・*Haemophilus influenzae* type b（b 型インフルエンザ菌）
  ・*Neisseria meningitidis*
  ・*Capnocytophaga canimorsus*，*C. cynodegmi*
  ・*Streptococcus suis*
  ・*Bordetella holmesii*
  ・Babesiosis
  ・*Plasmodium falciparum*
  ・*Anaplasma phagocytophilum*
  ・*Bartonella bacilliformis*
  ・Group A and B streptococci
  ・*Cryptococcus neoformans*
  ・*Klebsiella pneumoniae*
  ・*Salmonella enterica* subtypes

このなかでは特に肺炎球菌，インフルエンザ桿菌，髄膜炎菌，カプノサイトファーガが原因微生物としては重要で，頻度が高い原因微生物である．

●必要な検査

このような OPSI を疑う場合，原因微生物の同定が必要となる．

血液培養（2 セット），尿培養のほか，意識障害があれば，髄液培養も診断に有用である．救急外来ではこれらの培養検査の検体を速やかに採取し，抗菌薬の治療を開始することになる．

菌量が非常に多い場合，血液を直接グラム染色しても細菌を認めることもある．

●エンピリック治療

このような重篤な感染症での抗菌薬治療の開始時に考慮すべきポイントは，「原因微生物を想定する」，「感受性を考える」，「速やかに開始する」の 3 点である．

①「原因微生物を想定する」

脾臓摘出の既往があり，ショックをきたす重症感染症であれば，前述の原因微生物を想定することになる．グラム染色や培養結果が判明していない状態であれば，特に上位 4 種（肺炎球菌，インフルエンザ桿菌，髄膜炎菌，カプノサイトファーガ）を中心にカバーしていく．髄膜炎菌は流行地の渡航歴，カプノサイトファーガは動物咬傷など強く疑う病歴がなければ可能性は少し低くなるだろう．

本ケースでは肺炎球菌，インフルエンザ桿菌が特に強く疑われ，抗菌薬を選択す

ることになる．

②「感受性を考える」

初期治療においてカバーすべき菌種を考える以外に，自身の勤務する病院での，それらの細菌の抗菌薬感受性を知っていることが重要である．抗菌薬はこれらの菌と感受性を考えて治療を開始することになる．

筆者なら，グラム染色で菌種が想定できるなら，

肺炎球菌：ペニシリン感受性株と耐性株を考慮し，ペニシリンG＋バンコマイシン
インフルエンザ桿菌：第三世代セファロスポリン（セフトリアキソン／セフォタキシム）

を投与するだろう．

初期治療では，絶対に「治療を失敗しない」ということがポイントとなる．そして，培養結果が判明次第，感受性に合わせて最適な抗菌薬で治療を継続する．

③「速やかに開始する」

重症敗血症を疑うような状況では，血液結果や培養結果をゆっくり待つことなく，培養採取後は速やかに抗菌薬を開始する．白血球やCRPだけに注目せず，脾臓摘出とショックといった病歴から重症感染症を認識し，早期の抗菌薬投与が必要であることを意識して治療にあたる．

●本ケースのその後の経過

ショックを認め，すぐに入院，集中治療室で管理されることになった．大量輸液により徐々に循環が安定し，3日後にはICUから一般病室に移動することができた．髄液，血液培養から *H. influenzae* type b が検出された．インフルエンザ桿菌による細菌性髄膜炎，敗血症性ショックとしてセフォタキシムにて治療を継続している．

●予防について

OPSIの予後は悪い，一度症例を経験するとかからないようにするのが一番，と考えるようになる．知られている予防手段を以下に記す．

①脾臓を摘出しないようにする

以前よりも脾臓を保存しようという意識は高まっている．外科医と相談しつつ，脾臓をできるだけ温存する，というのが大事である．外科医が脾臓摘出を予定している場合，時間があるのであれば，後述のように摘出前に予防接種を行うことも大事である．

②予防接種

予防接種で予防可能なのは，肺炎球菌，b型インフルエンザ菌，髄膜炎菌である．

予防接種のタイミングは，術前に接種しておくことが望ましいとされている．14日前の接種が理想であり，それ以降の接種の場合，オプソニン化による貪食効果が落ちてしまう．免疫抑制療法や放射線治療を受けている場合は，その治療が終了し

て3カ月あけてから接種したほうがよいとされている．

　インフルエンザ感染がその後の二次性の細菌感染症のリスクとなりうるため，インフルエンザ自体は重症化しないが，毎年のインフルエンザ予防接種も推奨される．

③抗菌薬予防内服

　小児では，抗菌薬の予防内服を脾摘後3年間続けると感染率，死亡率を下げる，という報告がある．脾摘以外に重篤な免疫不全がある場合，18歳まで，あるいは生涯にわたって抗菌薬の予防内服をする場合もある．内服の種類としてはアモキシシリンが推奨されている．

　成人の場合，ほとんどの成人が特異的なインフルエンザ桿菌に対する抗体をすでに産生していること，肺炎球菌菌血症の頻度が小児よりも低いことから，成人の予防内服の意義については議論が分かれており，一般的には推奨されてはいない．一度OPSIを起こしてしまった場合は，生涯の予防内服が推奨されている．

●OPSI治療のポイント

・無脾症・脾機能低下を疑う病歴に注意．
・脾機能低下時に問題となる原因微生物を抑える．
・激烈な経過をとることがあり，敗血症性ショックの治療に準じて初期治療では想定される原因微生物を確実にカバーする内容を選択する．
・予防が重要．脾臓摘出があらかじめわかっている場合，摘出14日前までに予防接種を行う．小児の場合，摘出後数年間の予防内服も考慮する．

文献
1) Chapter 315. Infections in asplenic patients. In Mandell GL, et al (ed)：Principles and Practice of Infectious Disease. 7th ed, Churchill Livingstone, Elsevier, Philadelphia, 2010.
2) Prevention of sepsis in the asplenic patient. UpToDate Ver 18.2.

CHARTでみる
本ケースにおける「考え方と進め方」

⑰ 脾臓摘出後の発熱へのアプローチ

1　患者背景を考える

　交通事故で脾臓摘出の既往のある25歳男性が，ショック，意識レベル低下にてER受診．脾臓摘出後重症感染症を疑う．

⬇

2　感染臓器を考える

　感染臓器として，①髄膜炎，②敗血症をまず第一に考える．③肺炎，④尿路感染症も鑑別には挙がるが所見に乏しい．

⬇

3　原因微生物を考える

　髄液のグラム染色の結果，脾臓摘出後重症感染症（OPSI）として，OPSIの原因となる微生物を考える．
　頻度順には，
　Streptococcus pneumoniae
　Hemophilus influenzae type b
　Neisseria meningitidis
　Capnocytophaga canimorsus
などが挙げられるが，その他の原因微生物の可能性も考えておく．

⬇

4　抗菌薬を考える

　髄膜炎を考えて，髄液移行性の良好な抗菌薬を選択する．腎機能が正常な患者とすると，
例
セフトリアキソン　2g　1日2回　＋　バンコマイシン　1g　1日2回
などを選択する．

⬇

5　最終的な治療方針

　髄膜炎＋ショックから，EGDT（early goal-directed therapy）のプロトコールに基づいた全身管理と十分な抗菌薬の投与が必要となる．
　ショックから離脱し，菌種が判明した時点で，抗菌薬を最適なものに変更する，de-escalationを行う

⬇

18. 固形腫瘍多発転移の発熱へのアプローチ

岸田直樹

ケース 悪寒戦慄を伴う発熱を主訴に来院した65歳男性

▶現病歴

　進行性胃がん，肝・肺・脳転移があり，消化器内科にてTS-1を6カ月，ベタメタゾン2mg/日3週間内服中の65歳の男性が1週間前からの発熱のため入院．アンピシリン・スルバクタム投与となったが，3日経過するが悪寒戦慄を伴った発熱が持続．血液培養・尿培養・喀痰培養すべて陰性．感染フォーカス(focus)およびマネジメントについて感染症科コンサルト．
　コンサルト時，末梢ルート1本．悪寒戦慄，嘔気，頭痛，右季肋部不快感があった．呼吸困難や咳，腹痛はない．既往として胃癌以外には高血圧，脂質異常症がある．

▶身体所見

　バイタル：体温38.5℃，心拍数90/分，呼吸数18/分，血圧90/60 mmHg．全身状態：きつそう．頭頸部：軽度黄疸．心音：整，雑音なし．肺音：両下肺に呼吸音減弱し打診上濁音，ラ音なし．腹部：平坦・軟，軽度の右季肋部痛，肝腫大なし，脾腫なし．四肢：皮疹なし，末梢刺入部も発赤などなし，下肢痛なし，リンパ節：触知せず．

▶検査データ

　白血球18,500/μL(桿状球80％，分葉球10％)，血小板9万/μL，CRP 4.5 mg/dL，電解質・BUN・Cr正常，ALT 82 IU/L，AST 55 IU/L，ALP 122 IU/L，総ビリルビン2.5 mg/dL．胸部単純X線：右上肺野に浸潤影(＋)，左右胸水(＋)．腹部エコー：総胆管軽度拡張(以前と変化なし)，総胆管胆石貯留，S_4(内側区)，S_5(下前亜区域)に転移性肝腫瘍．頭部造影CT：皮質下に内部が不均一に造影される多発する腫瘤影(＋)．胸腹部造影CT：両肺野に多発する腫瘤影，右上葉無気肺，両側胸水貯留，総胆管拡張，S_4，S_5に肝腫瘍．

■はじめに

　固形腫瘍で多発転移を認める患者では，本ケースのように，もともとプロブレムが多彩であるのが普通である．そのため，発熱の原因として可能性を考えると多岐にわたり収集がつかなくなりやすいが，経験的にはやはり発熱の原因は1つであることが多い．このようなマルチプロブレムをもった固形腫瘍多発転移のある患者（図1参照）にはどのようにアプローチしたらよいであろうか？

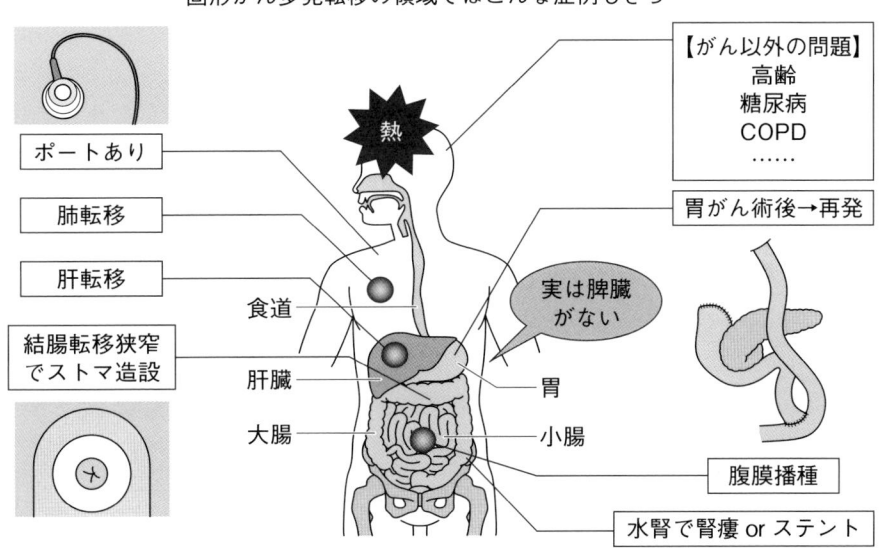

固形がん多発転移の領域ではこんな症例もざら

- ポートあり
- 肺転移
- 肝転移
- 結腸転移狭窄でストマ造設
- 熱
- 食道
- 肝臓
- 大腸
- 胃
- 小腸
- 【がん以外の問題】高齢　糖尿病　COPD　……
- 胃がん術後→再発
- 実は脾臓がない
- 腹膜播種
- 水腎で腎瘻 or ステント

図1　固形腫瘍多発転移のある患者

Q1 マルチプロブレムをもった固形腫瘍多発転移のある患者の発熱にアプローチするうえで，何かコツはある？

　マルチプロブレムを抱えているから何でもありとしてしまうようでは，常に広域抗菌薬を処方する医師になってしまうであろう．可能性ばかり言っても仕方がない．妥当性の判断が重要である．マルチプロブレムをもっているといっても，発熱の原因は1つであることが多い．患者のプロブレムを丁寧に紐解いて，それを見つけることができるかどうかが重要となる．では，どのようなことに注意してアプローチするとよいであろうか？　診断学の観点からも次のことを念頭に置いて患者を診察すると答えが見えてくることが多い．

> ①よくあることは，よくある
>   —感染臓器としては，肺・尿路・血流(カテーテル関連)
> ②問題があるところに，問題が起こる
>   —多発転移でも特に増悪の激しいところは？
>   —手術による解剖学的変化のあるところは？
>   —いつもとの違いを明確にする

　たとえマルチプロブレムがあるとはいっても，"Common is common"（よくある疾患はよくある）の精神は忘れてはいけない．やはり肺炎や尿路感染症の頻度は高い．そして，固形腫瘍患者ならではの特徴に注目する必要がある．それが②である．つまり，固形腫瘍の患者は，「手術や腫瘍そのものによる多彩な解剖学的変化」があることが重要な特徴である．よって，その解剖学的変化を丁寧に紐解き，「もともと多発転移があるが，その中でも特に増悪の強い部位はどこか？」と考えることが重要となる．多発転移がある場合は，転移による症状がベースラインであって当たり前である．よって患者の訴えとして捉らえる場合は，ずばり「今回の経過でどこが一番調子悪いか？　熱・痛みは普段と比べてどこがどう違うか？　全体的にどう思うか？（解釈モデル）」と患者に直接聞いたほうがよい．本当に細菌感染症であれば，菌はどこにいるかを教えてくれているものである．CT画像を見る際も，以前のものと比較して，腫瘍の増大などを丁寧に確認することが重要である．そして増大の激しいところが感染巣となっていることが多い．

Q2 固形腫瘍患者で，ほかに注意すべき点はあるか？

　固形腫瘍患者ではさらに次の点に注意して診察する必要がある．

> ①外科治療の進歩
>   →予期せぬ？　解剖学的異常
> ②化学療法・放射線治療の進歩
>   →予期せぬ？　免疫抑制状態(7次治療とか・・・)
> ③緩和治療の進歩(充実？)
>   →予期せぬ？　無痛状態

　外科治療といっても，必ずしも根治を狙ったものではないかもしれない．現在，QOL改善も含めた，積極的な外科的アプローチ(腸管のバイパス術など)が行われており，その解剖学的変化を丁寧に紐解く必要がある．
　化学療法でも，7次治療まで行われている患者もあり，そのような場合は通常固形腫瘍患者では出会わないような免疫不全時の感染症を起こしてもよい．放射線・

陽子線治療でも，通常は照射しないような部位へも，新たな治療法として照射されていることもあり，注意が必要である．

緩和治療が全国的にも普及されてきており，腹膜炎でも腹膜刺激症状がびっくりするくらいないことをよく経験するので注意したい．

以上から，固形腫瘍患者に特徴的な要因としては，次の5つが重要である．

> ①腫瘍（転移）による管腔臓器の閉塞や破綻が起こる
> 　―気管，尿路，腸管，胆管，耳管
> ②腫瘍（転移）に伴って局所の壊死が起こる
> ③局所の放射線治療に伴う問題が起こる
> 　―組織の壊死，線維化など
> ④手術治療による解剖学的変化とそれに伴う感染症
> 　―術後創部感染症，胆管炎などのリスク
> ⑤カテーテル（ポートなど）関連の感染が起こる

つまり，腫瘍・手術などによる解剖学的変化があるところに問題（特に感染）が起こりやすいものだという考えが重要となる．さらに，この解剖学的変化は状況をより複雑にするとされる．例えば①や②がある場合は，たとえ適切な抗菌薬を投与していたとしても治りが遅いのが普通かもしれない．よって，改善が緩やかなもの［時にnon-resolving（良くなっていないのでは？）というくらいでも可］であるということを知らないと，抗菌薬のスペクトラムの問題と判断されやすく，安易な抗菌薬の変更が行われやすい．

Q3 固形腫瘍患者では血液腫瘍患者と違って免疫不全時の感染症は考えなくてもよいか？

確かに化学療法の特徴として，固形腫瘍では血液腫瘍に比べて，好中球減少の程度が軽く，期間が短いことが多いので，発熱性好中球減少症の頻度は高くはない．しかし，固形腫瘍でも最近はQ2にもあったように，積極的な化学療法が行われる症例が増えており，注意が必要である．さらに，近年では抗がん効果だけでなく，副作用軽減や緩和治療でのステロイド使用が増えており，固形腫瘍患者でも細胞性免疫低下を十分きたしうると心得るほうがよい．免疫抑制薬と免疫不全の種類・原因微生物の表1を以下に示す．

プレドニゾロン換算で1日投与量10 mg以上かつ総投与量700 mg以上になると感染症の合併が増加するというデータがあり，このような場合は細胞性免疫低下時の原因微生物も考慮する必要がある[1]．固形腫瘍でもニューモシスチス肺炎（PCP）の報告があり，今後増えていくものと予想される[2,3]．

表1 免疫抑制薬と免疫不全の種類・原因微生物

免疫不全の種類	免疫抑制薬	原因微生物
細胞性免疫低下	糖質コルチコイド(プレドニン®など) シクロホスファミド(エンドキサン®) シクロスポリンA(ネオーラル®) タクロリムス(プログラフ®) アザチオプリン(イムラン®) ミコフェノール酸モフェチル(セルセプト®) メトトレキサート(メトトレキセート®) レフルノミド(アラバ®) 抗リンパ球ポリクローナル抗体 ムロモナブ-CD3 バシリキシマブ(シムレクト®) インフリキシマブ(レミケード®) エタネルセプト(エンブレル®)	細菌 　ノカルジア, レジオネラ, リステリア, サルモネラなど 抗酸菌 　結核菌, 非結核性抗酸菌 真菌 　カンジダ, アスペルギルス, クリプトコッカス, ニューモシスチス ウイルス 　CMV, VZV, HSV, EBV, RSV, HHV-6,7 インフルエンザウイルス, パラインフルエンザウイルス, アデノウイルスなど 原虫 　トキソプラズマ, クリプトスポリジウム, 糞線虫など
液性免疫低下	大量の糖質コルチコイド(プレドニン®など) シクロホスファミド(エンドキサン®) アザチオプリン(イムラン®) ミコフェノール酸モフェチル(セルセプト®) 抗リンパ球ポリクローナル抗体 リツキシマブ(リツキサン®)	細菌 　連鎖球菌(肺炎球菌など), インフルエンザ菌, 髄膜炎菌, カプノサイトファガ・カニモーサスなど ウイルス 　エンテロウイルス, VZVなど 原虫 　バベシア, マラリア, ジアルジアなど

Q4 多発転移のある患者で,感染臓器を同定しようと努力してもはっきりしない場合,結局はどうしたらよいか?

　固形腫瘍多発転移のある患者で,上記アプローチをもとに,感染臓器を同定する努力をしてみたが,結局,肺も尿路も問題なく,CTでも熱源が同定しきれないということは多い.つまり,固形腫瘍多発転移患者のFUO(fever of unknown origin)を以下に定義することができる.

固形腫瘍多発転移患者のFUO
・原発巣+多発転移部位の症状以外に所見を認めない発熱患者
・血液培養・尿培養は陰性

・whole body CT は撮っているが明らかな所見はない

　現在，画像診断も進歩しており，CT を撮っていることも多い．CT では転移に加えて感染もしくは小さな膿瘍は正直，判別困難となる状況は多い．このように，異常がないわけではないが決定打に欠けるということが多く，結局どこが熱源かがわかりにくいことは多い．しかし，発熱のあるがん患者では，その specific etiology をはっきりさせることは重要で，迅速かつ適切な抗菌薬処方がアウトカムに大きな影響を与えるといわれている[4]．

　がん患者の発熱の原因に関しては，study によりばらつきはあるが，67％で感染症，23％で非感染症，10％で熱源不明というデータもある．また，感染症が原因といってもその 36％ は臨床判断のみで，細菌学的には示されなかったとされる[5]．特に画像診断が進歩した近年の研究では，がん患者の FUO では腫瘍熱が最も多いとも言われている[6]．ではどうしたらよいか？　に関しては，図2のアルゴリズムが参考になる．

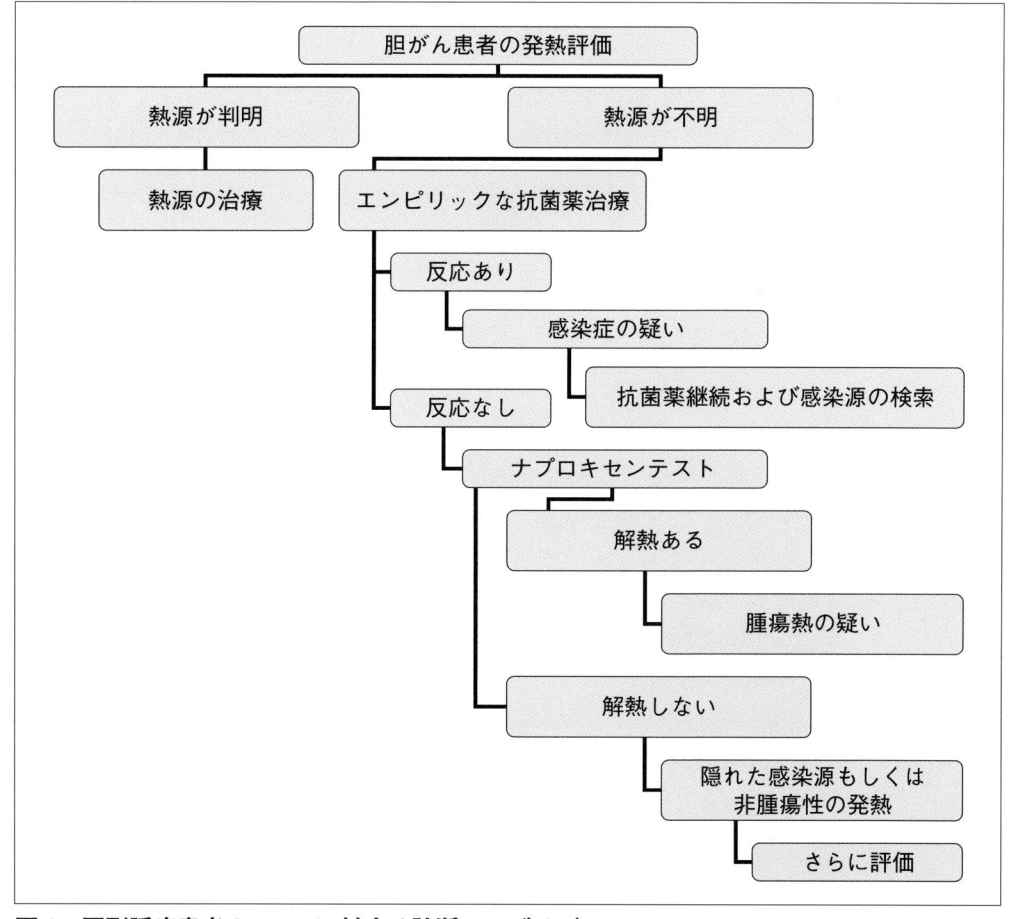

図2　固形腫瘍患者の FUO に対する診断アルゴリズム (文献6より改変)

アルゴリズムにあるように，上記の固形腫瘍FUOに当たる患者で，かつ状態が悪い場合はエンピリックな抗菌薬治療をすることになる．しかし，ここを間違って解釈してはいけない．「とりあえず抗菌薬」という意味ではない．この際は疑いでも病名をつけて治療することが重要である．例えば，「多発肝転移があり，胆管炎や小さな肝膿瘍などは否定できない」，「多発肺転移があり，それに伴う閉塞性肺炎や肺膿瘍などは否定できない」，「腹膜播種の増大で腸管を巻き込んでいるので，その腫瘍内感染が否定できない」などなど，疑いでも病名を挙げて，そこで想定される原因微生物を挙げて治療を開始することが重要である．そうしないと，治療開始したが良くならないときに，適切な判断ができなくなる．原因微生物を挙げて治療をしていれば，ゆっくりではあっても改善している．もしくは悪化していない場合は，もともと上記non-resolving（良くなっていないようにみえる）となりやすいカテゴリーであり，抗菌薬を変更せずに継続するという判断ができる．

Q5 腫瘍熱かどうかいつも悩む．何かよい方法はないか？

腫瘍熱かどうかを確定する方法はない．基本的には除外診断というスタンスが重要である．一応，診断基準として提唱されているものはある[4]が絶対的なものではない．重要なことは，上記固形腫瘍のFUOとして，どこまで他疾患が除外できたかである．これまで説明してきたような流れで十分他疾患が否定できた状況，つまり，腫瘍熱の疑いが高い状況では，ナプロキセン（ナイキサン）テスト（ナイキサン®1回100〜200 mgを1日3回投与し，速やかな解熱が得られるかを見る試験）の感度92%・特異度100%であり，このような状況下ではきわめて有用なテストといえる．筆者の個人的経験では，腫瘍熱の患者はあまり熱で困っていないことが多いので，熱型で判断はせず，患者にずばり「熱が出てますけど，つらいですか？」と聞くのも手である．患者がYesとは答えず，Noもしくは悩むようであれば腫瘍熱の可能性は高い．

腫瘍熱の診断基準
　Ⅰ．1日1度は37.8℃以上の発熱
　Ⅱ．2週間以上続く発熱
　Ⅲ．感染の所見がみられない
　　A．身体所見で
　　B．検体検査で
　　C．画像で
　Ⅳ．アレルギーがなさそう
　Ⅴ．最低7日抗菌薬を投与しても熱が下がらない

固形腫瘍多発転移の FUO 診療のコツ
やっぱりわからないと思ったときに口ずさむ…

【非感染性】	【感染性】
・比較的元気な薬剤熱・腫瘍熱 ・実は大穴，血栓症（深部静脈血栓症/肺血栓塞栓症） ・意外に長引く血腫吸収熱 ・腎機能正常でよい薬剤性間質性腎炎（無菌性膿尿あれば尿中好酸球チェック） ・なぜか最初は気がつきにくい偽痛風 ・熱の原因，無気肺は？　と思ったらゴミ箱診断かもと思え	・むせてもくれない誤嚥（不顕性） ・疑わないと気づけない末梢カテ感染（以前の刺入部も悪者！） ・無症候性細菌尿あたりまえの状況下での熱のみ腎盂腎炎 ・ALP のみちょっと動く（？）胆管炎 ・原因不明の WBC↑ は CD（*Clostridium difficile* 感染）かも ・なぜか教えてくれない蜂窩織炎と肛門周囲腫瘍 ・熱の原因 bacterial translocation？と思ったらゴミ箱診断かもと思え

図3　固形腫瘍多発転移 FUO フレーズ集（「岸田直樹：感染症かどうかわからない場合，感染症チーム医療のアプローチ，p.152, 2009, 南江堂」より許諾を得て抜粋し転載.）

Ⅵ. ナイキサンを飲んだらあっという間に熱が下がる

　固形腫瘍多発転移の患者で熱源がわからないというときに著者が口ずさむフレーズを紹介する（図3の固形腫瘍多発転移 FUO フレーズ集）．意外にこのフレーズに助けられることが多いと感じる．みなさんも活用していただきたい．

文献

1) Stuck AE, Minder CE, Frey FJ：Risk of infectious complications in patients taking glucocorticosteroids. Rev Infect Dis 11：954-963, 1989.
2) Rodriguez M, Fishman JA：Clinical microbiology reviews. vol 17, pp770-782, 2004.
3) Risk of infectious complications in patients taking glucocorticosteroids. Rev Infect Dis 11(6)：954-963, 1989.
4) Elting LS, et al：Outcomes of bacteremia in patients with cancer and neutropenia：observations from two decades of epidemiological and clinical trials. Clin Infect Dis 25：247-259, 1997.
5) Toussaint E, et al："Causes of fever in cancer patients(prospective study over 477 episodes)," Supportive care in cancer. vol 14, pp763-769, 2006.
6) Zell JA, Chang JC：Neoplastic fever：a neglected paraneoplastic syndrome. Support Care Cancer 13(11)：870-877, 2005.
7) Kenneth VI Rolston：Neoplastic fever：all who shiver are not infected, Support Care Cancer 13：863-864, 2005.

CHARTでみる
本ケースにおける「考え方と進め方」

18 固形腫瘍多発転移の発熱へのアプローチ

1 患者背景を考える

　進行胃がんに加え，高血圧，脂質異常症，総胆管結石貯留のある65歳男性．がんはさらに，脳転移・肺転移・肝転移もあり，解剖学的変化は多彩である．また，おそらく脳転移に対して処方されていると思われるベタメタゾン2mgを3週間内服している．ステロイド蓄積量としてはまだそれほどではないが，症状が非典型的になっている可能性や細胞性免疫低下時の原因微生物には注意は必要である．

2 感染臓器を考える

　感染臓器としては，CTまで撮って明らかな所見はなさそうだが，①肝転移による閉塞性胆管炎や小さな肝膿瘍などは否定できない．また②肺転移による小さな閉塞性肺炎や肺膿瘍も完全には除外できないかもしれない．"Common is common"であり，③尿路感染症の除外は改めて必要であろう．

3 原因微生物を考える

　肝転移に伴うものであれば，大腸菌などの腸内細菌や，*Bacteroides*などの嫌気性菌を考える必要がある．また肺転移に伴うものであれば，口腔内のグラム陽性球菌や*Peptostreptococcus*などの嫌気性菌などを考える必要がある．医療曝露の程度や全身状態によっては，これに加えて院内の耐性傾向の強いグラム陰性桿菌群であるSPACE（*Serratia, Pseudomonous, Acinetobacter, Citrobacter, Enterobacter*）のカバーを考慮する．

4 抗菌薬を考える

肺もしくは胆道系いずれの場合でも，
　①院内の耐性傾向の強いグラム陰性桿菌を考慮しない場合
　　アンピシリン・スルバクタム　1.5g　6時間毎
　②院内の耐性傾向の強いグラム陰性桿菌を考慮する場合
　　ピペラシリン・タゾバクタム　4.5g　6時間毎

5 最終的な治療方針

　悪寒戦慄を伴う発熱が持続しており，腫瘍熱としてナプロキセン（ナイキサン）テストに行くよりは感染症を疑い再検査をするほうがよい．このような場合は血液培養を繰り返し提出することは重要である．また，最初の画像で明らかな所見がなかったとしても，時間

が経って膿瘍が顕在化してくることは多々あるため，再度画像を撮り直すことで明らかになることも多い．また，最初は肝転移に伴う胆管炎だったかもしれないが，その後，入院点滴管理となったことによる，末梢静脈炎を起こしている可能性があるので，点滴刺入部などもチェックが必要である(図３の"固形腫瘍多発転移 FUO フレーズ集"を再度口ずさんでみよう！)．それでも明らかな所見がない場合は，悪寒戦慄スレスレでも腫瘍熱はないわけではない[7]．よって，ナプロキセンテストをトライしてもよいかもしれない．本症例は，再度腹部エコーを施行したところ，肝転移と思われていた部位が肝膿瘍であることが判明した．

19. 骨髄移植後1カ月以内の発熱へのアプローチ

冲中敬二

> **ケース** 造血幹細胞移植後6日目に発熱，呼吸器症状をきたした45歳男性

▶現病歴

　ADLの自立した45歳男性．急性骨髄性白血病に対してイダルビシン，シタラビンを用いた寛解導入療法を行い，寛解導入成功．その後，HLA（ヒト白血球型抗原）適合同胞からの同種骨髄移植目的で入院．全身放射線照射併用シクロホスファミド療法で骨髄破壊的前処置を行い，GVHD（移植片対宿主病）予防にシクロスポリン，メトトレキサートを使用した．移植後6日目に悪寒を伴う39℃の発熱があり，セフェピム投与開始するとともに診断および治療について感染症科コンサルト．
　軽度の呼吸苦と胸痛，咳嗽があるが，それ以外の症状は特になし．予防投与としてレボフロキサシン，フルコナゾール，バラシクロビル内服している．薬物アレルギーなし．

▶身体所見

　体温38.6℃，心拍数110/分・整，呼吸数22/分，血圧120/58 mmHg，SpO_2 97%，全身状態：きつそうにみえる．頭頸部：特に問題なし．項部強直なし．心臓：Ⅰ・Ⅱ音正常，雑音なし．胸部：肺野ラ音なし．腹部：平坦・軟，腫瘤なし．四肢：冷感・チアノーゼなし．

▶検査データ

　Ht 25%，白血球200/μL（分画検査不能），血小板20,000/μL，Hb 7 g/dL，BUN/Cre 25/1.2，血糖・電解質に異常なし，CRP 3.2 mg/dL，胸部単純X線：右下肺野浸潤影．
　移植前の血清学的検査では，HSV（単純ヘルペスウイルス），CMV（サイトメガロウイルス），EBV（EBウイルス），VZV（水痘・帯状疱疹ウイルス），トキソプラズマ抗体が陽性であった．

■はじめに

　2009年に欧米の造血幹細胞移植学会や米国感染症学会，米国疾病管理予防センターなどが合同で作成した，造血幹細胞移植における感染症予防のガイドライン[1]が発表された．本稿ではこのガイドラインを中心に，現時点での造血幹細胞治療における感染症に対するマネジメントについて考える．

　　※原則として，本稿における造血幹細胞移植は骨髄破壊型移植を指すものとする．同種造血幹細胞移植の前治療には，骨髄破壊型と骨髄非破壊型がある．移植直前に大量の抗がん剤で骨髄中の腫瘍細胞を殲滅することを重視するのが前者であるのに対し，後者は移植後のドナー骨髄細胞による免疫(抗腫瘍)作用によって腫瘍細胞を殲滅することを重視する治療方法で，ミニ移植とも呼ばれる．

　本稿に記載されているエビデンスレベルは，上記ガイドラインより抜粋したものである

Q1 そもそも同種造血幹細胞移植とは？また，その免疫不全の特徴とは？

　造血幹細胞移植には自家移植と同種移植がある．自家移植は，骨髄不全が起こりうるような大量抗がん剤治療を行えるように，バックアップ用の造血幹細胞を患者自身から予め採取しておき，抗がん剤治療後に移植する治療方法である．同種移植も大量抗がん剤治療や全身放射線治療を行うことを1つの目的としているが，ドナーの免疫担当細胞による抗腫瘍効果(GVL/GVT効果：graft versus leukemia/tumor)も期待していることが両者間の大きな違いである．自家移植は自身の細胞を移植するため，原則的には拒絶反応はみられないが，同種移植では拒絶反応としてGVHD(graft versus host disease)がみられるという点も大きな違いである．今回の症例のようにHLA完全適合間移植であっても，ドナーとレシピエントの細胞表面抗原間には細かな差異が存在し，レシピエントの体はドナーの免疫担当細胞の標的となりうる．このGVHDはレシピエントの細胞性免疫，液性免疫不全の原因となり，また粘膜障害をきたすなど，患者の免疫不全と密接に関連する(表1)．
　GVL/GVT効果とGVHDのバランスを保つために免疫抑制薬を用いたコントロールが必要となり，さらに複雑な免疫不全を引き起こす．
　次に同種移植における免疫不全からの回復過程について述べる．
　好中球の回復の速さは自家移植と大きな変わりはなく，通常，週の単位である．しかし，リンパ球の回復は月〜年の単位での回復となる．図1に示すように好中球，単球がまず回復し，続いてNK細胞，CD8 T細胞，B細胞，最後にCD4 T細胞の順で回復する．しかし，B細胞が機能上有効な抗体を産生するようになるには，抗

表1 造血幹細胞移植

	自家移植	同種移植
使用する造血幹細胞	患者自身の造血幹細胞	骨髄提供者の造血幹細胞
抗腫瘍効果	大量抗がん剤±全身放射線治療	抗がん剤±放射線＋GVL/GVT効果
GVHD	原則なし	あり
免疫抑制薬	原則不要	必要
治療関連死亡率	低い	高い
死因のうち感染症が占める割合[10]	6%	16〜19%

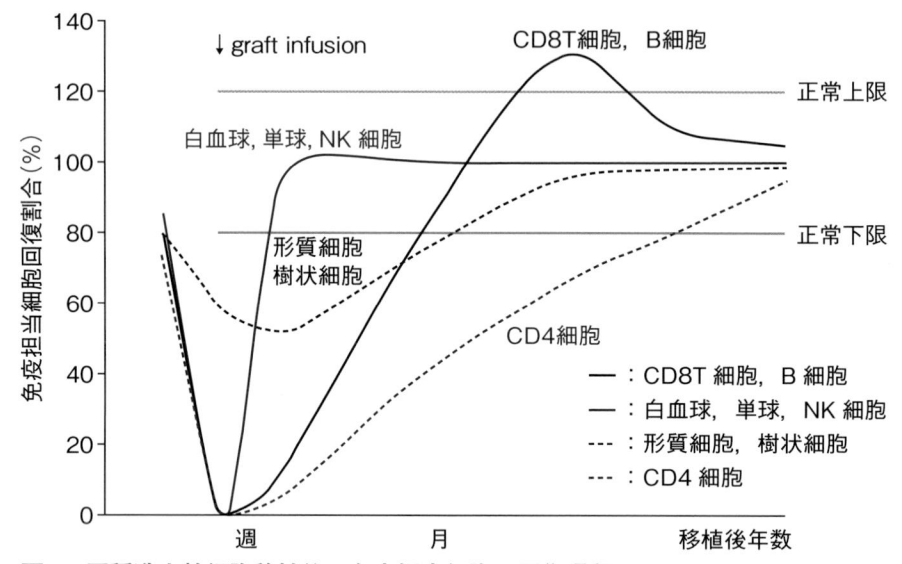

図1 同種造血幹細胞移植後の免疫担当細胞の回復過程(文献1より改変)

原への曝露や，CD4細胞の関与が不可欠であり，本来の機能回復には2年は必要と考えられている．また，重症GVHDの存在はこれらの機能回復に非常に大きな影響を及ぼすことが知られている．

CD4細胞数は，細胞性免疫回復の1つの指標となりうると期待されている．しかし液性免疫回復の指標としてのIgGの値は信頼できない．これは，上記のとおりB細胞が本来の機能を回復するのに時間がかかり，初期に産生されるIgGは多様性に乏しく，本来の効果を期待しづらいと考えられているためである．現在信頼できる指標として，ワクチンや感染症罹患後の抗体産生能力が挙げられるが，ルーチンにチェックできる指標ではなく現実的ではない[1]．

これらの免疫担当細胞の回復過程を踏まえたうえで，同種造血幹細胞移植後の感染症は3つ時期に分けて考えると理解しやすい(図2)．

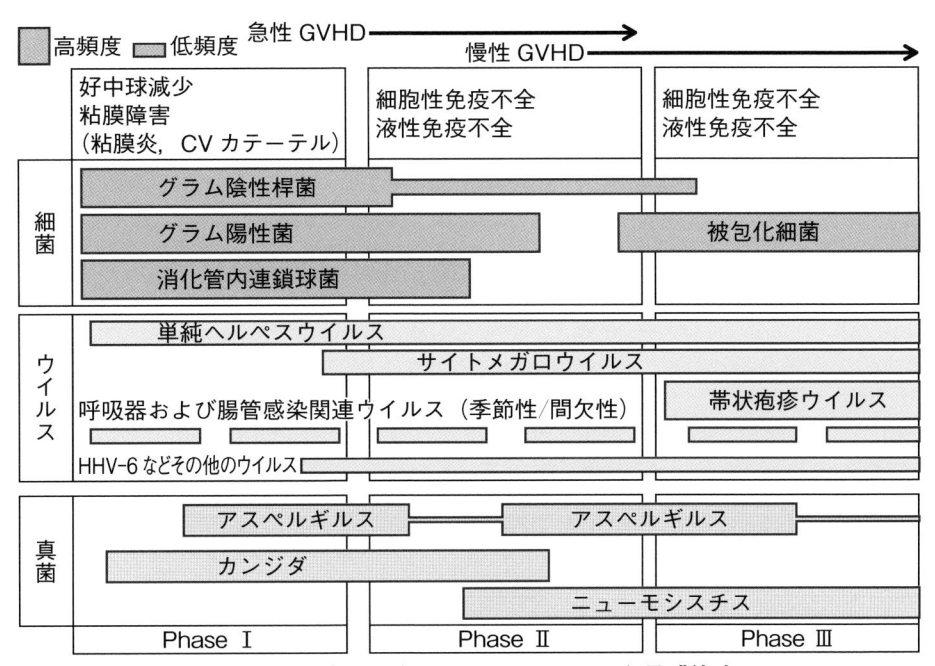

図2 同種造血幹細胞移植治療後の各Phaseにおける日和見感染症(文献1より改変)

- Phase Ⅰ：生着前　　　［生着まで(15～45日前後)］
- Phase Ⅱ：生着後早期　（生着から100日目まで）
- Phase Ⅲ：生着後後期　（生着後100日目以降）

Phase Ⅰ：大量抗がん剤治療や全身放射線治療などの移植前処置による好中球減少や，口腔内などの消化管を中心とした粘膜障害・CVカテーテルの存在による皮膚のバリア障害による免疫不全が原因となり，細菌感染，カンジダ，単純ヘルペスウイルスの再活性化などが主な問題となる．

Phase Ⅱ：急性GVHDおよび，その予防・治療目的の免疫抑制薬による細胞性免疫不全・液性免疫不全が中心となり，サイトメガロウイルスやアスペルギルス，ニューモシスチスなどによる感染症が問題となる．

Phase Ⅲ：慢性GVHDおよびその治療目的の免疫抑制薬の存在が問題となり，さらに液性免疫の回復が遅れることで，Phase Ⅱの病原体に加えて肺炎球菌やインフルエンザ菌のような被包化細菌，帯状疱疹ウイルス感染症などが目立つようになる．

Q2 なぜ移植前にウイルスなどの血清学的検査が必要なのか？

造血幹細胞移植前のウイルス感染症を中心とした感染症既往のスクリーニング

表2 再活性化の危険性のある主な病原体(文献1より作成)

病原体	測定対象
EBウイルス	EBV-IgG　子供AⅡ　成人BⅡ
サイトメガロウイルス	CMV-IgG　AⅡ
水痘帯状疱疹ウイルス	VZV-IgG　AⅡ
単純ヘルペス	HSV-IgG　AⅡ
A型肝炎	HAV-IgG　推奨しない
B型肝炎	HBs抗原，HBs抗体，HBc抗体　AⅡ
	HBc抗体陽性/HBs抗原陽性ならDNAも　AⅢ
C型肝炎	HCV抗体　AⅡ
結核	すべてのレシピエントにはツ反/QFTを勧めない

ツ反：ツベルクリン反応検査　QFT：クオンティフェロン検査

は，主に再活性化のリスク評価のために行う(表2)．

　今回の症例ではHSV，CMV，EBV，VZV，トキソプラズマの抗体価が陽性であった．

　HSV抗体価が陽性の患者には，最低限生着までの期間，再活性化の予防目的にアシクロビルもしくはバラシクロビルの予防投与を行う必要がある．抗体価が陰性なら予防投与は不要である．

　CMV抗体価が陽性の患者にはpre-emptive therapy(先制攻撃的治療)を行う必要がある．これは定期的に抗原血症をチェックし，増加傾向もしくは高値であることを指摘した時点で早期に抗ウイルス薬治療を開始することによって，CMV感染症を未然に防ぐ治療戦略である．

　EBV感染の既往がある患者は，移植後のリンパ増殖性疾患に注意が必要で，T細胞除去移植や抗T細胞抗体薬の使用，臍帯血移植などT細胞を強力に抑制する処置を行った場合にはPCRを使ったDNA量をフォローすることが推奨されている(BⅡ)．早ければ，発症3週間前にはDNA量が増加することが示されており，早期に免疫抑制薬を減量する，リツキシマブの導入を検討するなどのpre-emptive therapyが可能となる．本邦でも実施している施設はあるが，現状では保険の問題もあり一般化することは困難である．

　VZV抗体価が陰性であった場合には，他のウイルスと同様にウイルスへの曝露を避けることが重要となる．VZVにはワクチンがあるため，家族などの介護者も抗体価をチェックし，必要に応じてワクチン接種を行うことができる．

　最後にトキソプラズマだが，本邦での抗体保有率は12.4～16.4%との報告もあり[2]，やはり移植後の再燃の危険性があるため，ウイルスと同様，移植前のIgG抗体価のチェックが推奨されており(BⅢ)，本邦でも実施している施設もある．抗体保有患者がGVHDによる長期免疫抑制薬投与が必要にもかかわらずST合剤が使用できない状況など，再活性化のリスクが高い場合にはPCRによるスクリーニン

表3 Phase Iで関連する主な病原体(文献3より改変)

病原体	リスクの最も高い時期	予防内容	発生率
単純ヘルペス	1~2週	アシクロビル,バラシクロビル	5~9%
グラム陽性菌菌血症※	1~4週	広域抗菌薬	20~30%
グラム陰性菌菌血症※※	1~4週	広域抗菌薬	5~10%
カンジダ	1~4週	フルコナゾール,ミカファンギン,ボリコナゾール	全身感染症<5% 定着30%
アスペルギルスおよびその他,糸状真菌	1~4週	HEPAフィルタ イトラコナゾール,ボリコナゾール,ミカファンギン,低用量アムホテリシン	呼吸器感染症<5%
ウイルス	2~5週	隔離,手指衛生	15%
特発性肺症候群	2~4週		8~17%

※主にコアグラーゼ陰性ブドウ球菌,viridans-group連鎖球菌,腸球菌
※※主に緑膿菌,腸内細菌,S.maltophilia,レジオネラなど

グも推奨されている(BⅡ).

Q3 本ケースが感染症に罹患しているとすれば,侵されやすい感染臓器,原因となる頻度の高い微生物はなにか？

　生着前のPhase Iであり,現在の主な免疫不全の構成要素として好中球減少,粘膜・皮膚のバリアの障害が重要となる(図1, 2参照).このため,主に体表や消化管内の細菌叢を中心とした病原体に起因する感染症に特に注意が必要となる(表3).
　この時期の代表的な感染臓器としては,以下のとおりである[4].
・細菌感染
　菌血症(カテーテル関連血流感染など),肺炎,腸炎(neutropenic enterocolitis,偽膜性腸炎)など.
・真菌感染
　粘膜カンジダ症(口腔内,消化管,陰部),播種性カンジダ症(肝臓,脾臓,眼,皮膚など).
　アスペルギルス,フサリウム,ムコール(肺,副鼻腔,中枢神経,皮膚など).

表4 Phase Iを中心とした造血幹細胞移植後の肺合併症(文献5より改変)

合併症	移植後日数	発生率	浸潤影の特徴
肺水腫	1～30	不明	びまん性
肺胞出血	1～30	5%	びまん性
細菌性肺炎	1～30	20～50%	巣状
アスペルギルス感染症	1～30	20%	巣状
単純ヘルペスウイルス感染症	1～30	5～7%	びまん性
サイトメガロウイルス感染症	31～100	10～40%	びまん性
特発性肺症候群	31～100	10～17%	びまん性
ニューモシスチス感染症	31～100	<1%	びまん性

・ウイルス感染
  HSV
    口内炎，食道炎，まれにウイルス血症から肺炎，中枢神経，肝臓，消化管，副腎など（気管支炎や肺炎は咽頭炎から広がることもある）．
  呼吸器ウイルス（RSウイルス，パラインフルエンザウイルス，ライノウイルス，インフルエンザウイルスなど）．
・上気道炎，気管支炎，肺炎など

Q4 本ケースでは肺に問題が起こっているようである．では，造血幹細胞移植後のPhase Iにおける肺合併症にはどんなものがあるか？

今回のようなPhase Iにおける肺合併症の主な鑑別疾患は表4の通りである．
感染症では上記の原因微生物による細菌性肺炎のほか，レジオネラ肺炎も鑑別に挙がる．通常，レジオネラは市中肺炎の原因微生物だが，造血幹細胞移植の際に水回りなどからの感染例も報告されており，今回のガイドラインではAIIの推奨レベルで，肺炎の鑑別疾患としてレジオネラ肺炎を挙げる必要性を説明している．その他，侵襲性肺アスペルギルス症やヘルペス肺炎なども鑑別に挙がる．
非感染性の原因として，生着症候群や生着前症候群といわれる生着前後の過剰なサイトカインや前処置の合併症，原病，併存疾患などに起因した肺水腫，肺胞出血が挙げられる．

Q5 感染症治療はどのように行うか？

　今回は，コンサルト前にすでにセフェピムの投与が開始となっている．2002年米国感染症学会の発熱性好中球減少症（FN）に対する抗菌薬使用のガイドライン[6]でも，初期投与の薬剤として推奨されている．緑膿菌や腸内細菌などグラム陰性桿菌の関与する菌血症では急激に増悪する経過を辿ることがあるため，原因微生物が不明な時点ではこれらのグラム陰性桿菌のカバーは必須である．しかし，これらのグラム陰性桿菌をセフェピムで治療可能であるかどうかは，それぞれの施設における細菌の薬剤感受性結果（antibiogram）次第であり，薬剤選択の際には確認が必要である．たとえばセフェピムの緑膿菌への感受性が80％を下回る施設での初期治療にセフェピムは使いづらい．

　これら初期治療開始後に発熱原因の精査を行い，原因に合わせた治療を行うこととなる．

　最終的に原因微生物がはっきりしたとしても，よほど落ち着いている場合でなければ好中球が回復するまでは緑膿菌のカバーは続けることが多い［2002年のガイドラインでは，治療開始時に低リスク※であり，合併症がなく，5～7日無熱が続いている場合には，7日目で好中球500/μL未満であっても抗菌薬を中止できるとしている．（※リスク分類に関しては原著を参照）］．

Q6 この感染症を予防する最適な方法は？

　本ケースでは，レボフロキサシンに加えてフルコナゾールとバラシクロビルが予防投与されている．

　今回のガイドラインでは，キノロンによる一般細菌感染予防がＢⅠで推奨されるようになった．しかし，同種造血幹細胞移植患者を対象とした大規模な予防内服の研究は行われていない．その一方では耐性菌による菌血症の増加を示唆する報告もある[7]．推奨度がＢⅠと低い原因のひとつとして，耐性菌増加の懸念が挙げられる．どの種類の薬剤を用いるかはその施設のアンチバイオグラムによって異なる．

　次に生着前のHSV感染予防に関しては，アシクロビルでの研究が多数報告されており，その効果も示されている．低用量での予防や，間欠的投与など問題となる投与方法がなされていなければ，耐性ウイルスの出現率も低く，HSVへの予防内服はＡⅠで推奨されている．なお，アシクロビルとバラシクロビルとではその効果には差がないと考えられている[8]．

　CMVに対するpreemptive therapyに関しては前述の通りである．

　最後に真菌感染についてであるが，主に予防内服の対象となるのはカンジダであ

る.これに対しては今までの研究によってフルコナゾール400 mgの予防投与が確立しておりAⅠでの推奨となっている.しかし全身性真菌感染症の発生が15％以上と予測される治療の場合に限り有用という報告もあり,症例ごとに適応の判断をすることが必要である[9].

またアスペルギルスに関しては,カンジダほどの強い推奨はなくPhaseⅡでリスクが高い人への予防投与がBⅠで推奨されている.

文献

1) Center for International Blood and Marrow Transplant Research (CIBMTR) ; National Marrow Donor Program (NMDP) ; European Blood and Marrow Transplant Group (EBMT) ; American Society of Blood and Marrow Transplantation (ASBMT) ; Canadian Blood and Marrow Transplant Group (CBMTG) ; Infectious Disease Society of America (IDSA) ; Society for Healthcare Epidemiology of America (SHEA) ; Association of Medical Microbiology and Infectious Diseases Canada (AMMI) ; Centers for Disease Control and Prevention (CDC) : Guidelines for preventing infectious complications among hematopoietic cell transplant recipients : a global perspective. Bone Marrow Transplant 44 : 453-558, 2009. Biol Blood Marrow Transplant 15 : 1143-1238, 2009.
2) Khin-Sane-Win, et al : Prevalence of antiboy to Toxoplasma gondii in Hyogo Prefecture, Japan : comparison at a 10-year interval. Kobe J Med Sci 43 : 159-168, 1997.
3) Gerald L, Mandell et al : Mandell, Douglas, and Bennett's Principles and Practice of Infectious Diseases. 7th ed, Elsevier/Churchill Livingstone, New York, 2009.
4) Up to date : Elias Anaissie, MD : Overview of infections following hematopoietic cell transplantation. Last literature review version 18.1 : 1月2010. サイトへのアクセス日2010年6月21日.
5) Yen KT, et al : Pulmonary complications in bone marrow transplantation : a practical approach to diagnosis and treatment. Clin Chest Med 25 : 189-201, 2004.
6) Hughes WT, et al : 2002 guidelines for the use of antimicrobial agents in neutropenic patients with cancer. Clin Infect Dis 34 : 730-751, 2002.
7) Mikulska M, et al : Blood stream infections in allogeneic hematopoietic stem cell transplant recipients : reemergence of Gram-negative rods and increasing antibiotic resistance. Biol Blood Marrow Transplant 15 : 47-53, 2009.
8) Moloney M, et al : Dosing schedule of oral valacyclovir for prevention of herpes simplex virus. Bone Marrow Transplant 32 : 1035, 2003.
9) Kanda Y, et al : Prophylactic action of oral fluconazole against fungal infection in neutropenic patients. A meta-analysis of 16 randomized, controlled trials. Cancer 89 : 1611-1625, 2000.
10) CIBMTR Summary slides PartⅠ-slide18　http://www.cibmtr.org/ReferenceCenter/SlidesReports/SummarySlides/index.html#Part1.

CHARTでみる
本ケースにおける「考え方と進め方」

⑲ 骨髄移植後1カ月以内の発熱へのアプローチ

1 まずは経験的(エンピリック)治療を開始する

1) 発熱性好中球減少症として，2セットの血液培養，可能なら喀痰培養を採取後，迅速に第四世代セファロスポリンもしくはカルバペネムによるエンピリック治療を開始する．
2) どの薬剤を用いるかはその施設のアンチバイオグラムを参考にする．
①セフェピム　1g　8時間毎　もしくは　2g　12時間毎
②メロペネム　1g　8時間毎

2 患者背景を考える

1) 本ケースは同種造血幹細胞移植後早期(Phase I)であり，好中球減少，粘膜障害を中心とした免疫不全症例である．
2) 移植に至るまでの経過をしっかりと把握する必要がある．原病の状態，抗がん剤治療歴，感染症罹患歴，造血幹細胞の種類・適合度，移植前処置の内容，予防抗菌薬の有無，現在挿入されている異物(デバイス)の確認など．
3) レシピエント，ドナーのウイルス感染症など，再活性化のリスクのある疾患の抗体価を把握する．

3 感染臓器を考える

1) 発熱性好中球減少症という診断で満足してはいけない．たとえば，好中球減少性腸炎(neutropenic enterocolitis)なら，嫌気性菌のカバーは必須であるし，肝膿瘍ならカンジダのカバーも考慮する必要がある．また，臓器診断をすることで治療期間も決まる．
2) 本症例のような，Phase I での下気道感染症には特に注意が必要で，わずかな呼吸器症状であっても見逃さないように注意する．疑ったものの確定診断が得られない場合には早期の胸部 CT 検査も検討する．

4 原因微生物を考える

1) 感染臓器がある程度詰められれば，さらに原因微生物の検討が行いやすくなる．今回の症例では細菌・糸状真菌のほか，口腔・咽頭部にヘルペス病変がある場合や，sick contact の状況によってはウイルスの関与も調べる必要がある．喀痰の培養(ウイルス培養も含む)・細胞診検査のほか，場合によっては血清学的補助診断，尿中抗原検査や気管支鏡検査での検体採取の必要性についても検討する．
2) 逆に血液培養結果が先に判明し，それを手掛かりに臓器診断を行うこともある．

5 抗菌薬を考える

　臓器・原因微生物の診断ができればそれに合わせた抗菌薬へ変更する．ただし，好中球減少期間は，原則として緑膿菌を含む耐性傾向のグラム陰性桿菌のカバーを続ける必要がある．

6 最終的な治療方針

　1）非感染性疾患が原因となることも多く，最終的な感染症診断が困難なことも多い．その場合には確定診断に至らなくても，想定される原因微生物に合わせた治療期間を完遂するケースも少なくない．

　2）また，経過中に新たな問題が合併してくることも少なくないため，1つの疾患の診断に満足することなく常に慎重な経過観察が必要である．

20. ステロイド/生物製剤投与中の感染症へのアプローチ

上原由紀

ケース 発熱，呼吸困難を訴える血管炎の64歳男性

▶現病歴

　Wegener肉芽腫症にてプレドニゾロン20 mg，シクロホスファミド50 mg内服中の64歳男性．原疾患のコントロールがついてきたためプレドニゾロン減量中であった．発熱，咳嗽を訴え救急外来を受診し，右上葉の肺炎の診断で膠原病内科入院のうえ，セフェピム投与し，徐々に改善していた．入院時の喀痰培養，血液培養ともに陰性．5日目に再度発熱，呼吸困難感があり，右上葉の浸潤影増大し，左下肺にも浸潤影出現した．診断，治療について感染症科コンサルト．コンサルト時の内服はプレドニゾロン40 mg，シクロホスファミド50 mg，リセドロン酸，ランソプラゾール．

▶身体所見

　体温39.6℃，心拍数110/分，呼吸数25/分，血圧120/62 mmHg．全身状態：きつそう．頭目耳鼻喉：結膜・咽頭軽度発赤あり．心臓：Ⅰ・Ⅱ音正常，雑音なし．胸部：右上肺野・左下肺野の呼吸音減弱，打診上濁音，ラ音あり．腹部：平坦・軟，圧痛・腫瘤なし，肝脾腫なし．四肢：浮腫なし，皮疹なし，チアノーゼなし，皮膚はところどころ皮下出血あり．

▶検査データ

　白血球12,200/μL（85％好中球，8％桿状球，4％リンパ球，1％単球），血小板14万/μL，CRP 8.5 mg/dL．肝機能，電解質正常，BUN/Cre28/2.1．喀痰グラム染色：多量の多形核白血球，菌はみえない．胸部単純X線：右上葉・左下肺に浸潤影．胸部CTでも同様の所見，膿瘍・液面形成なし．

■ はじめに

　ステロイドやシクロホスファミド，tumor necrosis factor（TNF）-α阻害薬といった薬剤は，自己免疫疾患やアレルギー性疾患の治療，また臓器移植後の拒絶反応予防などに使われ，主として細胞性免疫障害をきたす薬剤である（表1）．免疫系のネットワークは相互が複雑に関連しており，純粋な細胞性免疫障害というのはなかなか存在しない．しかし，これらの薬剤を使用している症例においては，免疫障害がなくても感染しうる普遍的な微生物に加え，細胞性免疫障害に特有の原因微生物について考慮しなくてはならない．過去にはプレドニゾロンを1日10 mg以上あるいは積算投与量が700 mgを超えると，明らかに感染症をきたす確率が上がるという報告がある．

　なお，これらの薬剤を使用する病態のうち，骨髄・臓器移植における感染症の治療と予防については別途に体系化された方法があるが，専門性が高いため本稿では割愛する．

Q1 ステロイド/生物製剤投与中に問題となる感染症は？

　細胞性免疫障害で問題となるのは，細胞内に寄生する微生物である．このような微生物に対しては，好中球による殺菌や抗体・補体といった液性免疫の機序は働くことができないため，細胞性免疫機序が重要な役割を果たす．表2に細胞性免疫障害で問題となる代表的な微生物を示す．他のタイプの免疫障害に比較すると，ウイルス，真菌，原虫および寄生虫の関与をより強く念頭に置かなくてはならないという特徴がある．

　後天的な細胞性免疫障害の代表であるHIV感染患者において日和見感染症をきたす微生物と重なっている部分も多い．しかし同じ微生物でも，HIV感染患者と非感染患者との間で臨床像が異なることがしばしば見受けられる．たとえばサイト

表1　細胞性免疫障害をきたす薬剤

ステロイド
免疫抑制薬
　シクロスポリン，タクロリムス，シロリムス，ミコフェノール酸モフェチルなど
代謝拮抗薬およびアルキル化薬
　メトトレキサート，アザチオプリン，フルダラビン，シクロホスファミド，メルファランなど
生物学的免疫抑制薬
　ムロモナブ-CD3（OKT3），抗胸腺細胞免疫グロブリン（ATG），抗TNF-α阻害薬など

メガロウイルス感染症については，HIV感染患者では網膜炎が最も多いが，非HIV感染患者では肺炎など，網膜以外の部位に感染をきたすことが多い．

Q2 診断と必要な検査は？

　感染症の診断・治療に重要な「原因微生物の検出」は，免疫能正常患者や他の免疫障害患者に比較すると難しいといえる．まず原因微生物が細胞内に感染しており，喀痰や尿などの体液にそのまま浮遊しているわけではないため，適切な検体の採取が困難である．またウイルスが原因となることも多く，通常の検査室では培養や遺伝子検出を行うことが困難である．それゆえ細胞性免疫障害患者における感染症の診断には，感染臓器や器官の生検を行い，組織を用いて原因微生物を検出するのが有力な方法となる．

　具体的には，組織の培養や原因微生物の遺伝子検索，病理診断などがある．あるいは血球や穿刺液中の細胞を取り出して破壊し，それを検査に供することもある．

　血中抗原・抗体検査による診断も行われる．抗体検査に関しては，原因微生物の種類によっては1回の検査のみで診断可能な場合もあるが，2週の間隔を開けた2回の検査，つまりペア抗体による抗体価上昇の確認を行ったうえで診断しなければならない場合が多いため，迅速性に欠けるのが欠点である．また，ヘルペス属ウイルスの多くは初感染ではなく過去に感染したものの再燃であるため，IgMやIgGの測定によって活動性の感染症をきたしているか否かを判定するのは困難である．PCR法による血中ウイルス量定量もあるが，保険収載されていない項目も多いため費用負担の問題が生じる．サイトメガロウイルスアンチゲネミアについては保険収載されているが明確な基準値のない項目であるため，臨床経過とあわせた結果解釈が必要である．

　細菌についても *Legionella* や *Nocardia* といった特殊な培地や長期培養を要するものがあるため，あらかじめ微生物検査室にこれらの細菌を疑っていると伝えておく必要がある．

　血中 β-D glucan は深在性真菌症に関する特異度の高い検査として用いられており，*Candida*，*Aspergillus*，*Pneumocystis* の培養や組織診断などの結果を待つ間のエンピリック治療開始の指標となる．また，*Aspergillus* 抗原や *Cryptococcus* 抗原が各真菌に特異性の高い検査項目として利用されている．診断はこれらの血中真菌抗原を臨床判断に用いる場合には，偽陽性をきたす条件に留意し，あくまでも原因微生物を直接検出する検査の補助であることを忘れないようにする．

表2 細胞性免疫障害で問題となる原因微生物の例

ウイルス
 herpes simplex virus (HSV)
 varicella zoster virus (VZV)
 サイトメガロウイルス (CMV)
 Epstein-Barr virus (EB virus)
 アデノウイルスなどの呼吸器ウイルス

細菌
 Listeria
 Legionella
 Mycobacterium
 Nocardia
 Salmonella

真菌
 Pneumocystis jirovecii
 Aspergillus spp.
 Cryptococcus spp.
 Candida spp.
 Histoplasma spp.（日本では稀）
 Coccidioides spp.（日本では稀）
 Penicillium marneffei

原虫・寄生虫
 Toxoplasma gondii
 Strongyloides
 Cryptosporidium
 Isospora belli

Q3 本ケースの感染症の原因微生物と治療方針は？

　表2の各種感染症のうち，肺炎を起こす可能性の高いものを原因微生物として挙げる必要がある．また入院5日目でもあり，病院感染をきたす原因微生物の重複感染についても考慮する．表2のうち肺病変をきたす可能性が高い原因微生物と，それらの治療法について表3に掲げるが，本ケースに絞ったより具体的な考え方についてはフローチャートの項で別途述べることにする．

Q4 この感染症を予防する最適な方法は？

　細胞性免疫障害をきたす薬剤を使用する際の感染症には，免疫抑制薬を必要とす

る原疾患，免疫抑制薬の種類と投与量や期間，原因微生物の種類と，多様な組み合わせが考えられるが，個々について信頼できる予防のガイドラインがあるわけではない．表2に示した各種感染症のうち，*Pneumocystis jirovecii* と *Mycobacterium tuberculosis* についてはさまざまな検討がなされており，感染症の予防に関してある程度知見が定まっていると言える．

●*Pneumocystis jirovecii*（*P. jirovecii*）

ステロイド使用者においては，プレドニゾロン換算で1日20 mg以上を1カ月以上使用し，かつ他の免疫抑制薬を併用する場合には予防を行うのが一般的である．特に，TNF-α阻害薬やWegener肉芽腫でよく用いられるシクロホスファミドとの併用は *P.jirovecii* 感染のハイリスクであるため，予防が必要である．具体的な予防法を以下に述べる．

①ST合剤（スルファメトキサゾール・トリメトプリム合剤）
　　400/80 mg（バクタ®1錠）　1日1回内服　あるいは
　　800/160 mg（バクタ®2錠）　週3回内服

中止時期についても一定の見解はないが，プレドニゾロンとシクロホスファミドとの併用を行った患者においては，その影響が長期間残ることが知られている．薬剤中止後CD4数が200/μL以上に回復しても，6カ月間は予防を続けたほうがよいとする専門家もいる．

ST合剤は *P.jirovecii* 以外にもさまざまな原因微生物に活性を有する．たとえば緑膿菌を除いた多くのグラム陰性桿菌，MRSAを始めとするグラム陽性球菌，*Legionella* spp., *Listeria monocytogenes*, *Nocardia* spp., *Mycobacterium marinum* などである．よってST合剤を予防投与中の患者に感染症が起きた場合，これらの原因微生物以外に起因する可能性を考えて診療にあたる．また，SLE（全身性エリテマトーデス）の患者においてはサルファ剤に対する副作用の頻度が高いことが知られており，他の予防法が必要となることも多い．

②ペンタミジン（ベナンバックス®）300 mg 超音波ネブライザー吸入　月1回換気のよい個室で行う

ペンタミジン吸入については有効性について十分な検討がなされていないため，できるだけST合剤を第一選択とする．

その他，アトバコンやダプソン，クリンダマイシンとプリマキンを併用する方法もあるが，クリンダマイシン以外は日本で市販されていない．

●*Mycobacterium tuberculosis*（*M. tuberculosis*）

免疫抑制薬を使用している患者では，*M.tuberculosis* 曝露後の感染・発病はもちろん，過去の感染からの再燃のリスクが高い．TNF-α阻害薬やステロイド全身投与（1日15 mg以上かつ1カ月間以上）はよく知られた危険因子である．これらの薬剤を使用しており，過去に *M.tuberculosis* に感染したことがある患者においては，

表3 細胞性免疫障害患者において呼吸器感染症をきたす原因微生物とその治療（入院加療を想定し，静脈内投与を主に記す）

ウイルス

- サイトメガロウイルス（CMV）
  ガンシクロビル 5 mg/kg を 12 時間毎 静脈内投与 2～3 週間
  　　　　　　　　続いて
  ガンシクロビル 5 mg/kg を 24 時間毎 静脈内投与 3～6 週間
- herpes simplex virus（HSV）
  アシクロビル 5 mg/kg を 8 時間毎 静脈内投与 1～2 週間
- varicella-zoster virus（VZV）
  アシクロビル 10 mg/kg を 8 時間毎 静脈内投与 1～2 週間
- Epstein-Barr virus（EB ウイルス），アデノウイルスなどの呼吸器ウイルス
  有効な抗ウイルス薬はない

細菌

- *Legionella*
  シプロフロキサシン 300 mg 12 時間毎 静脈内投与 21 日間
- *Nocardia*（以下の治療は日本国内では適用外）
  ST 合剤 トリメトプリム換算で 15 mg/kg/日 4～6 回に分割し静脈内投与 ⎫
  　　　　　　　　　　　＋　　　　　　　　　　　　　　　　　　　　　　⎬ 3～6 週間
  アミカシン 7.5 mg/kg 12 時間毎 静脈内投与 　　　　　　　　　　　　　⎭
  　　　　　　　　続いて
  ST 合剤 トリメトプリム換算で 10 mg/kg/日 2～3 回に分割し内服
  　　　　　　　　　総治療期間は半年から 1 年に及ぶ
- *Mycobacterium tuberculosis*
  治療の詳細は成書を参照のこと．
  　一次抗結核薬
  　　イソニアジド，リファンピシン，ピラジナミド，エタンブトール
  　二次抗結核薬
  　　ストレプトマイシン，アミカシン，ニューキノロン，パラアミノサリチル酸など
- *Non-tuberculous mycobacterium*
  菌種により治療方法や期間が異なるため，こちらも成書を参照のこと．

真菌

- *Pneumocystis jirovecii*
  ST 合剤 トリメトプリム換算で 5 mg/kg/日 8 時間毎 静脈内投与 14～21 日間
  ST 合剤アレルギーの場合は，
  　ペンタミジン 3～4 mg/kg 24 時間毎に静脈内投与 14～21 日間
  PaO_2 < 70 mmHg の場合は上記にプレドニゾロンを併用する
  　40 mg　1 日 2 回を 5 日間　続いて
  　40 mg　1 日 1 回を 5 日間　続いて
  　20 mg　1 日 1 回を 11 日間　内服

- *Aspergillus* spp.
  ボリコナゾール　初日　　　　　6 mg/kg　12時間毎　静脈内投与
  　　　　　　　2日目以降　　　4 mg/kg　12時間毎　静脈内投与
  　　　　　　　総治療期間は数カ月から1年に及ぶ
  　あるいは
  アムホテリシンBリポソーム製剤　5 mg/kg　24時間毎
  　　　　　　　1回につき2時間以上かけて静脈内投与
- *Cryptococcus* spp.
  フルコナゾール（ホスフルコナゾールも可）　400 mg　24時間毎　静脈内投与
  　　　　　　　総治療期間は8週間から半年に及ぶ
  　重症の場合は
  アムホテリシンBリポソーム製剤　3〜6 mg/kg　24時間毎
  　　　　　　　1回につき2時間以上かけて静脈内投与

原虫，寄生虫
- *Strongyloides*
  イベルメクチン　1回200μg/kg　1日1回内服　2日間

　潜在結核として加療する必要がある（潜在結核の治療はつい近年までは予防内服と呼ばれていた）．

　潜在結核の有無については，まず胸部単純X線写真で肺尖部の線維結節性変化や胸膜肥厚，孤立した肉芽腫像などを認める場合には，過去に感染したことがある可能性が高いと考えて治療を行う．ツベルクリン反応は従来広く用いられているが，過去のBCG接種や非結核性抗酸菌感染でも陽性になるため，特異度が劣る面がある．近年はより*M.tuberculosis*に特異性の高いInterferon-γ放出試験がツベルクリン反応の代わりに用いられる場合が増えてきた．いずれの検査も，陽性であれば潜在結核の治療を開始したほうがメリットは大きい．すでに何らかの細胞性免疫障害をきたす薬剤を使用している場合にはツベルクリン反応とInterferon-γ放出試験はいずれも偽陰性となりうるため，「潜在結核がない」と判断するには慎重を期する．

　具体的な潜在結核の治療方法としては，
①イソニアジド300 mg＋ピリドキシン酸30 mg　1日1回　内服　9カ月間

　が推奨される．特にTNF-α阻害薬を使用する場合には，潜在結核の治療を1カ月以上先行して開始しておかなくてはならないとされる．

　その他，リファンピシンを単独，あるいはピラジナミド，キノロン系薬剤と組み合わせて用いる方法もあるが，イソニアジドが何らかの理由で使用できない場合に限り検討されるべきである．

文献
1) 青木眞：レジデントのための感染症診療マニュアル(第2版). 医学書院, 2008.
2) Chung JB, et al：Cost-effectiveness of prophylaxis against *Pneumocystis carinii* in patients with Wegener's granulomatosis undergoing immunosuppressive therapy. Arthritis Rheum 43：1841-1848, 2000.
3) Green H, et al：Prophylaxis of *Pneumocystis pneumonia* in immunocompromised non-HIV infected patients：systematic review and meta-analysis of randomized controlled study. Mayo Clin Proc 82：1052-1059, 2007.
4) Mok MY, et al：Tuberculosis in systemic lupus erythematosus in an endemic area and the role of isoniazid prophylaxis during corticosteroid therapy. J Rheumatol 32：609-615, 2005.

CHARTでみる
本ケースにおける「考え方と進め方」

20 ステロイド/生物製剤投与中の感染症へのアプローチ

1 患者背景を考える

本ケースにおいては，Wegener肉芽腫症に対してプレドニゾロン20 mg/日とシクロホスファミド50 mg/日を内服している．これらの治療がいつ開始され，どのような経過で減量されてきたのかは不明であるが（身体に急性のストレスが加わっている場合にはステロイドの必要量が増すため，入院後にプレドニゾロンは倍に増量されているようである），プレドニゾロンとシクロホスファミドの併用は *Pneumocystis* 肺炎のリスクが高いとされていることからもわかるように，本ケースは明らかな細胞性免疫障害の状態にあると考えられる．

2 感染臓器を考える

今回は発熱，咳嗽を主訴に来院し，当初は右上葉の肺炎と診断された．肺に経気道的に感染する場合と，他臓器から経血流的に肺に感染病巣をつくっている場合があるため，呼吸器系だけでなく，他の感染臓器の存在や菌血症の存在についても留意する．

3 原因微生物を考える

第四世代セフェムであるセフェピムの投与で一時的な改善がみられることから，当初は何らかの細菌性肺炎が存在した可能性もある．しかし，入院時の喀痰培養や血液培養でも肺炎の原因となりうる微生物は検出されておらず，再度の悪化が認められることから，表2にある各種感染症を積極的に考えなければならない．また，すでに入院から48時間以上が経過していることから，病院感染をきたす原因微生物の重複感染，特にセフェピム使用下であることを考慮すると，耐性度の高いグラム陽性菌や嫌気性菌についても疑う必要がある．

○ウイルス
　herpes simplex virus（HSV）
　varicella zoster virus（VZV）
　サイトメガロウイルス（CMV）
　Epstein-Barr virus（EBウイルス）
　アデノウイルスなどの呼吸器ウイルス

○細菌
　Nocardia
　Legionella
　Mycobacterium
　MRSAなどの耐性度が高いグラム陽性菌（病院感染，血行性に到達）

○真菌
  Pneumocystis jirovecii
  Aspergillus spp.
  Cryptococcus spp.
  Candida spp.（病院感染，血行性に到達）
  Penicillium marneffei（東南アジアや中国南部に旅行歴がある場合）
○原虫，寄生虫
  Strongyloides
  （熱帯，亜熱帯地方や沖縄，九州南部に旅行歴がある場合）

追加する検査としては
喀痰検査：
　一般細菌：塗抹，培養
　抗酸菌：塗抹，培養，結核菌および非結核性抗酸菌のPCR
　真菌：培養，PCRおよびDiff-Quick法による*Pneumocystis jirovecii*の検出
　細胞診：CMVの細胞内封入体やグロコット染色による真菌体の検出
　　※もし良質な喀痰が出ないようであれば，まず3～5％の滅菌食塩水による超音波ネブライザーで喀痰誘発を試みる．それでも検体が得られなければ気管支鏡下で気管支肺胞洗浄を行って検査に提出する．
血液検査：
　血液培養2セット，HSV-IgG，VZV-IgG，CMV-IgG，CMVアンチゲネミア，EBNA，*Aspergillus*抗原，*Cryptococcus*抗原，β-D-glucan
尿検査：*Legionella*尿中抗原
便検査：（*Strongyloides*を疑う場合）血液寒天培地による常温便培養

4　抗菌薬を考える

　細胞性免疫不全の患者では急速に致死的な状態に陥ることは少ないが，この時点で高体温のほか頻脈と頻呼吸が認められており，微生物検査の検体を採取した後，結果を待つ間にエンピリック（経験的）治療を開始しなくてはならないと考えられる．

・*Nocardia*，*Pneumocystis*
　ST合剤　トリメトプリム換算で5 mg/kg/日　8時間毎　静脈内投与
・*Legionella*，セフェピム無効のグラム陰性菌
　シプロフロキサシン　300 mg　12時間毎　静脈内投与
・*Aspergillus*，*Cryptococcus*
　アムホテリシンBリポソーム製剤　5 mg/kg　24時間毎
　1回につき2時間以上かけて静脈内投与
・サイトメガロウイルス
　ガンシクロビル　5 mg/kgを12時間毎　静脈内投与
　これら4剤を使用し，各種検査の結果を待つ．

5 最終的な治療方針

　入院時に提出された喀痰培養を延長したところ，7 日目で小さい，乾燥した白色のコロニーが出現し，*Nocardia asteroides* と同定された．5 日目に再度提出された喀痰のグラム染色では起因菌と考えられる微生物を認めなかったが，培養では入院時の検体と同様に *Nocardia asteroides* が検出された．他の検査結果は有意な陽性所見を認めず，*Nocardia asteroides* による肺炎と診断した．

治療としては，
　　ST 合剤　トリメトプリム換算で 15 mg/kg/日　4〜6 回に分割投与
　　　静脈内投与で開始するが，同量の経口投与も可能
　　　　　　　　　　　　　　＋
　　アミカシン 7.5 mg/kg　12 時間毎　静脈内投与（ただしいずれも日本国内では適用外）
　以上を 3 週間
　続いて
　　ST 合剤　トリメトプリム換算で 10 mg/kg/日　2〜3 回に分割し経口投与（ただし日本
　　　　　　国内では適用外）
　総治療期間は最低でも半年間
　を計画した．
また，*M. tuberculosis* の予防として
　　イソニアジド 300 mg＋ピリドキシン酸 30 mg　1 日 1 回内服　9 カ月間を追加で開始した．

21. 免疫不全患者の中枢神経感染症へのアプローチ

大場雄一郎

▷ケース 1

　多発性骨髄腫の既往がある70歳女性．ADL（日常生活動作）は自立．前日からの38℃台の発熱，悪寒戦慄，頭痛の訴えで救急外来を受診した．診察時に意識レベル悪く，30分後にショック状態となった．大量輸液，ドパミンをすぐに開始した．診察上，項部硬直あり，四肢末梢に点状紫斑．頭部CTで出血やmidline shiftなし．腰椎穿刺で髄液細胞数12,500/μL，蛋白150 mg/dL，糖2 mg/dL．グラム染色：白血球多数で菌体はみえず．

▷ケース 2

　HIV陽性の40歳男性．2週間続く発熱・頭痛でER受診．最近のCD4数は80/μL．HAART(highly active antiretroviral therapy)としてジドブジン，ラミブジン，エファビレンツおよびニューモシスチス肺炎予防でST合剤内服中．診察で項部硬直あり．腰椎穿刺で髄液細胞数600/μL．細菌培養陰性．墨汁染色陽性．血中，髄液クリプトコッカス抗原陽性．

Q1 一般的にどのような兆候から急性細菌性髄膜炎を疑うか？

●急性髄膜炎の症候

急性細菌性髄膜炎は経過が速く，時間単位でも治療が遅れると予後不良となる．受診早々からこれを疑い，即座に検査と治療を開始する必要がある．以下に急性細菌性髄膜炎を示唆する症候・所見についてまとめた．

○主症状
　数時間〜1,2日の経過，発熱，頭痛・嘔吐，髄膜刺激症状，意識障害
○成人細菌性髄膜炎の症候
　発熱77％，頭痛87％，意識障害69％，項部硬直83％，痙攣15％，皮疹26％
　古典的三徴（発熱，意識障害，項部硬直）が揃うもの44％程度
○急性髄膜炎の身体所見
・jolt accentuation：感度99％，特異度54％
・Kernig's sign：感度5％，Brudzinski's sign：感度5％
　（文献1より抜粋）

意外にも古典的三徴が揃う場合の感度は低い．一方で古典的三徴のいずれかと頭痛のうち2つ以上を伴うのが95％とされ感度が高い．また意識清明という条件では，jolt accentuation（毎秒2〜3回の速さで頭を左右に振るときに頭痛が強くなる所見）は感度が高い．その他の所見は古典的に有名だが感度が低い．いずれにしても特徴的症候が複数みられ，急性経過で重症感があれば，急性細菌性髄膜炎を疑い，緊急事態としてwork-upとエンピリック治療（empiric therapy，経験的抗菌薬治療）を開始する必要がある．

Q2 緊急にwork-upし治療を開始する場合の具体的な手順や注意点は何か？

●急性細菌性髄膜炎の初期対処

疑いの時点から緊急対応が必要で，「30分ルール」といわれるほど超早期の治療開始が望まれる．細菌性髄膜炎は菌血症を伴うことが多く，最低でも抗菌薬投与前の血液培養2セットは必須である．髄液穿刺については脳ヘルニアのリスクを下げるため，条件により頭部画像検査を優先させる．2004年のIDSA（米国感染症学会）

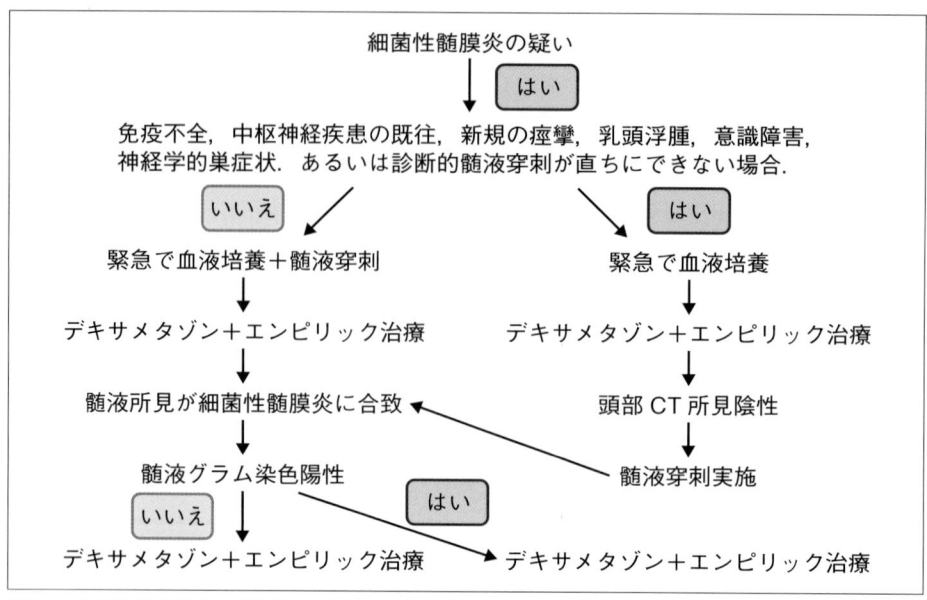

```
                  細菌性髄膜炎の疑い
                        ↓  はい
    免疫不全，中枢神経疾患の既往，新規の痙攣，乳頭浮腫，意識障害，
    神経学的巣症状．あるいは診断的髄液穿刺が直ちにできない場合．
              いいえ ↙            ↘ はい
      緊急で血液培養＋髄液穿刺         緊急で血液培養
              ↓                      ↓
      デキサメタゾン＋エンピリック治療   デキサメタゾン＋エンピリック治療
              ↓                      ↓
      髄液所見が細菌性髄膜炎に合致 ←   頭部 CT 所見陰性
              ↓                      ↓
      髄液グラム染色陽性              髄液穿刺実施
        いいえ ↓      はい
    デキサメタゾン＋エンピリック治療   デキサメタゾン＋エンピリック治療
```

図1 細菌性髄膜炎の診療アルゴリズム
(「2004年IDSA細菌性髄膜炎診療ガイドライン」[2]より改変)

の細菌性髄膜炎の診療ガイドラインでは，図1のアルゴリズムが紹介されている．
　具体的な流れとしては…
　(1)バイタルサインをみてトリアージ：ショック・意識障害・痙攣
　　　　　　　　　　　　　　　　　　＝ハイリスクのサイン
　　重症例では呼吸循環維持のための初療と並行
　(2)先に血液培養採取(感度40〜60％)
　(3)エンピリック治療開始(＋先にデキサメタゾン投与)
　(4)脳圧亢進を疑うとき：以下の条件で先に頭部CT
　　　免疫不全患者，新たな痙攣，中〜重度意識障害，巣症状，眼底うっ血乳頭
　(5)脳圧亢進疑わない or 頭部CT所見なし →直ちに髄液穿刺
　　　脳圧亢進を疑う →頭部CT所見あり →髄液穿刺を回避

Q3 ケース1の髄膜炎の場合にはどのような原因微生物が推定されるか？

●急性細菌性髄膜炎の原因微生物

・*Streptococcus pneumoniae*(肺炎球菌・ペニシリン感受性/耐性)
・*Haemophilus influenzae*(インフルエンザ桿菌)
・*Neisseria meningitidis*(髄膜炎菌)

これらが細菌性髄膜炎の3大原因微生物であるが，免疫不全の場合は原因微生物の候補が多くなる．多発性骨髄腫では，典型的に液性免疫不全となり一般細菌感染症のリスクが高い．院内発症の場合は，MRSAや耐性グラム陰性桿菌も考慮する．一般細菌としては以下が代表的である．

- グラム陽性球菌：*Streptococcus agalactiae*（B群連鎖球菌）
　　　　　　　　　Staphylococcus aureus（黄色ブドウ球菌）
- グラム陽性桿菌：*Listeria monocytogenes*（リステリア菌）
- グラム陰性桿菌：*Escherichia coli*（大腸菌），*Klebsiella pneumoniae*（クレブシエラ菌），*Pseudomonas aeruginosa*（緑膿菌）

Q4 細菌性髄膜炎での抗菌薬の選択，ステロイド薬の要否はどのように考えるか？

●急性細菌性髄膜炎のエンピリック治療

前述の推定原因微生物をカバーするエンピリック治療を多剤併用で直ちに開始すべきである．表1に推奨できるエンピリック治療を紹介する．
また以下の点についても理解しておきたい．

- 髄液移行性：第一・第二世代セファロスポリンは髄液移行不良
- 高用量・頻回投与：髄液中の抗菌薬濃度を上げるため，通常より高用量・頻回投与．PK/PD（濃度依存性・時間依存性）の理論に沿った投与設計．
- 薬剤相互作用：基礎疾患の治療薬との相互作用

表1　細菌性髄膜炎に推奨されるエンピリック治療（「2004年IDSA細菌性髄膜炎診療ガイドライン[2]」より改変）

背景因子	エンピリック治療
生後1カ月未満	アンピシリン＋セフォタキシム　または　アンピシリン＋アミノグリコシド（ゲンタマイシン）
生後1〜23カ月	バンコマイシン＋第三世代セフェム
2〜50歳	バンコマイシン＋第三世代セフェム
＞50歳	バンコマイシン＋アンピシリン＋第三世代セフェム
免疫不全患者	バンコマイシン＋アンピシリン＋セフェピム or メロペネム（いずれか）
脳底部骨折	バンコマイシン＋第三世代セフェム
頭部外傷・脳外術後	バンコマイシン＋セフタジジム or セフェピム or メロペネム（いずれか）

● 急性細菌性髄膜炎におけるステロイド薬投与

　生命予後・機能予後は不良ではあるが，市中細菌性髄膜炎に対する初回抗菌薬投与時点でのステロイド薬併用にて，生命予後改善・聴力障害減少・神経学的後遺症減少などの効果を認める，とのメタアナリシスがある．
デキサメタゾン：初回抗菌薬と同時・直前からの併用開始
・小児・Hib 髄膜炎：0.15 mg/kg　6 時間毎　4 日間…難聴併発率減少
・成人肺炎球菌髄膜炎：10 mg　6 時間毎　4 日間…生命予後・機能予後改善

Q5 髄液検体はどの検査に提出するか？

● 髄液検査

　初回の髄液穿刺では，できれば髄液を 5 mL 以上採取し，下記項目を提出したい．夜間緊急や検体量が少ない場合は，一般検査・塗抹・培養だけでも提出し，他の項目は再穿刺の際に提出するのはやむをえない．蛋白上昇は最も鋭敏で感度が高い項目とされ，上昇がない場合には髄膜炎以外の診断も鑑別に挙げる．

①髄液圧：正常初圧　50〜195 mm H_2O
②一般：細胞数(異常＞5/mm^3)・分画
　　　　糖(異常：髄液/血清＜0.5)
　　　　蛋白(異常：髄液＞50 mg/dL，脳室液＞15 mg/dL)
③塗抹：グラム染色(感度 60〜90％)
　　　　抗酸菌染色…結核性髄膜炎(感度 15〜25％)
　　　　墨汁染色・インディアインク染色…クリプトコッカス髄膜炎(感度 50〜75％)
④培養：一般細菌・抗酸菌・真菌
⑤その他：HSV-1 PCR(感度 96〜98％，特異度 95〜99％)
　　　　　TB(結核菌)-PCR(感度 33〜90％，特異度 80〜100％)
　　　　　ADA(＞8.5 U/L…結核性髄膜炎，感度 57％，特異度 87％)
　　　　　VDRL(RPR)，FTA-ABS(TPHA)…神経梅毒
　　　　　クリプトコッカス抗原(感度 93〜100％，特異度 93〜98％)

(HSV-1：herpes simplex virus-1，ADA：アデノシンデアミナーゼ，VDRL：venereal disease research laboratory，RPR：rapid plasma reagin，FTA-ABS：fluorescent treponemal antibody absorption，TPHA：treponema pallidum hemagglutination)

Q6 治療開始後は何に注意するか？

●細菌性髄膜炎の治療開始後のフォロー

重症ゆえに頻回の回診と再評価が必要である．まずバイタルサインの改善の有無を確認し，次に中枢神経により特異的なパラメータとして，意識レベル・神経学的症状を再評価する．IDSA ガイドラインでは，髄液検査再検が必要とされるのは，治療開始 48 時間後に臨床的改善がない場合，特に肺炎球菌髄膜炎＋ステロイド投与や新生児 GNR（グラム陰性桿菌）髄膜炎の場合と言及されている．免疫不全患者やステロイド薬使用の場合には，神経学的症状がマスクされ，臨床的改善の有無の評価が難しいことがあり，数日ごとに髄液穿刺を繰り返し，髄液所見：蛋白・糖・細胞数の改善や培養陰性化を確認するというスタンスでもよいかもしれない．

バイタルサイン →意識レベル・神経症状 →髄液再検フォロー

●細菌性髄膜炎の原因微生物の同定，de-escalation，治療期間設定

髄液グラム染色で有意な原因微生物を認める場合，これに的を絞った抗菌薬に切り替えることもある．たとえばグラム陽性双球菌を認めれば，肺炎球菌として判断ができるかもしれない．しかし，多くは培養・抗菌薬感受性テストの結果を待つことになる．通常，髄液培養は 2〜4 日以内，血液培養は 2〜5 日以内に陽性となる．状態改善・原因微生物同定・抗菌薬感受性確定という要件を満たせば，最適な抗菌薬治療に絞り込むこと（＝de-escalation）が必要である．たとえば髄膜炎菌の場合は，抗菌薬をペニシリン G に切り替えるという具合である．

髄液グラム染色（→髄液抗原検査・PCR 検査）→髄液培養・血液培養・感受性結果
⇒抗菌薬 de-escalation

一方で原因微生物が同定できないことが現実にある．その場合は初期治療有効で状態改善あれば，抗菌薬をそのまま継続し，想定される原因微生物に応じた治療期間を完遂せざるをえない．たとえば，肺炎球菌（ペニシリン耐性含む）と髄膜炎菌と B 群連鎖球菌とリステリアを想定して，バンコマイシン＋セフトリアキソン＋アンピシリンを開始し，原因微生物が同定できずに軽快した場合，バンコマイシン＋セフトリアキソンを 10〜14 日間，アンピシリンを 21 日以上投与するのが妥当であろう．

○推奨治療期間
- N. meningitidis, H. influenzae　　7〜10 日
- S. pneumoniae　　　　　　　　　10〜14 日

- *Streptococcus agalactiae*   21 日以上
- *Staphylococcus aureus*   21 日以上
- *Listeria monocytogenes*   21 日以上
- *Escherichia coli*   21 日以上
- *Pseudomonas aeruginosa*   21 日以上

Q7 ケース2は，髄膜炎としては2週間と経過が長いが，急性髄膜炎と何が違うか？

●亜急性〜慢性髄膜炎の症候

経過　亜急性：週単位　⇒慢性：4週から月〜年単位
症候　発熱，頭痛，髄膜刺激症状，意識障害
　　　感覚異常（部位不定のしびれ，疼痛）＋微熱・意識混濁・ADL低下
　ときに神経症状が目立ち，意識混濁・ADL低下が進んでから発症に気づかれることもある．一見地味な経過でも致命的なこともあるため，要注意である．

●亜急性〜慢性髄膜炎の work-up

　急性細菌性髄膜炎と比べて，初期治療の時間単位の遅れが致命的となることはあまりない．むしろ推定原因微生物が多様なため，特異的な治療を正しく設定し，予後を改善するためにも，確実な診断を期して取りかかりたい．髄液検査項目はケース1での先述のリストに準ずる．
　頭部画像検査（脳圧亢進の除外）→髄液穿刺 →髄液検査結果により治療選択

Q8 ケース2での亜急性髄膜炎ではどのような原因微生物が考えられるか？

●HIV患者の亜急性髄膜炎の鑑別診断

　経過が緩徐という点で，細菌性髄膜炎はほぼ除外される．一方で進行したHIV感染症では細胞性免疫不全・AIDSとして日和見感染を生じやすく，中枢神経感染の原因微生物は経過が緩徐でも，診断が難しくて予後不良なものが含まれる．梅毒はSTI（sexually transmitted infections）としてHIVと合併感染していることが少なくないうえに，中枢神経症状が多彩で診断に苦慮することがある．結核はHIVの場合に限らず亜急性髄膜炎の原因微生物の代表格であり，本邦ではまだcommon diseaseであると同時に，比較的予後不良なために常に注意が必要である．また外

国人のケースや帰国者のケースでは，滞在地域に特有の流行性感染症も鑑別に入れる必要がある．

○一般細菌以外の中枢神経感染症・推定原因微生物
ウイルス：ヘルペスウイルス属（HSV1, HSV2, VZV, EBV, CMV）
　　　　　エンテロウイルス属
　　　　　JC ウイルス（進行性多巣性白質脳症）
スピロヘータ：*Treponema pallidum*（神経梅毒）
放線菌属：ノカルジア，アクチノマイセス（脳膿瘍）
抗酸菌：結核菌，非結核性抗酸菌
真菌：*Cryptococcus neoformans*（髄膜炎）
　　　Histoplasma capsulatum, *Coccidioides immitis*（北米・中南米で局地的流行）
原虫・寄生虫：*Toxoplasma gondii*（膿瘍・髄膜脳炎）
　　　　　　　Trypanosoma cruzi（シャーガス病・主に南米）

（HSV-2：herpes simplex virus-2, VZV：varicella-zoster virus, EBV：Epstein-Barr virus, CMV：cytomegalovirus）

Q9 うまく診断確定できない場合のエンピリック治療はどのようにしたらよいか？

●免疫不全患者の亜急性髄膜炎のエンピリック治療

　診断確定できないうちに，意識障害・身体所見・髄液所見で病状が進行する場合には，治療薬を多剤併用で開始せざるをえないこともある．ケース2でのエンピリック治療選択の例を示す．

・アシクロビル 1回 500 mg　8時間毎（単純ヘルペス髄膜脳炎または水痘帯状疱疹ウイルス髄膜脳炎）
・アンピシリン 1回 2 g　4時間毎（リステリア髄膜炎・神経梅毒）
・リポソーム型アムホテリシン B　4 mg/kg　24時間毎（クリプトコッカス髄膜炎）
・イソニアジド 300 mg＋リファンピシン 450 mg＋エタンブトール 1,000 mg＋ピラジナミド 1,000 mg（結核性髄膜炎）/日

Q10 クリプトコッカス髄膜炎と考えられる場合にはどのように治療するか？

●クリプトコッカス髄膜炎の治療

2010年IDSAクリプトコッカス症治療ガイドラインでは，HIV患者・臓器移植後患者・非HIV非臓器移植の3パターンに分けて治療指針が示されている．これに準じて本邦でのHIV患者のクリプトコッカス髄膜炎に適用した場合の治療選択肢を例示する．一般に髄液圧・脳圧亢進が著しい症例が多く，抗真菌薬での治療以外に髄液ドレナージでの減圧を要することがしばしばある．

○第一選択（寛解導入～地固め療法）
アムホテリシンBリポソーム製剤　4 mg/kg　24時間毎（またはアムホテリシンB 0.7 mg/kg　24時間毎）
＋フルシトシン 25 mg/kg　6時間毎内服　2週間～髄液培養陰性化まで
→フルコナゾール 400 mg/日　内服 8週

○第二選択（寛解導入～地固め療法）
・アムホテリシンBリポソーム製剤（またはアムホテリシンB）　上記用量で4～6週間
・フルコナゾール 800～1,200 mg/日　内服＋フルシトシン 25 mg/kg　6時間毎内服 6週間（軽症）
・フルコナゾール 1,200～2,000 mg/日　内服　10～12週間（軽症）

維持療法：フルコナゾール 200 mg/日　内服…CD4＞100：3カ月以上～一生涯

補助療法：髄液初圧＞25 cmかつ頭蓋内圧亢進症状があるとき
　　　　　→髄液穿刺ドレナージ（初圧50％未満か20 cm未満が目標）
　　　　　髄液圧・脳圧亢進が持続するとき
　　　　　→連日の髄液穿刺ドレナージか髄液ドレナージチューブかVPシャントを考慮

Q11 原因微生物が判明しないときはどうしたらいいか？

●微生物学的診断が確定しない時の髄膜炎の治療

治療開始後に，状態改善してもなお微生物学的診断が確定できない場合，推定原

因微生物のうち，可能性高い・予後不良・治療法があるものは，所定期間の治療を完遂すべきであろう．たとえば結核性髄膜炎は，無治療ではほぼ死亡率100％とされるため，経過と髄液所見でそれが疑われる時点で抗結核薬治療を開始する．髄膜炎が改善した場合には，結核菌の同定ができなくても，結核性髄膜炎として抗結核薬治療を12カ月完遂するということもある．

文献

1) Mandell, Douglas, and Bennet's Principles and Practice of Infectious Diseases. 7th ed, Churchill Livingstone, Philadelphia, 2009.
2) Tukel AR, Hartman BJ, et al：Practice Guidelines for the Management of Bacterial Meningitis. Clin Infect Dis 39：1267-1284, 2004.
3) Miner JR, et al：Presentation, time to antibiotics, and mortality of patients with bacterial meningitis at an urban country medical center. J Emerg Med 21：387-392, 2001.
4) Proulx N, et al：Delays in the administration of antibiotics are associated with mortality from adult acute bacterial meningitis. QJM 98：291-298, 2005.
5) van de Beek D, de Gans J, et al：Corticosteroids for acute bacterial meningitis；Cochrane Database of Systematic Reviews 2007, Issue 1.
6) Bartlett JG, et al：The Johns Hopkins Abx Guide：Diagnosis and Treatment of Infectious Disease, Johns and Bartlett Publishers, Sudbury, 2010.
7) Perfect JR, Dismukes WE, et al：Clinical Practice Guidelines for the Management of Cryptococcal Disease. Clin Infect Dis 50：291-322, 2010.

CHARTでみる
本ケースにおける「考え方と進め方」

㉑ 免疫不全患者の髄膜炎へのアプローチ

1 患者背景を把握

ケース1：多発性骨髄腫加療中の70歳女性…液性免疫不全
ケース2：HIV感染症・CD4陽性細胞＜100…細胞性免疫不全

2 初期診断とアセスメント

ケース1：1日の経過の発熱・頭痛・意識障害・項部硬直・ショック状態 →急性細菌性髄膜炎
ケース2：2週間の経過の発熱・頭痛・項部硬直 →亜急性髄膜炎

3 髄膜炎の初期ワークアップ

ケース1：血液培養 →経験的抗菌薬治療 →頭部画像検査 →髄液穿刺検査
ケース2：頭部画像検査 →髄液穿刺検査 →経験的治療ないし診断確定後治療

4 原因微生物の推定

ケース1：細菌性髄膜炎
　Major 3：肺炎球菌・インフルエンザ桿菌・髄膜炎菌
　＋B群連鎖球菌・黄色ブドウ球菌＋リステリア＋大腸菌・クレブシエラ・緑膿菌
ケース2：亜急性髄膜炎・一般細菌以外
　クリプトコッカス・神経梅毒・結核菌・非結核性抗酸菌
　ヘルペスウイルス属(HSV1, HSV2, VZV, EBV, CMV)、エンテロウイルス属

5 髄膜炎治療の初期抗菌薬選択（本ケースの場合の参考例）

ケース1：バンコマイシン1回1g 12時間毎＋アンピシリン1回2g 4時間毎＋セフェピム2g 8時間ごと＋抗菌薬に先行してデキサメタゾン1回10mg 6時間毎（2〜4日間併用）
ケース2：アムホテリシンBリポソーム製剤 4mg/kg 24時間毎
　　　　＋フルシトシン1回25mg/kg 6時間毎

6 髄膜炎治療の治療方針（本ケースの場合の参考例）

ケース1：状態改善・原因微生物同定の場合
　○肺炎球菌…ペニシリン感受性(MIC≦0.06)→ペニシリンG 2,400万単位/日
　　　　　　　　　　　　　　　　　　　　　　　　　　　　　　10〜14日間

　　　　または　セフトリアキソン1回2g　12時間毎　　　　　　　　　　　　　10〜14日間
　　　ペニシリン高度耐性（MIC≧0.12）→バンコマイシン1回15 mg/kg　8〜12時間毎
　　　　　　　　　　　　　　　　　　　　　　　　　　　　　　　　　　　　10〜14日間
○インフルエンザ桿菌…セフトリアキソン1回2g　12時間毎　　　　　　　　　7〜10日間
　　　　または　アンピシリン1回2g　4時間毎　　　　　　　　　　　　　　 7〜10日間
○髄膜炎菌…ペニシリンG　2,400万単位/日　　　　　　　　　　　　　　　　7〜10日間
○B群連鎖球菌…ペニシリンG　2,400万単位/日　　　　　　　　　　　　　　14〜21日間
○リステリア…アンピシリン1回2g　4時間毎±ゲンタマイシン1回1.7 mg/kg　8時間毎
　　　　　　　　　　　　　　　　　　　　　　　　　　　　　　　　　　　　21日間
○大腸菌・クレブシエラ…セフトリアキソン1回2g　12時間毎　　　　　　　　21日間
○緑膿菌…セフタジジム1回2g　8時間毎　またはメロペネム1回2g　8時間毎　21日間

ケース2：クリプトコッカス髄膜炎確定の場合
アムホテリシンBリポソーム製剤　4 mg/kg　24時間毎　点滴
＋フルシトシン1回25 mg/kg　6時間毎　内服　　　　　　　2週間〜髄液培養陰性化まで
→フルコナゾール400 mg　1日1回　内服…8週間
→フルコナゾール200 mg　1日1回　内服…CD4＞100・3カ月以上〜一生涯

＊髄液圧の高度上昇が多く，髄液穿刺初圧＜20 cmH$_2$O になるまで連日髄液穿刺・排液を繰り返したり，脳室ドレナージをしたりすることが経験的に多い

22. 免疫不全患者の皮膚感染症へのアプローチ

本郷偉元

> **ケース** 10日間持続する発熱がある，急性骨髄性白血病で化学療法治療中の36歳男性
>
> 急性骨髄性白血病で化学療法治療中の36歳男性．10日間持続する発熱がある．3日前からの疼痛および圧痛を伴う両側大腿から下腿にかけての小紅丘疹出現．徐々に拡大傾向となった．採血上，白血球数800/μLである．胸部造影CTにて多発する小粒状影あり．抗菌薬はバンコマイシン，セフェピム，ミカファンギンを投与している．培養（血液3セット，尿，喀痰）はすべて陰性．小丘疹を生検したところ糸状菌＋．

■ はじめに

本ケースは非常に難しい症例である．臨床感染症の専門医および血液内科専門医が知っていればよいレベルであろう．これら専門医であっても教科書などを参照しながら診療を進めていくと予想されるくらいである．しかし，この症例からも臨床的に学ぶ点がたくさんある．それらを中心に述べてみたい．

Q1 基本的なアプローチの仕方とは？

研修医や専門外の医師にとって大事なのは，信頼できる専門医を見つけることと的確に症例プレゼンテーションができることである．これができると診断や治療に結びつくことが多いであろう．

臨床所見から原因微生物を疑い，微生物学的な検査で確定診断をつける，という感染症診療の原則を貫くことがきわめて大事である．というかこれを行わずして感染症の診断はできず，したがって適切な治療もできない．

たとえばこの症例では，発熱性好中球減少症，という側面からアプローチする方法もあるであろう．しかし，その方法では鑑別がかなり広くなかなか絞り込めない．また，好中球減少患者における皮疹と発熱という視点から考えていく方法もあるだろう．しかし，この方法でもやはり診断にたどりつくには紆余曲折を経るかもしれない．

この症例でのアプローチの仕方で有効なのは，
① 血液疾患に対する化学療法と好中球減少による免疫不全がある患者，という患者背景
② 発熱，皮疹，肺多発小粒状影
③ バンコマイシン，セフェピム，ミカファンギンが無効で，各種培養も陰性
④ 生検で糸状菌検出
から考えていくことであろう．

①の患者背景を考えると，この症例ではとりわけ診断を逃すことはできない．したがって，パターン認識的な鑑別診断の進め方に加えて，微生物学的鑑別疾患に沿って漏らさず鑑別を考えていく方法も有効であろう．

Q2 どのように鑑別を進めるか？

この症例の肺病変は小粒状影であるが，ここではやや広めに，多発肺結節影の鑑別から考えてみたい．これには表1のように非常に多くの鑑別がある．そして感染性疾患は微生物学的に，細菌，真菌，ウイルス，原虫その他に分けて考える．

表1 肺多発結節影の代表的鑑別

非感染性	感染性
悪性腫瘍：肺がん，がんの肺転移	細菌性：慢性誤嚥，敗血症性塞栓，ノカルジア，アクチノマイセス，結核，非結核性抗酸菌，HIV患者ではニューモシスチス
HIV患者における悪性疾患：カポジ肉腫，リンパ腫	真菌性：表3参照，表3以外にはクリプトコッカスやトリコスポロン
膠原病その他：ウェゲナー肉芽腫症，リウマチ結節，サルコイドーシス，アミロイドーシス	ウイルス性：基本的にはなし
	原虫その他：ウェステルマン肺吸虫

表2 抗微生物薬が無効なときのアプローチ

- 感染症ではない：薬剤熱，無気肺，深部静脈血栓症，悪性疾患，膠原病
- 抗微生物薬の量や投与間隔が足りない
- 抗微生物薬がスペクトラム外，スペクトラム内ではあるが vivo では効かない，耐性微生物
- 抗微生物薬が感染組織に移行しない：中枢神経系，膿瘍，異物，血流障害
- 併存する発熱性疾患が感染症を含め，別にある
- 外科的処置が必要，あるいは免疫不全が重度，などで抗微生物薬では治療できない
- 実は感染症は反応しているが，それに気づけていない

この症例では，がんや膠原病を疑わせる病歴に乏しいこと，発熱および皮疹を伴うこと，などを考えると，やはり病態は感染症が原因と考えるのが妥当であろう．

Q3 抗微生物薬が無効のときにどうアプローチするか？

この症例ではQ1-③のように広域抗菌薬に加えて抗真菌薬も使用している．それにもかかわらず病勢は悪化している．抗微生物薬が無効な時の一般的な考え方を表2に示す．

この患者ではバンコマイシン＋セフェピムというMRSAや緑膿菌までもカバーするかなりの広域抗菌薬治療を行っている．この2つの抗菌薬では嫌気性菌や一部の耐性グラム陰性菌のカバーは弱いが，これらの菌が皮疹と肺多発結節影を同時に起こすことはかなり稀であろう．緑膿菌感染症が皮疹と肺多発結節影をきたすことはありうるが，緑膿菌感染症における皮疹は菌血症に伴う壊死性病変であることが多く，この症例とは印象が異なる．いっぽうQ1-①の患者背景と②の皮疹と肺多発小粒状影を考慮すると，真菌感染症は十分にありうる鑑別である．

そこで次に，真菌を酵母，糸状菌，二形性菌に分けて鑑別を考えてみよう．

真菌は，紙幅の制約もあり詳細は割愛するが，酵母，糸状菌，二形性菌に大別で

きる.

二形性菌はスポロトリックス・シェンキイ（*Sporothrix schenckii*）を除くとアメリカなどに固有のものが多く，旅行者や帰国者を除き日本では鑑別の上位には挙がらない.

代表的な酵母にはカンジダやクリプトコッカスが含まれる．カンジダが肺感染症を起こすことはきわめてまれであること，カンジダ菌血症による皮疹は圧痛を伴わないこと，カンジダの多くの種を幅広くカバーするミカファンギンが投与されているが無効であること，血液培養が陰性であること，などからこの症例ではカンジダ感染症は否定的である．クリプトコッカス症に伴う皮疹は，典型的にはドーム型の丘疹で中心臍窩を伴う．またトリコスポロンも酵母であるが，肺病変が粒状影を示すことは典型的ではない.

残る糸状菌に関して以下に述べる.

Q4 血液がん患者における代表的な侵襲性糸状菌感染症とは？

糸状菌感染症，特にアスペルギルス症は血液がんに対して化学療法を受けた患者では鑑別に入れる必要がある．血液がん患者における代表的な侵襲性糸状菌感染症を表3に示す．

Q5 ミカファンギンが無効なことがある真菌感染症とは？

ミカファンギンは抗真菌薬のなかでもエキノキャンディン系というカテゴリーのもので，比較的新しい薬である．作用機序は真菌の細胞壁のグルカン合成の阻害である．

酵母のうち，クリプトコッカスには無効である．カンジダの多くに有効であるが，*Candida parapsilosis* に対する MIC は高く，*Candida guillermondii* にも活性がないことが多い.

糸状菌のうち，フサリウム，トリコスポロンには無効である．アスペルギルスに対しては活性はあるがボリコナゾールが第一選択である．スケドスポリウムに対する治療についてもガイドラインなどはなく，確立したものはない．また，一般的にはスケドスポリウムにミカファンギンは用いないであろう．接合菌類に対しても無効であるか，第一選択としては用いない．接合菌感染症に対するエキノキャンディン系とアムホテリシンBの併用療法の有用性を論じるスタディもあるが，いまだ確立はしておらず，やはり基本的には用いることはない.

表3 血液がん患者における代表的な侵襲性糸状菌感染症

起因糸状菌	臨床的特徴	真菌学的特徴
アスペルギルス	最も一般的．肺感染症が最多．皮膚病変を伴いうる播種性感染症は約20％の患者で起こる．皮膚原発感染症は約5％でみられ，皮疹は壊死性	血液培養はしばしば陰性．ポリエン系抗真菌薬に耐性をもつ菌種もある（例：Aspergillus terreus）．治療は一般的にはボリコナゾールが第一選択
フサリウム	播種性感染症は肺結節影と典型的な紅斑性結節様皮疹．皮疹は中心が壊死性のことあり．爪甲真菌症や爪病変が侵入門戸であることも多い	血液培養は多くて50％で陽性．ポリエン系に対する耐性が一般的．ボリコナゾールやポサコナゾールのほうが感受性が良い．免疫不全症や悪性腫瘍などの基礎疾患の治癒がないと予後不良
接合菌	副鼻腔および肺感染症が一般的．皮膚病変は播種性よりも原発性のほうが多い．ボリコナゾール使用中の患者で起こることあり	病理組織検査で，典型的なリボンのような形態．治療は高用量の脂溶性アムホテリシンBまたはポサコナゾール
スケドスポリウム	Scedosporium apiospermum は気道感染症，脳膿瘍，結節性皮膚病変が一般的で，溺水と関連していることがある．Scedosporium prolificans は重度免疫不全者で播種性感染症を起こすことがある	S. apiospermum はポリエン系に耐性．広域アゾール系抗真菌薬のほうがより効果的．S. prolificans は多剤耐性．血液培養は約50％で陽性
黒色真菌（具体的な菌種としては Bipolaris, Exophiala, Wangiella など）	免疫不全者で播種性感染症や中枢神経感染症を起こしうる．肺，副鼻腔，皮膚病変が播種性感染または原発感染から起こりうる	Masson-Fontana などの特殊染色を行うと，病理組織検査でメラニン含有菌糸が見える．菌糸の形が不規則なことあり．Exophiala などでは真菌血症を起こすことあり

以上をまとめると，ミカファンギンは基本的には，C.parapsilosis および C. guillermondii を除くカンジダには有用で，アスペルギルスには活性はあるが第一選択はボリコナゾールである．これら以外の真菌に対しては基本的には無効である，と大まかに理解にしておくとよい．

Q6 診断は？

この症例は上記のことからもわかる通り，フサリウム感染症であった．

Q7 治療をどうするか？

治療に関して現在確立したものはなく，今後検討がさらに加えられていくであろう．現時点では診断ができた際に専門家に相談するのがよい．

本ケースの症例はかなり難しい症例であり，上記の考え方を理解していただければよい．

文献

1) Patterson TF, et al：Case records of the Massachusetts General Hospital. Case 22-2009. A 59-year-old man with skin and pulmonary lesions after chemotherapy for leukemia. N Engl J Med 361(3)：287-296, 2009.
2) Gilbert DN, et al：The Sanford guide to antimicrobial therapy. p115, 2010.
3) Kauffman CA：Treatment of candidemia and invasive candidiasis in adults. Uptodate. online 18.2.

CHARTでみる
本ケースにおける「考え方と進め方」

㉒ 免疫不全患者の皮膚感染症へのアプローチ

1 患者背景を考える

　36歳男性で，急性骨髄性白血病の化学療法を受けている．好中球減少状態であり，その最中に下肢に疼痛および圧痛を伴う小紅丘疹が出現し，胸部造影CTで多発小粒状影がある．バンコマイシン，セフェピム，ミカファンギンが無効で，各種培養はすべて陰性．

2 感染臓器を考える

　皮膚に感染がある，あるいはあってほしいと考えるのが順当であろう．というのも皮膚病変は多くの場合生検が可能で，培養や病理検査に提出できるからである．そして，肺にも感染がある可能性が高い．つまりこの患者では播種性の感染症が起こっている可能性を考える．皮膚病変と肺病変は一義的なものであるとまずは考えるべきで，独立した別のものと考え検査などを行うのは，一義的には説明できないことがわかった時点で開始する．

3 原因微生物を考える

　この症例は，検体を採取し培養や病理検査を提出することの重要性を改めて教えてくれている．感染症においては，原因微生物を予想，同定できなかったら診断はついていないのと同じである．
　原因微生物を考えるときのアプローチとして，この症例では，使用している抗微生物薬が無効であるという点からもアプローチ可能である．
　この症例の原因微生物はフサリウムであった．

4 抗微生物薬を考える

　一般的には感染症では，感染臓器と原因微生物によって第一選択の抗微生物薬が決まる．この症例では一般的にも抗微生物薬療法が確立されておらず，感染症専門医にコンサルトが必要である．

5 最終的な治療方針

　上記のごとく，感染症専門医にコンサルトを行う．

23. 免疫不全患者の肺感染症へのアプローチ

大曲貴夫

ケース　3日前からの発熱で緊急入院した65歳男性

▶現病歴

　骨髄異形成症候群（myelodysplastic syndrome：MDS）で，慢性的に白血球700/μL程度（好中球400/μL）で定期的にG-CSF皮下注射されている65歳男性．3日前からの発熱で緊急入院加療となった．セフェピム静注により2日で解熱した．入院時の培養（血液，尿，喀痰）はすべて陰性．入院中に貧血進行したためRCC（濃厚赤血球）2単位輸血を行った．輸血後より徐々に呼吸苦悪化し，12時間後に38℃の発熱あり，呼吸苦と胸痛を訴えた．酸素投与および抗菌薬としてバンコマイシン，メロペネム，ゲンタマイシンの点滴静注開始し，診断および治療について感染症科コンサルト．

▶身体所見

　体温39.6℃，心拍数110/分，整，呼吸数20/分，血圧150/88 mmHg．全身状態：きつそうにみえる．頭頸部：特に問題なし．項部強直なし．心臓：Ⅰ・Ⅱ音正常，胸部：両肺野に水泡音あり．腹部：平坦・軟，腫瘤なし．四肢：冷感・チアノーゼなし．

▶検査データ

　Ht 24%，白血球200/μL（分画検査不能），血小板6万/μL，Hb 7.6 g/dL，BUN/Cr 25/1.6，血糖・電解質に異常なし．CRP 2.2 mg/dL．髄液所見：白血球なし．蛋白，糖異常所見なし．胸部単純X線：両側下肺中心にした浸潤影．

Q1 本ケースは肺陰影を伴う呼吸不全の状態となっているが，免疫不全者で肺野陰影を伴う急性呼吸不全を診た場合に想定すべき疾患にはどのようなものがあるか？

発熱・呼吸不全・肺野陰影をきたしている病態においては，呼吸器感染症の可能性が高いのは事実である．しかし，現実には感染以外の要因で問題が起こっている場合もある．これは免疫不全者であればなおさらである．よって，感染以外の要因についても十分に検討しつつ診療を進めていく必要がある．

以下に免疫不全患者の肺陰影のなかでも非感染性の疾患によるものについて主だったものを挙げる．
○巣状陰影
　　Cryptogenic organizing pneumonia
　　Pulmonary emboli（肺塞栓）
　　Cancer（primary/metastatic）[がん（原発性/転移性）]
　　Radiation pneumonitis（放射線肺臓炎）
○びまん性陰影
　　Pulmonary edema（肺水腫）
　　Interstitial pneumonitis（間質性肺炎）
　　Pulmonary hemorrhage（肺胞出血）

Q2 本ケースの問題が感染であるとすれば，想定すべき原因微生物は何か？

免疫不全患者の背景はきわめて多彩であり，これによりさまざまな呼吸器感染症に罹患しやすくなる．しかし，患者がどのような免疫不全を有しているかを把握しておけば，問題となる原因微生物を想定することは可能となる．

免疫不全は臨床的には，①好中球減少，②細胞性免疫不全，③液性免疫不全，に分類可能である．それぞれにおいて特徴的な呼吸器感染症が存在する．

●好中球減少に伴うもの

まず問題となるのは，抗がん剤使用や血液疾患などの原疾患の影響に伴う好中球の減少である．末梢血中の好中球数が減少すれば感染症のリスクが高まることは1960年代に米国のGerald Bodeyが見い出した[1]．この状況で発熱したのがいわゆ

る発熱性好中球減少症であるが，発熱性好中球減少症ではその4～6割が感染症であると言われる．そのなかでも呼吸器感染症は頻度が高く，血液悪性疾患の患者の発熱性好中球減少症では最も頻度が高いとされている．発熱して5日間程度で問題となるのは緑膿菌をはじめとしたグラム陰性桿菌である．グラム陰性桿菌ではやはり *P. aeruginosa* が代表格である．*Klebsiella*，*Enterobacter* などの腸内細菌科のグラム陰性桿菌，*Stenotrophomonas maltophilia*，*Acinetobacter* などのブドウ糖非発酵菌の感染症が肺炎の原因として問題となる．1990年代以降は多剤耐性のグラム陽性球菌，すなわちMRSA(メチシリン耐性黄色ブドウ球菌)やMRSE(メチシリン耐性表皮ブドウ球菌)が大きな問題となってきている．特にMRSAが呼吸器感染症の原因として問題となる．好中球減少状態が5日以上に長びけば先述の原因微生物に加えて *Aspergillus* などの真菌を考慮する．

●細胞性免疫不全に伴うもの

膠原病，血管炎，間質性肺炎，悪性リンパ腫や，固形がんでステロイドなどの免疫抑制薬を投与されている患者においては，細胞性免疫が低下している．この結果，さまざまな原因微生物による呼吸器感染症が起こりやすくなる．細菌では *Nocardia* や *Actinomyces* による呼吸器感染症がある．*Nocardia* の場合には脳膿瘍を併発している場合がある．また，細胞性免疫低下状態の患者では *Legionella* による肺感染症のリスクが高い．細胞性免疫低下状態では結核症，非結核性抗酸菌症，迅速発育型の非結核性抗酸菌(*M. absessus* など)による感染にも注意が必要である．ウイルス感染症も問題となる．まず，ヘルペスウイルス属一般がこの状況では呼吸器感染症を起こす．HSV(単純ヘルペスウイルス)，VZV(水痘・帯状疱疹ウイルス)，CMV(サイトメガロウイルス)が代表格である．特にCMVは検査の特性上，早期発見が難しい．RSV(respiratory syncytial virus，呼吸器性シンシチウムウイルス)，influenza virus，parainfluenza virus などによる市中呼吸器ウイルス感染は，細胞性免疫不全を有するがん患者では重症化し，肺炎から死亡に至る例があるため，注意が必要である．真菌ではまず *Pneumocystis jirovecii* が問題となる．クリプトコッカス症も，細胞性免疫の低下している患者においては比較的よく見られる呼吸器疾患である．病変は限局した結節性のものから大葉性の肺炎様のものまでさまざまである．アスペルギルス症は好中球減少状態で多く見られる印象はあるが，細胞性免疫の低下状態でも見られうる．寄生虫感染で問題となりうるのは *Strongyloides stercoralis* の hyperinfection である．本微生物は沖縄を中心とした南日本に存在している．ステロイド投与中の患者においてはこの微生物そのものが全身に播種するばかりでなく，同時に腸内細菌による菌血症をきたし，喘息様症状からはなはだしい場合にはARDS(急性呼吸促迫症候群)をきたすことがある．

●液性免疫の低下に伴うもの

このなかには無脾状態や脾機能不全状態，免疫グロブリンの数や質の異常，補体

産生低下などが含まれる．病歴をとる際には注意が必要である．*S. pneumoniae* や *H. influenzae* などによる激症型の感染症が起こりうることがよく知られている．

本ケースの場合，患者は骨髄異形成症候群（MDS）の影響で長期間の好中球減少状態にある．いわゆる発熱性好中球減少症の状態であるので，グラム陰性桿菌では *P. aeruginosa*，*Klebsiella*，*Enterobacter* などの腸内細菌科のグラム陰性桿菌，*Stenotrophomonas maltophilia*，*Acinetobacter* などのブドウ糖非発酵菌の感染症を，グラム陽性球菌ならば MRSA などを想定する．しかし，本例では好中球減少状態が5日以上に長引いているため，*Aspergillus* などの真菌感染を疑う．なかでも肺野に異常陰影をきたすのは *Aspergillus* などの糸状菌である．

Q3 本ケースではどのような検査を行うか？

○免疫不全者の肺炎の診療で重要なポイントは原因微生物の同定である

免疫不全状態の患者においてこそ微生物学的検査で問題となる原因微生物を突き止めることが重要である．前項で示したように，免疫不全の患者では真菌，好酸菌，ウイルスをはじめ，さまざまな微生物が問題を起こしうる．これらの原因微生物の治療には，比較的副作用の多い薬剤を長期間使う必要がある．加えて，問題となっている原因微生物が不明の状況では，原因として可能性のある微生物をすべてカバーする必要が出てくる．ターゲットとすべき微生物が判明していない状況で，毒性の強い薬剤数種を併用しながら患者の状態改善を待つことは，患者本人にも，そして医療者にも大変なストレスがかかる．治療開始のための明確な根拠をもつことが重要である．

●気管支鏡検査の位置づけ

気管支鏡検査が診断上重要である．特に問題となるのは気管支鏡の適応である．基本的に，がん患者の呼吸器感染症の場合には，気管支鏡検査による積極的な微生物の回収が勧められる．それは，気管支鏡検査の結果が診療に対して有用な結果をもたらすからである．たとえば細胞性免疫不全時に問題を起こす原因微生物を考えた場合，どの感染症も進行が比較的早く死亡率も高い．救命のためには迅速に原因微生物を同定する必要がある．抗ウイルス薬・抗真菌薬などを投入する必要があり，その使用には注意を要するからである．こうした薬剤を使い続けるには，それなりの微生物学的な根拠が必要である．

その場合の適応などの判断基準とは，なんであろうか？ 一般に感染症を想定した場合に，軟性気管支鏡は死亡率が低く[2]，診断価値の高い検査であるとされている[3]．気管支鏡の施行が患者の術後の酸素化には影響を及ぼす場合があることは記載されている[4]．

細胞性免疫不全患者の肺炎で最も有用であるが，好中球減少状態でもおおむね有

用である[5]．ただし ICU に入院した，抗がん剤治療後の好中球減少状態で起こった重症急性呼吸不全患者に対し，感染症診断における気管支鏡検査の有用性を検証した報告では，造血幹細胞移植患者のびまん性肺陰影の場合には診断価値が低かったこと[5]や，肺アスペルギルス症疑い患者を胸部 CT によって「気道侵襲性(airway invasive)」と「血管侵襲性(angioinvasive)」に分けた場合，血管侵襲性病変をもつ患者では 18％でしか菌糸が確認できなかったとの報告がある[6]．このように患者の背景や原因微生物によっては，気管支鏡検査にも検査特性に差がある．これらの情報は，患者の呼吸状態が著明に不良である場合や，凝固・血小板の問題で侵襲的処置での出血のリスクが高い場合に，気管支鏡検査を行うかどうかの判断の一助になると思われる．リスクとベネフィットの兼ね合いのなかで症例ごとに個別に検討していくべきである．

●種々の微生物学的検査をうまく使いこなす

一般に，免疫不全者の肺感染症における微生物学的診断においては多くの検査方法を使用可能であるが，各検査方法の特性をよく知ってうまく使いこなすことが重要である．例えば *Pneumocystis jirovecii* pneumonia(PcP)では，一般に喀痰検体では診断が困難である．気管支鏡検査によって気管支肺胞洗浄液を採取し，細胞診検査(グロコット染色，Diff Quick 染色など)を行うのが一般的である．しかし，HIV 陽性患者の PcP ではこの方法はきわめて有用だが，非 HIV 患者の PcP では HIV 患者の PcP と比較して菌量が少ないために細胞診の感度がきわめて低いといわれている．そこで近年，β-D グルカンによる診療マネジメントの報告がなされている．非 HIV 患者における PcP のマネジメント方法については一般に記載が少ないので，このような状況を鑑み，参考までに静岡がんセンター感染症内科におけるマネジメントツリーを図 1 に示す．

CMV 肺炎の診断の Gold standard は生検による病理学的所見の証明である．しかし患者への侵襲や負担が大きいことなどを考えれば，常に施行可能な方法ではない．よって気管支肺胞洗浄液を用い，ウイルス培養，Shell vial 法，PCR 法などを行って CMV を検出する方法など，さまざまな方法が検討されてきた．一般的には気管支肺胞洗浄液の細胞診において，特徴的な細胞内封入体を証明することが必要と言われる．しかし実際にはこの検査方法の感度は低く，早期の治療開始には役立たないことが多い．ウイルス培養は CMV 肺炎の診断上有用な方法であるが，結果判明までに時間がかかり，実際の臨床現場では必ずしも有用ではない．これと比較して，Shell vial 法は短時間で結果が判明し，感度特異度などの検査特性も培養法と比較して遜色ない[7]．PCR 法は感度がきわめて高いが，特異度が低く，これが陽性であると言うだけでは，CMV 肺炎の存在の確からしさの証明には不十分である[8]．CMV 肺炎はきわめて予後不良の疾患であり，早期の治療介入が患者予後を改善する可能性があることを考えれば，早期の判断に資する検査ツールが必要不可欠であり，気管支肺胞洗浄液の細胞診，Shell vial 法，PCR 法などを組み合わせて臨床的

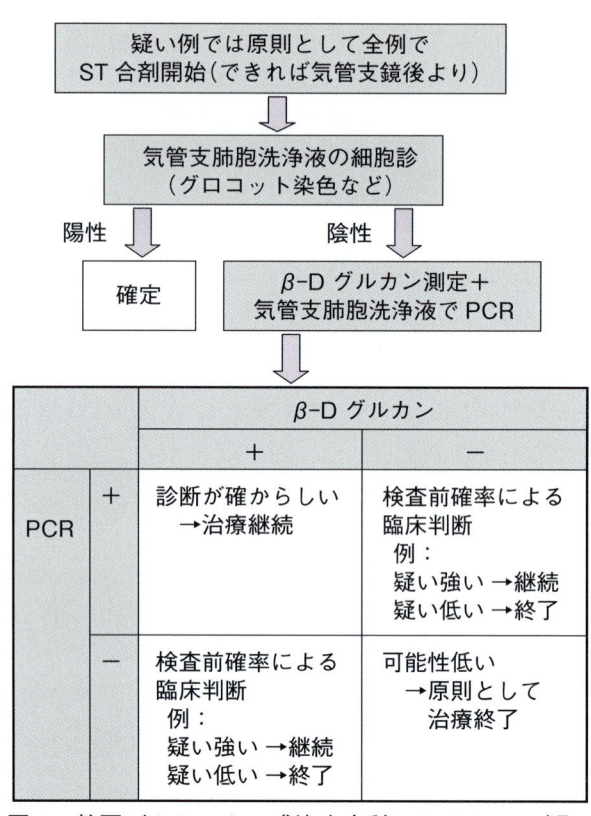

```
                    ┌──────────────────────┐
                    │ 疑い例では原則として全例で │
                    │ ST合剤開始(できれば気管支鏡後より) │
                    └──────────┬───────────┘
                               ↓
                    ┌──────────────────────┐
                    │ 気管支肺胞洗浄液の細胞診 │
                    │ (グロコット染色など) │
                    └──────────────────────┘
                     陽性 ↙        ↘ 陰性
                  ┌──────┐    ┌──────────────────┐
                  │ 確定 │    │ β-Dグルカン測定＋ │
                  └──────┘    │ 気管支肺胞洗浄液でPCR │
                              └──────────────────┘
```

		β-D グルカン	
		＋	－
PCR	＋	診断が確からしい →治療継続	検査前確率による 臨床判断 例： 疑い強い→継続 疑い低い→終了
	－	検査前確率による 臨床判断 例： 疑い強い→継続 疑い低い→終了	可能性低い →原則として 治療終了

図1 静岡がんセンター感染症内科におけるPcP疑い例(非HIV患者)でのマネジメントツリー

サイトメガロウイルス（CMV）肺炎
診断方法：私案

マネジメント
■ 患者背景と臨床像からCMV肺炎の可能性を疑えば，原則としてガンシクロビルによる治療を開始する

検査方法
■ 気管支肺胞洗浄液でShell vial法とPCR法を施行

判断
■ Shell vial法
　陽性→CMV肺炎は十分に確からしい
　陰性→PCRの結果で判定
■ PCR
　陰性→CMVの可能性低く，治療終了を考慮
　陽性かつShell vial陰性→偽陽性の可能性は残るが，検査前確率を参考に治療を継続するか否か判断する

※CMV antigenemiaは判断が難しいため使用していない

図2 静岡がんセンター感染症内科におけるCMV肺炎疑い例でのマネジメントツリー

に判断していく必要がある[9]. しかし，このようなマネジメント方法については一般に記載が少ないので，このような状況を鑑み，参考までに静岡がんセンター感染症内科におけるCMV肺炎疑い例でのマネジメントツリーを図2に示す.

●遷延する発熱性好中球減少時の肺陰影へのアプローチ

さて，本ケースでは好中球減少状態で発熱が遷延し，なおかつ肺野陰影が出現している．発熱後5日目までに解熱せず，なおかつ，すぐには好中球数回復が望めない場合，この状況ではアスペルギルス（そして稀に接合菌による）感染症を考慮し，抗真菌薬の開始を考慮しつつ評価を開始する.

この場合には大きく分けて4つの戦略が考えられている.

無条件に経験的な抗真菌薬の投与を開始するのが① empiric therapy（エンピリック治療）である．古典的ではあるが手法として経験の蓄積の十分にある方法である．β-Dグルカン，ガラクトマンナンなどのバイオマーカーが一定の条件で陽性となった場合に，先制攻撃的に治療を開始するのが② pre-emptive therapy である．β-Dグルカン，ガラクトマンナンなどのバイオマーカーとCT検査を組み合わせてフォローし，一定以上の所見が得られたところで治療開始の判断とするのが③ early presumptive therapy であり，なんらかの微生物学的確証が得られたところで治療開始するのが④ definitive therapy である．実際にはこれらの戦略のいずれかを用いてマネジメントを行う．

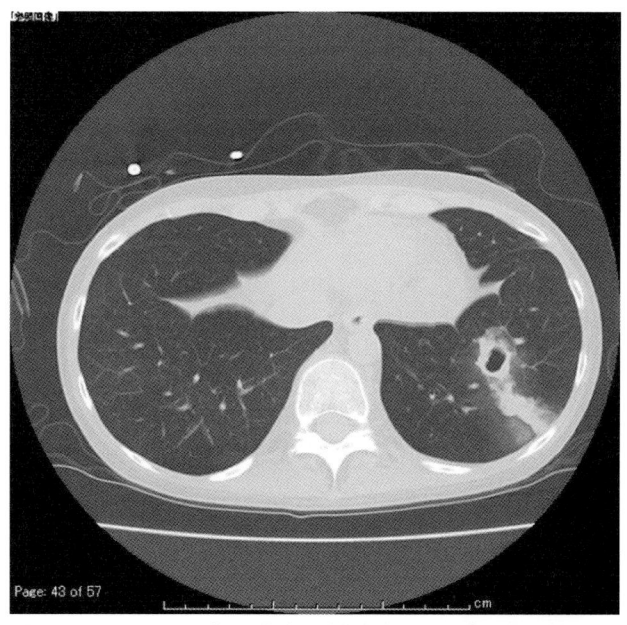

図3 halo sign. 左下葉空洞性病変および胸膜に接する索状影あり．索状影の周囲はattenuationの上昇がみられる．これがhalo signである．

これらのマネジメントのなかでCTは重要な位置を占める．以前はCTなどの所見にかかわらず①が行われることが多かったが，遷延する発熱性好中球減少状態で胸部CTが比較的早期から肺糸状菌感染を検知できるため，近年多用されるようになってきている．具体的にはCT（副鼻腔〜肺〜必要あれば肝を含めた腹部）を行う．ただし，5日目まで待たなくとも呼吸器症状がある時や胸部単純X線写真で異常があるときには直ちにCTを考慮する．CTで所見があった場合，可能な限り微生物学的診断を進め（気管支肺胞洗浄液の採取など），原則として抗真菌薬を開始する．糸状菌感染の場合にはhalo signなどの典型的な所見が診られる場合がある（図3）．CTで断定的な所見がない場合，他の臨床情報から真菌症が疑わしい場合には抗真菌薬によるエンピリック治療を開始する．他の臨床情報から真菌症は疑わしくない場合，抗真菌薬は開始せず経過を追って，約5日後以降にCTなどでの再検を検討する．

文献

1) Bodey GP, et al：Quantitative relationships between circulating leukocytes and infection in patients with acute leukemia. Ann Intern Med 64(2)：328-340, 1966.
2) Kaparianos A, et al：Indications, results and complications of flexible fiberoptic bronchoscopy：a 5-year experience in a referral population in Greece. Eur Rev Med Pharmacol Sci 12(6)：355-363, 2008.
3) Efrati O, et al：Fiberoptic bronchoscopy and bronchoalveolar lavage for the evaluation of pulmonary disease in children with primary immunodeficiency and cancer. Pediatr Blood Cancer 48(3)：324-329, 2007.
4) Azoulay E, et al：The prognosis of acute respiratory failure in critically ill cancer patients. Medicine (Baltimore) 83(6)：360-370, 2004.
5) Gruson D, et al：Utility of fiberoptic bronchoscopy in neutropenic patients admitted to the intensive care unit with pulmonary infiltrates. Crit Care Med 28(7)：2224-2230, 2000.
6) Brown MJ, et al：Invasive aspergillosis in the immunocompromised host：utility of computed tomography and bronchoalveolar lavage. Clin Radiol 53(4)：255-257, 1998.
7) Slavin MA, et al：Quantification of cytomegalovirus in bronchoalveolar lavage fluid after allogeneic marrow transplantation by centrifugation culture. J Clin Microbiol 30(11)：2776-2779, 1992.
8) Cathomas G, et al：Rapid diagnosis of cytomegalovirus pneumonia in marrow transplant recipients by bronchoalveolar lavage using the polymerase chain reaction, virus culture, and the direct immunostaining of alveolar cells. Blood 81(7)：1909-1914, 1993.
9) Ljungman P, Griffiths P, Paya C：Definitions of cytomegalovirus infection and disease in transplant recipients. Clin Infect Dis 34(8)：1094-1097, 2002.

CHARTでみる
本ケースにおける「考え方と進め方」

23 免疫不全患者の肺感染症へのアプローチ

1 患者背景を考える

　骨髄異形成症候群（MDS）で，慢性的に白血球 700/μL 程度（好中球 400/μL）で定期的にG-CSF 皮下注射されている 65 歳男性である．好中球減少状態が長期間続いており，感染症のリスクが高い状態である．

　本来，感染症の場合には，感染臓器の特定を進めて原因微生物の情報をある程度把握し，適切な検体が採取された後に，抗菌薬が開始される．しかし，現在の状況は発熱性好中球減少症という緊急性の高い状況にあるので，血液培養など最低限の検体採取を行った後に，抗緑膿菌作用のある抗菌薬を直ちに開始する必要がある．実際にバンコマイシン，メロペネム，ゲンタマイシンが開始となっている．

2 感染臓器を考える

　発熱性好中球減少症の場合には，その 40～60％が感染症であるといわれている．しかも本ケースでは急性呼吸不全とともに肺野陰影が出現している．よって肺炎の可能性がきわめて高い．ただし，この時点では非感染性呼吸器疾患の可能性もありうることに留意しておく．

3 原因微生物を考える

　本ケースの問題が感染であるとすれば，MDS の影響で長期間の好中球減少状態にある．いわゆる発熱性好中球減少症の状態であるので，*P. aeruginosa* をはじめとしたグラム陰性桿菌，MRSA などのグラム陽性球菌，そして *Aspergillus* などの真菌感染を疑う．しかし画像所見はいずれにしても非典型的で診断に寄与するものではない．また喀痰検査だけでは十分な微生物学的な情報が得られない．よって気管支鏡検査による気管支肺胞洗浄液の採取を行った．回収液は一般微生物学的な検査ばかりでなく，アスペルギルスガラクトマンナン抗原検査に提出した．血清も β-D グルカンおよびアスペルギルスガラクトマンナン抗原検査に提出した．

4 抗菌薬を考える

　本例は *Aspergillus* などの糸状菌感染症のハイリスク状態である．よって，発熱性好中球減少症としての一般的な抗菌薬投与ばかりでなく，抗真菌薬による治療を考慮する．

5 最終的な治療方針

　重症度が高く，微生物学的な検査結果判明までに時間がかかることなどを考慮し，early

presumptive therapy としてアムホテリシン B リポソーム製剤を 5 mg/kg/日で追加した．のちに気管支肺胞洗浄液および血清のアスペルギルスガラクトマナン抗原検査がいずれも Index 1.5 と判明．有意な上昇と判断した．β-D グルカンの上昇はなかったものの，総合的に侵襲性肺アスペルギルス症の可能性が高いと判断し，アムホテリシン B リポソーム製剤を継続した．患者はゆっくりとではあるが反応を示し，呼吸不全は改善し，肺野陰影も 4 週間ほどで消失した

第 4 章

病院内/免疫不全関連感染症の予防

24. 人工呼吸器関連肺炎の予防

堀　賢

人工呼吸器関連肺炎発生のメカニズム

　　人工呼吸器関連肺炎(ventilator-associated pneumonia：VAP)の病原メカニズムは，2つの重要なプロセスがかかわっている[1]．初期段階で気道および上部消化管に細菌が定着(bacterial colonization)し，その後に細菌で汚染された分泌物が下気道へアスピレーション(吸引)されることである．このためVAPの予防対策は，気管および上部消化管の微生物定着(bacterial colonization)の軽減，およびアスピレーションの減少管理に主眼を置くようになっている．また喉頭周囲に対して侵襲性のある医療器具の使用は，VAPの発症に強く関与している．例えば経鼻胃管(nasogastric tube：NG tube)を挿入すると，気道への胃液の逆流を起こしやすくなり，また喉頭蓋の閉鎖を阻害するので，アスピレーションの危険性を増大させる．また，異物である気管チューブの挿入は，咽頭粘膜への微生物の定着を促しやすく，粘膜損傷による影響も避けられない．さらにセデーション(鎮静)による咳嗽反射の喪失などによって，下気道へのアスピレーションの割合を増やすことにもなる．他に人工呼吸器の機器や回路が，患者自身の分泌物で汚染されていることもVAPの病原性に強く関与する．回路に用いる加湿器についても，感染予防とコスト管理の観点からさまざまな取り組みが行われている．

VAPの具体的予防策について

●理学的アプローチ

▶手指衛生と防護用ガウン，グローブ装着の励行

　手指衛生の有効性は，古来より最も普遍的な院内感染対策として広く認知されているが，実際のコンプライアンスは高くはない．防護用ガウンやグローブなどの個人防護装備(personal protective equipments)の着用も，直接接触感染が主要感染経路である院内感染菌の拡散予防に有効であり，特にメチシリン耐性黄色ブドウ球菌(methicillin-resistant *Staphylococcus aureus*：MRSA)や多剤耐性腸球菌(vancomycin-resistant *enterococci*：VRE)などの多剤耐性院内感染菌には，最も有効な対策である[2]．

▶半坐位(セミリカンベント体位)の保持

　アスピレーション自体は，程度の差こそあれ，健常成人でも恒常的に起こしているが，特に人工呼吸器装着中の患者はその頻度と程度が著しく増大している．ランダム化比較対照試験(RCT)で，人工呼吸器装着中の患者に常に半坐位をとらせることで，アスピレーションの頻度を減少させることが実証されている[3]．加えて身体の抑制や鎮静薬の適切な使用は，予期しない自己抜管を減らし，それに伴うアスピレーションの発生を予防できる．

▶上部消化管蠕動運動の促進

　VAPの原因としては，細菌で汚染された分泌物のアスピレーションによるものが一般的であるが，分泌物のソースはさまざまである．たとえば胃，上気道，口腔，鼻腔，人工呼吸回路内の結露などは，潜在的な感染源となりうる．特にVAPでは，胃内容物が感染源として最も重要である．早期からの適切な経口的栄養供給は感染症の治療には必要であるが，気道と食道でのコロナイゼーションとアスピレーションを起こすリスクを最小限にするよう注意する必要がある．上部消化管の蠕動低下を防ぐためには，麻酔薬とモルヒネなどの抗コリン薬の使用を減らし，メトクロプラミドのような蠕動促進剤を増やしたり[1]，必要があれば，細径のfeeding tubeを通して直接小腸に経腸栄養剤を投与する(ただし，臨床試験での有効性の確認はとられていない)．

▶気管チューブの挿管ルートの選択

　気管チューブの挿管は，気管切開を置くまでは，経鼻と経口のルートが広く採用されている．経鼻挿管は，経口挿管より患者の寛容性が高いため，比較的好んで用いられている．しかし，48時間以上にわたる経鼻挿管は，鼻孔を圧迫し急性副鼻腔炎の合併を促進する[4]．副鼻腔からの感染性のある分泌物が気管内にアスピレーションされ，VAPの合併率を増加させることがRCTによって示されているので，

むしろ経口挿管のほうが望ましいと考えられる[5]．

▶人工呼吸回路の交換と日常メンテナンス

これまでのところのコンセンサスでは，人工呼吸回路の頻繁な交換はあまり有益でないといわれている．なぜなら，交換した回路内にも24時間以内に細菌のコロナイゼーションが起きてくるからである．ただし，回路内が血液や吐物で汚損したときや，機械的な機能異常が起こったときはただちに交換すべきである．回路内の結露は，院内感染菌のリザーバーになることがあるので，定期的に点検し，適宜廃棄する必要がある．最近のシステマティックレビューでは，定期的な人工呼吸回路の交換は，かえってVAPのリスクを増大させると指摘されており，今後は定期交換はしないことに落ち着きそうである[6]．

▶挿管中の持続的声門下吸引

気管チューブのカフ上に貯留した分泌液も，気管内にアスピレーションされるとVAPを起こしうる[10]．カフ上に貯留した分泌液を吸引するための別の細管をもつ気管チューブが市販されており，組織的にその有用性の検討が行われている[7~10]が，VAP予防についての結論は出ていない．カフ圧は，声門下の感染性分泌物が気管側へリークしないように常に適正な圧を維持するべきであり，看護サイドの注意深い観察が重要である．

▶吸引カテーテルのタイプと交換

現在，2種類の吸引カテーテルが市販されている．1つは開放型のシングルユースシステム，もう1つは閉鎖型のマルティプルユースシステムである．VAP発症のリスクとしては，両者での有意差はないが，クローズドシステムは1日1回の交換でよいため低コストである[1]．また，吸引カテーテルは，塩化ビニール製バッグ内に留置・保管されるため，操作中の術者の手指による汚染がない．加えて，気管吸引中の咳嗽による感染性分泌物のエアロゾル化が，患者周辺環境を汚染する危険性が指摘されているが，エアロゾルが物理的に回路内に封鎖されるため，環境を介した交差汚染の可能性が少ないという利点がある．

▶人工呼吸器用加湿器のタイプ

熱蒸気交換式フィルターは取り扱いが簡便で，電気や加熱器が不要，低コストで安全であるため，温水蒸気式加湿器に代わりうる次世代の加湿器として知られている．熱蒸気交換式フィルターは，患者自身の呼気中の湿度をフィルターで保持するため，理論的には回路内の結露を最少化することができ，回路内汚染に伴うVAPの発症率を低下させるはずである．RCTでは，熱蒸気交換式フィルターは，VAP合併率が16％から6％まで減少を認めている[11]．熱蒸気交換式フィルターは単価が高価であるが，最長1週間まで使用できるので，相対的には温水加熱式加湿器よりランニングコストが安価である．ただし，気管内分泌物や血液で汚染された場合には，ただちに交換を要する．

▶加湿器用の水の管理

温水加熱式加湿器に用いられる水は，注射用滅菌蒸留水のように化学的に純粋で

滅菌済みであることはもちろん，エンドトキシンなどの混入がないことが重要である．グラム陰性菌によるエンドトキシンは耐熱性であり，気化した水蒸気粒子によって運ばれると気管粘膜より吸収され，患者が原因不明の発熱を起こすことがある[12]．

●薬物を用いたアプローチ

▶ストレス潰瘍の予防

呼吸管理中の患者は，ストレス潰瘍のハイリスクグループであるので，胃潰瘍予防策が必要である．強力な予防薬として，H_2ブロッカーの投与が一般的に広く行われているが，これにより胃液のpHが上昇し，胃内の細菌のコロナイゼーションが促進されて，アスピレーションの重大なソースとなると考えられている．いくつかのRCTによると，スクラルファートのほうがH_2ブロッカーに比べてVAPの発生率が低いという結果が出ている[13]．以上より，人工呼吸器装着中の患者は，スクラルファートへの置換を促すべきと考えられる．

▶予防的抗菌薬投与における問題点

抗菌薬のエアロゾル化投与は，粘膜表面で最小発育阻止濃度(MIC)に到達しないので，VAPの予防に効果がないだけでなく，潜在的に耐性菌を選択する可能性があるので，通常は行ってはならない．同様に，消化管の常在菌(normal flora)のうち嫌気性菌以外の細菌を選択的に除菌する選択的デコンタミネーション(selective digestive-tract decontamination：SDD)も，VAPの致命率の改善が認められず，反対に耐性菌選択と薬剤の毒性の問題で推奨されなくなってきているが，根強い信奉者もおり決着はついていない．VAPの予防投与で広域スペクトラムの抗菌薬を使用することは，院内感染における耐性菌出現増加のために推奨されない．

▶消毒薬による口腔内ケア

クロルヘキシジンは歯科領域で古くから歯垢コントロールに使用されてきた消毒薬で，人工呼吸回路内の細菌のコロナイゼーションや抗菌薬耐性菌による肺炎に対して予防効果が認められている．また，クロルヘキシジンによる咽頭喉頭領域の除菌は，VAPの発生率を減少させた報告がある[14, 15]．このことから，ハイリスク患者にはクロルヘキシジンによる口腔内洗浄は有益であるが，使い過ぎはクロルヘキシジン耐性菌の出現を生むので，その適応決定には注意が必要である．

文献

1) Tablan OC, et al：Guidelines for preventing health-care-associated pneumonia, 2003：recommendations of CDC and the Healthcare Infection Control Practices Advisory Committee. MMWR Recomm Rep 53(RR-3)：1-36, 2004.
2) Coia JE, et al：Guidelines for the control and prevention of meticillin-resistant *Staphylococcus aureus* (MRSA) in healthcare facilities. J Host Infect 63 Suppl 1：S1-44, 2006.
3) Tulleken JE, et al：Semirecumbent position in intensive care patients. Lancet 355(9208)：1013-

1014, 2000.
4) Rouby JJ, et al : Risk factors and clinical relevance of nosocomial maxillary sinusitis in the critically ill. AJRCCM 150(3) : 776-783, 1994.
5) Holzapfel L, et al : A randomized study assessing the systematic search for maxillary sinusitis in nasotracheally mechanically ventilated patients. Influence of nosocomial maxillary sinusitis on the occurrence of ventilator-associated pneumonia. AJRCCM 159(3) : 695-701, 1999.
6) Han J, et al : Effect of ventilator circuit changes on ventilator-associated pneumonia : a systematic review and meta-analysis. Respiratory care 55(4) : 467-474, 2010.
7) Bouza E, et al : Continuous aspiration of subglottic secretions in the prevention of ventilator-associated pneumonia in the postoperative period of major heart surgery. Chest 134(5) : 938-946, 2008.
8) Kollef MH, et al : A randomized clinical trial of continuous aspiration of subglottic secretions in cardiac surgery patients. Chest 116(5) : 1339-1346, 1999.
9) Marra AR, et al : Successful prevention of ventilator-associated pneumonia in an intensive care setting. AJIC 37(8) : 619-625, 2009.
10) Valles J, et al : Continuous aspiration of subglottic secretions in preventing ventilator-associated pneumonia. Ann Intern Med 122(3) : 179-186, 1995.
11) Kirton OC, et al : A prospective, randomized comparison of an in-line heat moisture exchange filter and heated wire humidifiers : rates of ventilator-associated early-onset (community-acquired) or late-onset (hospital-acquired) pneumonia and incidence of endotracheal tube occlusion. Chest 112(4) : 1055-1059, 1997.
12) Rylander R, et al : Pulmonary function and symptoms after inhalation of endotoxin. Am Rev Res Dis 140(4) : 981-986, 1989.
13) Cook D, et al : A comparison of sucralfate and ranitidine for the prevention of upper gastrointestinal bleeding in patients requiring mechanical ventilation. Canadian Critical Care Trials Group. N Engl J Med 338(12) : 791-797, 1998.
14) Genuit T, et al : Prophylactic chlorhexidine oral rinse decreases ventilator-associated pneumonia in surgical ICU patients. Surg Infect 2(1) : 5-18, 2001.
15) Houston S, et al : Effectiveness of 0.12% chlorhexidine gluconate oral rinse in reducing prevalence of nosocomial pneumonia in patients undergoing heart surgery. Am J Crit Care 11(6) : 567-570, 2002.

25. 免疫不全患者での感染症予防

藤田崇宏

免疫不全状態での感染症予防

　免疫抑制状態の患者はさまざまな感染症のリスクにさらされているが，確立された予防的な介入は限られている．ここで述べる確立された予防的介入とは，リスクが定量化されている，あるいは理論的に明らかである状況で，介入することにより感染症の発症の危険を減らし，なおかつ，介入そのもののコストと副作用の危険が，期待されるベネフィットを下回っているとわかっている介入のことである．

　なんらかの免疫不全状態により，ある感染症のリスクが上昇することはわかっているが，予防的介入によって発症を減らせるかどうかが定かではない状況は多い．多くの場合，必要なのは予防ではなく，早期発見・早期治療戦略である．感染症が一度発症した場合にアウトカムが悪くなることを恐れて「予防的」と称して抗微生物薬を投与するようなプラクティスをしばしば見かけるが，ここで記載しているのは，上記のような条件を満たしてコンセンサスが得られているプラクティスである．患者の背景を吟味せず「なんとなく自分の患者は免疫不全だから」という理由で，他の臨床状況にも流用することに対しては慎重でなくてはならない．

　ところで医療従事者が行うことができる最も簡便で効果の高い感染症予防はなんだろうか？　それは手指衛生である．さらに，病原体別の隔離予防策を徹底して行うことが免疫不全患者のみならず，すべての医療を受ける患者の感染を予防するうえで最も重要なプラクティスである．以上をふまえたうえで，ここでは免疫不全患者に対してコンセンサスが得られている病原体に特異的な予防的介入について記述する．

造血幹細胞移植時

 造血幹細胞移植時の感染症予防については米国疾病予防管理センター(Centers for Disease Control and Prevention：CDC)からガイドラインが出版されており，今回とりあげた項目の中では，最もまとまった記載があるといえる．ここでは現在，最も多く参照されるであろうこのガイドラインの最新版である2009年版の同種造血幹細胞移植の記載に則って記載する[1]．なお本来，造血幹細胞移植時の感染症予防は各施設によってポリシーが設定されるものであって，予防の有無や投与期間や薬剤の選択についてはばらつきがあることはここに付け加えておく．なお，造血幹細胞移植時に行われる予防的介入をその他の免疫不全の状況にあてはめて行うのは慎重にすべきである．
 骨髄移植患者の免疫不全と感染症のリスクは骨髄移植からの時間経過によって変化し，それぞれのPhaseによって警戒すべき微生物と予防的介入が異なる(図1)．

●細菌感染

 造血幹細胞移植患者で細菌感染が主たる問題になるのは前処置から生着までの期間である．上述のガイドラインでは「レボフロキサシン 500 mg 1日1回　またはシプロフロキサシン 500 mg 1日2回の投与」を幹細胞輸注から好中球の回復まで投与することを推奨している．ただし，これを行うかどうかは発熱性好中球減少症の際に問題となるグラム陰性桿菌の，施設における感受性パターンを考慮して決定しなければならない．

●ウイルス感染

・単純ヘルペスウイルス(HSV)

 HSV抗体陽性患者では再活性化の抑制のために前処置の開始から生着するまで，または粘膜炎が改善するまでの間の抗ウイルス薬の予防投薬が推奨されている．投与法は「アシクロビル 400～800 mg を1日2回内服　または　250 mg/m^2(体表面積)を12時間おきに点滴」のいずれかである．

・サイトメガロウイルス(CMV)

 CMV感染症に対しては予防投与ではなく先制攻撃的治療(pre-emptive therapy)が行われる．これはCMVの抗原などを定期的にモニタリングして陽性化したら，ガンシクロビルなどの抗ウイルス薬の投与を行い，陰性化まで治療を行うものである．その場合は「最初の7～14日間は 5 mg/kg のガンシクロビルを1日2回，その後は 5 mg/kg 1日1回を抗原が陰性化するまで継続」する．
 なお，CMV抗原をモニタリングして抗ウイルス薬投与の開始を決定することが標準化しているのは造血幹細胞移植の領域のみである．他の免疫不全患者のマネジ

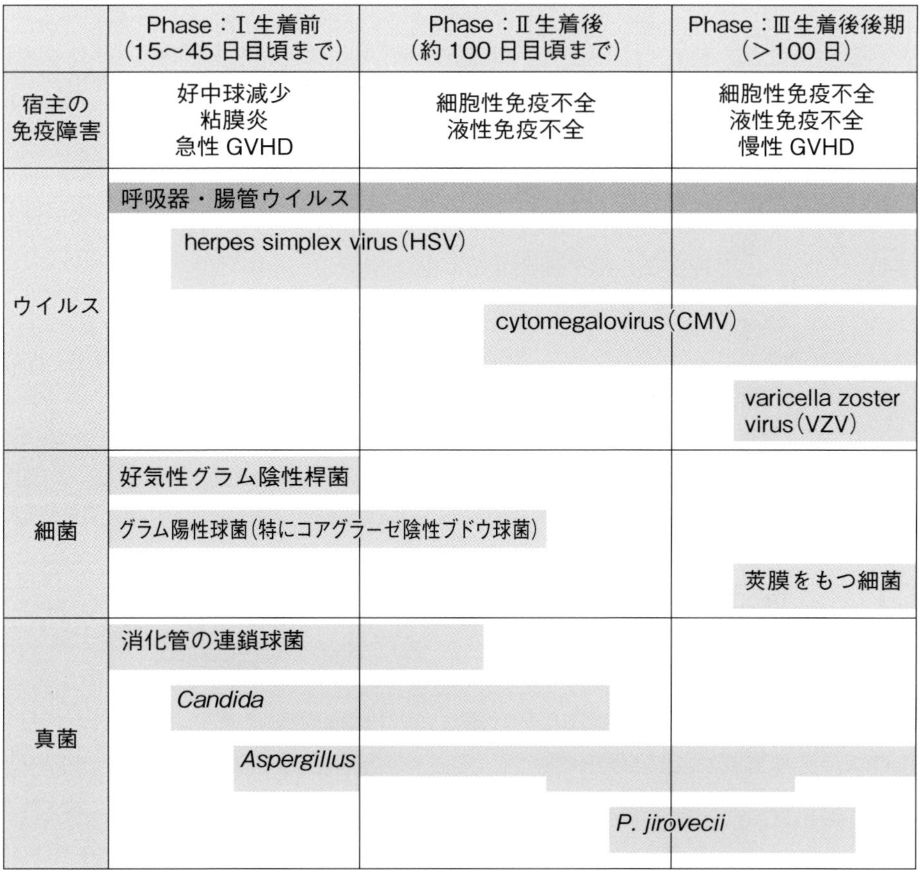

	Phase：I 生着前 (15〜45日目頃まで)	Phase：II 生着後 (約100日目頃まで)	Phase：III 生着後後期 (>100日)
宿主の 免疫障害	好中球減少 粘膜炎 急性GVHD	細胞性免疫不全 液性免疫不全	細胞性免疫不全 液性免疫不全 慢性GVHD
ウイルス	呼吸器・腸管ウイルス herpes simplex virus (HSV)	cytomegalovirus (CMV)	varicella zoster virus (VZV)
細菌	好気性グラム陰性桿菌 グラム陽性球菌（特にコアグラーゼ陰性ブドウ球菌）		莢膜をもつ細菌
真菌	消化管の連鎖球菌 Candida Aspergillus		P. jirovecii

図1 同種造血幹細胞移植後の感染症のタイムライン

メントにおけるCMV抗原測定の意味付けについてははっきりしていない．CMV抗原陽性のみを根拠に抗ウイルス薬を投与することが正当化されるデータは乏しい．ガンシクロビルは血球減少などの副作用も大きい薬剤であり，投与することのデメリットも必ず考慮しなければならない．

●原虫感染

・Pneumocystis jirovecii

Pneumocystis jirovecii は生着から後の細胞性免疫不全の時期に問題となる．ST合剤を生着から最短6カ月程度投与するのが一般的である．投与法は「ST合剤1回1錠(400/80 mg)を連日投与」する方法が現在では一般的である．1回2錠を週3回内服などバリエーションも記載されている．

●真菌感染

・Candida

粘膜障害の強い時期にカンジダ血症の予防にフルコナゾール1回400 mg 1日1

回の内服を行うのは標準的な医療として普及している．前処置の時から開始して，生着が確認されるまで，あるいは好中球の絶対値が1,000個/mm^{3}を超えてから7日経過するまでの投与がCDCのガイドラインでは推奨されている．なお日本国内では1回100〜200 mgで投与されることも多いそうである．

・*Aspergillus* などの糸状真菌

糸状菌に対しては発症後の二次予防以外は標準的な診療としては行われていない．今のところは早期発見と早期治療が主たる戦略である．

● ワクチン

造血幹細胞移植によって，これまでに自然感染もしくは予防接種によって得られていた免疫能が低下もしくは消失するために，再度予防接種を行う必要が出てくる．造血幹細胞移植後の患者に対するワクチンについては日本国内でもガイドラインが発表されている[2]．移植後に免疫が回復したと判断されたら，不活化ワクチン，生ワクチンの順番で順次ワクチンコースを行うことが推奨されている．

● 環境・食品の感染対策

造血幹細胞移植を受ける患者は，*Aspergillus* などの糸状菌の胞子との接触を避けるために基準を満たした病室での管理が推奨されている．ここで必要な条件とは1時間に12回以上の換気，HEPA(high efficiency particulate air)フィルターの設置，一方向の気流，室外に対する室内の陽圧維持などである．

移植病棟においては生花を持ち込むのは厳禁である．土壌，植物由来の*Aspergillus*，水からの緑膿菌への曝露が生じる可能性があるためである．

食品についてはCDCのガイドラインに厳密な制限が記載されている．主に食事由来の感染症を避ける目的で，食材の加温や保存について細かく記載されている．日本ではこれに準ずるような形で通常，病院ごとに移植患者用の食事が設定されており，持ち込みの食材については厳しい制限を設けていることが多いと思われる．個別の食品について問い合わせを受けた場合は，移植病棟の感染対策の責任者とよく相談して決定したほうがよい．

造血幹細胞移植以外の化学療法

化学療法後の発熱性好中球減少症についてはアメリカ感染症学会(Infectious Disease Society of America：IDSA)からのガイドラインが現在改訂中である．発熱性好中球減少時に緑膿菌をカバーした抗菌薬を投与するのは，予防ではなく早期治療である．

好中球減少があり発熱がない状態で，発熱あるいは感染症による死亡を減少させる目的で，抗菌薬を投与するメリットがあるかについては現在のところまだ議論が

続いている．2007年に発表されたガイドラインのドラフトでは，好中球減少の時期が7日間以上続く例ではキノロン系抗菌薬の予防投与を推奨している[3]．ただし，このプラクティスを実際に施行するかどうかも，グラム陰性桿菌の施設における感受性パターンを考慮して決定しなければならない．

固形腫瘍の化学療法では，7日以上好中球減少が遷延することはほとんどないので，抗菌薬，抗真菌薬，抗ウイルス薬の予防投与によりメリットが得られることはほとんどない．固形腫瘍の化学療法では治療効果が得られた場合に長期間にわたり繰り返されることが多い．その場合は制吐目的に用いられるステロイドが間欠的に投与されて長期投与になることがあるので，投与量と投与期間によっては後述のように Pneumocystis jirovecii（旧名 P. carinii）肺炎の予防を考慮すべきである．

造血幹細胞移植以外の化学療法に伴う好中球減少を呈した際に，環境面，食事について入院中どこまでの特別な措置が必要かは明確な記載をしたガイドラインなどはない．施設によって独自に基準を設定して運営しているのが現状と思われる．一般的には造血幹細胞移植以外で好中球減少時に起こる感染症の原因微生物は，腸管や皮膚に常在している微生物がほとんどであり，個室管理や特別な換気での管理は不要である．食事については移植患者ほどの厳密な制限は不要と考えられるが，施設によってばらつきがあるようである．施設を問わず共通して行うべきことは生野菜を避けること，皮をむくことができない果物を避けること，食品にはよく火を通すことなどである．

ステロイド投与下

ステロイド投与は最もよく遭遇する医原性の免疫不全状態である．ステロイド，免疫抑制薬の投与により障害される免疫は主に細胞性免疫である．ステロイド・免疫抑制薬使用中の患者は投与量，基礎疾患によって感染症のリスクが大きく異なり，統一して記載されたガイドラインは現時点では存在しない．

罹患した場合に重症となりやすく，予防的な介入が可能な疾患の代表は Pneumocystis jirovecii 肺炎（PcP）である．PcP の発症リスクが高まるステロイド投与量の閾値は明確でないため，複数の推奨がある．プレドニゾロン換算で1日20 mg以上を4週間以上[4]，1日20 mg以上を2〜3週間以上[5]，などである．現実的には個々の医療者が対象となる集団の発症率の情報をもとに，有用性が副作用を上回ると判断した場合に投与を行うことになる．なお発症の危険率が3.5%を超える場合に投与を推奨する意見もある[6]．PcP予防を行う場合のレジメンはST合剤1錠1日1回連日が一般的である．

脾摘後/脾機能不全患者

　無脾症患者では脾臓摘出後重症感染症(overwhelming postsplenectomy infection：OPSI)の発症の可能性に注意が必要である．最も頻度の高い病原体は肺炎球菌である．他に *Haemophilus influenzae* type b(Hib，b型インフルエンザ菌)，*Neisseria meningitidis* が知られている．そのため脾摘後/脾機能不全患者は肺炎球菌ワクチンの接種が必須である．Hibについては小児用のワクチンが日本で認可されたが，成人の脾摘後患者で接種にメリットがあるかは不明である．

高齢者

　高齢者を免疫不全患者と認識することはあまりないが，加齢に伴い細胞性免疫，液性免疫の低下がみられることが知られている[7]．米国では65歳以上の高齢者では23価型の肺炎球菌ワクチンが推奨されている．日本でもなんらかの基礎疾患があって通院している高齢者はすべて適応と考えてよいだろう．また，一度肺炎球菌肺炎に罹患しても血清型が違えば何度でも再感染の可能性はあるので，肺炎で入院した高齢者が無事退院する際には忘れずに接種したいところである．

文献

1) Tomblyn M, et al：Guidelines for preventing infectious complications among hematopoietic cell transplantation recipients：a global perspective Biol Blood Marrow Transplant 15(10)：1143-1238, 2009.
2) 予防接種ガイドライン．造血幹細胞移植学会，2008年．
3) 2007年IDSA総会で発表された発熱性好中球減少症ガイドラインのドラフト(トップページからではたどり着けないのでサイト内検索をお勧めする)http://www.idsociety.org/WorkArea/showcontent.aspx?id=7848
4) Barbounis V, et al：*Pneumocystis carinii* pneumonia in patients with solid tumors and lymphomas：predisposing factors and outcome. Anticancer Res 25(1B)：651-655, 2005.
5) Rodriguez M, Fishman JA：Prevention of infection due to *Pneumocystis* spp. in human immunodeficiency virus-negative immunocompromised patients. Clin Microbiol Rev 17(4)：770-782, 2004. table of contents.
6) Green H, et al：Prophylaxis of *Pneumocystis* Pneumonia in Immunocompromised Non-HIV-Infected Patients：Systematic Review and Meta-analysis of Randomized Controlled Trials. Mayo Clinic Proceedings 82(9)：1052-1059, 2007.
7) Girard TD, Ely EW：Bacteremia and sepsis in older adults. Clin Geriatr Med 23(3)：633-647, viii, 2007.

IDATEN
INFECTIOUS DISEASES ASSOCIATION FOR TEACHING AND EDUCATION IN NIPPON

第5章

病院内/免疫不全関連感染症で重要な微生物と治療薬

26. 病院内感染症で重要な耐性菌

忽那賢志・笠原 敬

グラム陽性球菌

グラム陽性球菌は，グラム染色の形態からブドウの房状のブドウ球菌，連鎖状の連鎖球菌・腸球菌に分かれる．ブドウ球菌は，さらにコアグラーゼを産生する黄色ブドウ球菌と，コアグラーゼを産生しないコアグラーゼ陰性ブドウ球菌(coagulase negative *Staphylococcus*：CNS)に分かれる．

このうち，病院内感染症で重要な耐性菌は，メチシリン耐性黄色ブドウ球菌(methicillin-resistant *Staphylococcus aureus*：MRSA)，メチシリン耐性コアグラーゼ陰性ブドウ球菌(methicillin-resistant coagulase negative *Staphylococcus*：MRCNS)，バンコマイシン耐性腸球菌(vancomycin resistant *Enterococcus*：VRE)である．

●メチシリン耐性黄色ブドウ球菌(methicillin-resistant *Staphylococcus aureus*：MRSA)

①菌名
　黄色ブドウ球菌(*Staphylococcus aureus*)(図1)．

②微生物学的な特徴
　S. aureus は CNS に比べて病原性が非常に強い．また，同じ臓器の感染症でも他の細菌よりも長期の抗菌薬治療が必要となることが多い．

③耐性機序
　βラクタム系抗菌薬はペニシリン結合蛋白(penicillin-binding protein：PBP)に結合し，細胞壁の合成を阻害することで抗菌作用を示すが，MRSA は *mec* A 遺伝子にエンコードされる PBP2′(または PBP2a)と呼ばれる変異したペニシリン結合蛋白を産生することで，すべてのβラクタム系抗菌薬に対し耐性となる．*mec* A 遺伝子が存在する染色体 DNA の領域は，その領域自体が外来性のものであり，SCC*mec* (staphylococcal cassette chromosome *mec*，ブドウ球菌カセット染色体)と呼ばれ

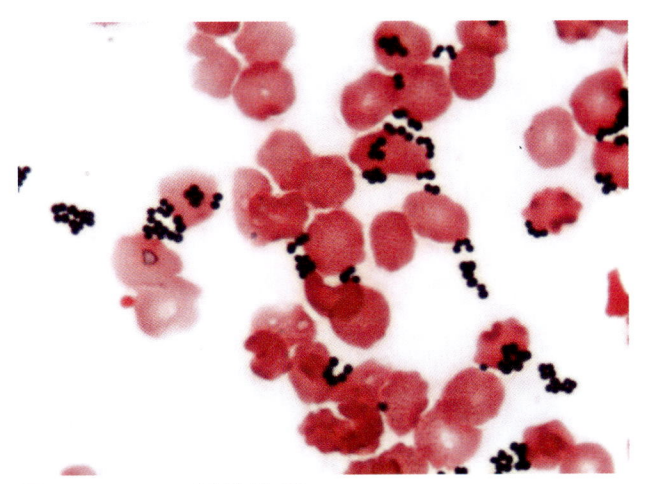

図1　S. aureus（血液培養）

ている．SCC*mec* には *mec* A だけでなく，テトラサイクリン耐性遺伝子である *tet* M やマクロライド耐性遺伝子である *erm* A など他の薬剤耐性遺伝子も存在することがあり，このため MRSA は β ラクタム系以外にも耐性を示すことが多い．

④疫学

MRSA はオキサシリンに対する MIC が 4 μg/mL 以上のものと定義されている．2006 年に日本国内の 16 医療施設で種々の臨床材料から分離された黄色ブドウ球菌のうち，MRSA は 63.1％ を占めた[4]．内訳としては入院患者由来株で 68.1％，外来患者由来株で 42.5％ であり，入院患者ではもちろんのこと外来患者でも，黄色ブドウ球菌感染症は感受性が判明するまでは MRSA を念頭に置いた抗菌薬の選択が求められる．

⑤起こしやすい病院内感染症

(1) 血流感染症：病院内の MRSA 感染症では圧倒的に多い．特に中心静脈カテーテルなどによるカテーテル関連血流感染症の原因微生物として MRSA は CNS に次いで多い．アメリカにおける病院内の MRSA 感染症の 8 割以上が血流感染症と報告されている．黄色ブドウ球菌による菌血症では，感染性心内膜炎や骨髄炎，敗血症性肺塞栓症といった合併症を起こしやすく，特に感染性心内膜炎は 25～40％ の症例に合併するとされ，注意が必要である．

(2) 術後創部感染症（surgical site infection：SSI）：黄色ブドウ球菌は軟部組織，特に傷ついた組織に感染を起こしやすいため，術後創部感染症や熱傷後・外傷後の創部感染では原因微生物として MRSA が重要である．

(3) 異物感染：黄色ブドウ球菌はペースメーカー，人工心臓弁，人工血管，人工関節などの異物への親和性が高いため異物感染症の原因微生物となりやすい．これら異物に接着した黄色ブドウ球菌はバイオフィルムを形成するため，いったん感染が成立すると抗菌薬のみでは根治が難しく，異物除去が必要となる．

⑥起こしにくい感染症

(1)肺炎：一般的に黄色ブドウ球菌は肺炎を起こしにくい細菌である．しかし，集中治療室などにおいて人工呼吸器管理をされている患者や，気管切開されている患者など，気道に異物が存在する場合，あるいはインフルエンザ感染後には黄色ブドウ球菌が肺炎を起こすことがある．しかし，海外のサーベイランスと比較して日本国内のMRSA感染症では肺炎が占める割合が圧倒的に多く，喀痰からMRSAが検出された場合にコンタミネーションであるにもかかわらず「MRSA肺炎」と診断している症例が多いのではないかと推察される．コンタミネーションであるのか，真の感染であるかの見極めが非常に重要である．

(2)腸炎：時に「MRSA腸炎」という病名のもとバンコマイシンが経口投与されている症例を見かけることがあるが，このような症例のほとんどが*Clostridium difficile*による偽膜性腸炎，またはtoxic shock syndromeの一症状としての下痢症状であると思われる．MRSAが腸炎を起こすことは稀であり，実際にはMRSAが便培養から検出されたとしても抗菌薬使用によって腸内細菌叢に変化が生じ，菌交代の結果MRSAが検出されているにすぎない．したがって，便培養から検出されたMRSAは多くの場合治療不要である．

⑦選択すべき抗菌薬

MRSA感染症の第一選択薬はバンコマイシンであり，臨床的なエビデンスも豊富である．その他，2010年12月現在，日本で治療薬として用いることができる抗MRSA薬としてテイコプラニン，アルベカシン，リネゾリドがある．その他にもST合剤やリファンピシンはほぼ100％ MRSAに感受性があり（ただし，リファンピシンは耐性を獲得しやすいため，単剤で使用してはならない），エリスロマイシン，クリンダマイシン，ミノサイクリンなども感受性があれば使用できる．海外ではこれらの抗菌薬に加えて，キヌプリスチン・ダルホプリスチン（日本では抗VRE薬として認可されている），Daptomycin，Tigecyclineが選択肢としてある．

近年，バンコマイシンに対するMIC≧2μg/mLの株が増加傾向にあり，トラフ値を15〜20μg/mLで調節しても治療失敗する例が報告されている．このような株では他の薬剤への変更が望ましい．

●バンコマイシン中等度耐性/高度耐性黄色ブドウ球菌(vancomycin intermediate resistant *Staphylococcus aureus*：VISA, vancomycin resistant *Staphylococcus aureus*：VRSA)

①耐性機序

これまでにグリコペプチドに対して中等度耐性（バンコマイシンのMICが4〜8 mg/L）のVISAと高度耐性（バンコマイシンのMIC＞16 mg/L）のVRSA，2種類の耐性黄色ブドウ球菌が報告されている．VISAの耐性機序は，染色体変異によって細胞壁が肥厚し，バンコマイシンの結合力を低下させることによる．一方，VRSAはプラスミドを介した腸球菌からの*van* A遺伝子の獲得によるものである．

②疫学

VISA は 1996 年に世界で初めて日本から報告され，その後，世界各国で報告されている．VISA 検出のための至適感受性検査方法には諸説があり，VISA の分離頻度はよくわかっていないが 1% 以下と考えられている．VRSA は 2002 年にアメリカで初めて報告があり，その後，数例の追加報告があるが日本ではまだ報告はない．

③選択すべき抗菌薬

現在のところ VISA，VRSA に対する最適な抗菌薬はまだ決まっていない．当然ながらバンコマイシンやテイコプラニンといったグリコペプチド系は治療失敗の危険が高いため選択すべきではない．抗 MRSA 作用をもつ新しい抗菌薬（Daptomycin，リネゾリド，キヌプリスチン・ダルホプリスチン）は感受性があることが多い．

●メチシリン耐性コアグラーゼ陰性ブドウ球菌（methicillin-resistant coagulase negative *Staphylococcus*：MRCNS）

①菌名

Staphylococcus epidermidis（表皮ブドウ球菌）が代表的な菌である．

②微生物学的な特徴

皮膚の常在菌であり病原性は弱いため，細菌検査で検出されてもコンタミネーションと判断されることが多いが，血管内カテーテルや人工弁などの異物のある患者や免疫抑制状態にある患者では原因微生物となりうる．

③耐性機序

黄色ブドウ球菌と同様に SCC*mec* の中の *mec* A 遺伝子によるメチシリン耐性があり，すべてのβラクタム系は無効となる．

④疫学

病院内感染症で分離される CNS は，メチシリン耐性を初めとして多剤耐性を示すことが多く，黄色ブドウ球菌よりも薬剤耐性率は高い．国内で分離される CNS の 80% 以上がメチシリン耐性株であり，また 50% 以上はエリスロマイシン，クリンダマイシン，ST 合剤，ゲンタマイシン，フルオロキノロン系にも耐性である．

⑤起こしうる病院内感染症

皮膚の常在菌であり，コンタミネーションが多いが，血液培養で 2 セットとも陽性であれば原因微生物と考え治療を行う必要がある．

人工物を介した感染を起こしやすく，カテーテル関連血流感染症，尿道カテーテル関連尿路感染症，脳室-腹腔シャント感染症，腹膜透析カテーテル関連腹膜炎，人工関節感染症，人工血管感染症などの原因微生物となりうる．

⑥選択すべき抗菌薬

バンコマイシンが第一選択薬である．しかし，近年バンコマイシンにも中等度耐性を示す株の報告も散見される．このような株による感染症では VISA と同様にリネゾリド，キヌプリスチン・ダルホプリスチン，Daptomycin などを選択せざるをえない．

●バンコマイシン耐性腸球菌(vancomycin resistant *Enterococcus*：VRE)

①菌名
Enterococcus faecalis，*Enterococcus faecium* が代表的な菌である(図2)．

②微生物学的な特徴
腸管に常在する細菌であり，本来病原性は弱いが，重篤な基礎疾患や免疫不全の病態のある患者では原因微生物となり時に致命的となりうる．*Enterococcus* 属のうち臨床上問題になるのは *E.faecalis* と *E.faecium* であり，検出される腸球菌の80〜90%は *E.faecalis* であるが，VRE では逆にほとんどが *E.faecium* である．腸球菌はセフェム系やST合剤など，本来の性質として耐性を示す抗菌薬が多いだけではなく，新しい耐性遺伝子を後天的に獲得しやすいという性質をもつ．

③耐性機序
腸球菌のバンコマイシンに対する耐性遺伝子はいくつか種類があり，*van* A，*van* B が最も多い．これらの耐性遺伝子はすべてバンコマイシンの結合部位であるペプチドグリカンのペプチド側鎖の末端構造をD-アラニル-D-アラニンからD-アラニル-D-乳酸に変化させることでバンコマイシンを結合できなくさせている．

④疫学
日本ではVREは検出される腸球菌全体の中で1%にも満たず，報告数は年間50例程度である．一方，米国ではVREの蔓延は深刻であり，検出される腸球菌の3割以上がVREという状況である．

⑤起こしうる病院内感染症
尿路感染症は腸球菌による感染症で最も多い．また，カテーテル関連血流感染症，菌血症，創感染，腹腔内感染症などの原因にもなる．

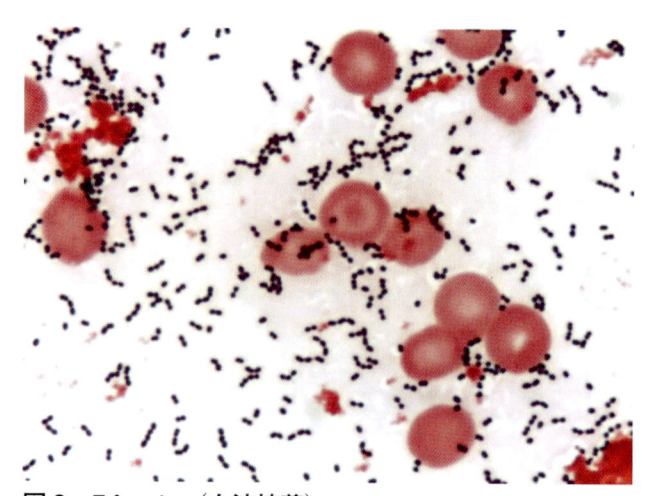

図2　*E.faecium*(血液培養)

⑥選択すべき抗菌薬

ときにペニシリンに感受性がある場合があるが，ほとんどの場合はリネゾリド，キヌプリスチン・ダルホプリスチン，Daptomycin，Tigecyclineで治療しなければならない．なお，キヌプリスチン・ダルホプリスチンは*E.faecium*には有効であるが，*E.faecalis*には無効である．van B型の耐性遺伝子によるVREではテイコプラニンが有効であり，このような場合アミノグリコシドとの併用でシナジー効果が期待できる(ただしアミノグリコシド高度耐性では併用効果は期待できない)．

グラム陰性桿菌

グラム陰性桿菌では大腸菌や*Klebsiella*などの「腸内細菌科(*Enterobacteriaceae*)」と，緑膿菌やアシネトバクターなどの「ブドウ糖非発酵グラム陰性桿菌」に分けて考えると理解しやすい．

市中感染症で原因微生物となることが多いのが腸内細菌科であるのに対し，病院内感染症で原因微生物となることが多いのがブドウ糖非発酵グラム陰性桿菌である．

病院内感染症の原因微生物としては，"SPACE"(*Serratia, Pseudomonas, Acinetobacter, Citrobacter, Enterobacter*)が重要であり，これに加えて*Stenotrophomonas maltophilia, Burkholderia cepacia*も問題となる．また近年，ESBL，カルバペネマーゼといった強力なβラクタマーゼを産生するグラム陰性菌が増えており，問題となっている．

ここではまず，グラム陰性桿菌の産生しうるβラクタマーゼについて概説を述べ，次に細菌ごとの特徴について述べることとする．なおグラム陰性桿菌の産生するβラクタマーゼの詳細については，「28. 耐性グラム陰性桿菌の治療薬」(263ページ)を参照されたい．

●ESBL(extended spectrum beta lactamase)

①産生する菌名

大腸菌，*Klebsiella pneumoniae*(図3)，*Proteus mirabilis*などが主であるが，その他に*Citrobacter*や*Enterobacter*, *Salmonella*などの腸内細菌科や，また最近では*P.aeruginosa*のようなブドウ糖非発酵菌でもESBLの産生が報告されている．

②特徴

ESBLとは，ペニシリン系，セファロスポリン系，モノバクタム系を分解するβラクタマーゼの総称であり，SHV型，TEM型，CTX-M型などの種類がある．*in vitro*ではESBLはカルバペネム系やセファマイシン系を分解できず，またクラブラン酸などのβラクタマーゼ阻害薬によって阻害されるが，臨床的にはセファマイシン系やβラクタマーゼ配合ペニシリンでは治療失敗例の報告もある．

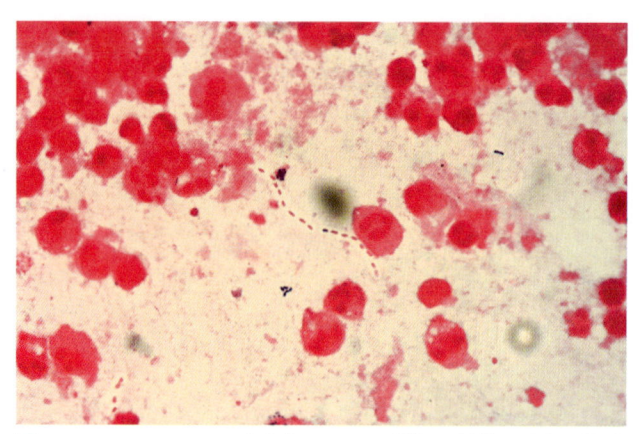

図3 *K.pneumoniae*（喀痰，1,000倍）　菌体周囲に莢膜を有する

③疫学

わが国の大学病院，各地基幹病院72施設からの臨床分離株を対象とした2007年のサーベイランスでは，大腸菌，*K.pneumoniae*，*P.mirabiris* のうち ESBL 産生菌はそれぞれ 8.6％，5.3％，10.7％[8] であった．アジア諸国ではこれらの ESBL 産生菌の占める割合は高く，中国・シンガポールなどではすでに 20％を超えている．

④選択すべき抗菌薬

ESBL 産生菌はカルバペネム系以外の β ラクタム系だけでなく，フルオロキノロン系やアミノグリコシド系にも耐性のことが多く，現在のところ臨床的に ESBL 産生菌に対して確実な効果が期待できるのはカルバペネム系だけである．

●AmpC 型 β ラクタマーゼ産生菌

①菌名

AmpC 型 β ラクタマーゼ産生菌で重要なのは，"SPACE" と呼ばれるグラム陰性桿菌であり，*Serratia*，緑膿菌，*Acinetobacter*，*Citrobacter*，*Enterobacter* などである．

②特徴

多くのグラム陰性桿菌が AmpC 型 β ラクタマーゼの遺伝情報を染色体上にもっているが，通常は発現が抑制されている．しかし，β ラクタム系抗菌薬の曝露によって脱抑制の変異が生じることがあり，これにより AmpC 型 β ラクタマーゼを過剰産生するようになると，治療開始時は感受性であっても治療途中で耐性となり治療に失敗することがある．

③選択すべき抗菌薬

第三世代セファロスポリンは，多くの場合これらのグラム陰性桿菌に感受性があるが，時に AmpC 型 β ラクタマーゼ過剰産生を誘導し治療に失敗することがあり，推奨しない専門家もいる．一方，第四世代セファロスポリンは AmpC 型 β ラクタマーゼを誘導しにくいとされている．カルバペネム系も有効である．

●カルバペネマーゼ

①産生する細菌

K.pneumoniae，緑膿菌が多いが，国内では他に *K. oxytoca*，大腸菌，*Serratia marcescens*，*Enterobacter cloacae*，*Citrobacter freundii* などで報告がある．

②特徴

カルバペネマーゼはカルバペネム系を加水分解する酵素の総称であり，βラクタマーゼの分類である Ambler 分類（「28. 耐性グラム陰性桿菌の治療薬」263 ページ参照）のなかでは，Class A（KPC 型など），Class B（IMP 型など），Class D（OXA 型など）の 3 つに分かれる．Class B は活性の中心に亜鉛を保有しているためメタロβラクタマーゼと呼ばれる．

③疫学

メタロβラクタマーゼは 1991 年に日本で初めて報告された．今でも日本で報告が多いのはメタロβラクタマーゼの IMP 型であるが，2010 年に NDM-1 メタロβラクタマーゼや KPC 型カルバペネマーゼ産生 *K.pneumoniae* も報告されており，今後の増加が懸念される．米国では KPC 型カルバペネマーゼ産生菌の増加が深刻化している．また，近年では *Acinetobacter* の産生する OXA 型カルバペネマーゼも問題となっており，多剤耐性アシネトバクターとともに注意が必要である．

④選択すべき抗菌薬

カルバペネマーゼ産生菌に用いるべき抗菌薬についてはまだデータが十分ではないが，少なくとも選択肢は多くはない．βラクタム系だけでなくフルオロキノロン系やアミノグリコシド系など他の系統の抗菌薬にも耐性であることが多い．感受性検査で感受性がある場合は，Tigecycline，コリスチン，アズトレオナムなどが選択肢となりうる．

●大腸菌，クレブシエラ，プロテウス

①菌名

Escherichia coli（大腸菌），*Klebsiella pneumoniae*（クレブシエラ，肺炎桿菌），*Proteus mirabiris* が代表的な菌である．

②微生物学的な特徴

大腸菌，*K.pneumoniae*，*P.mirabilis* といった腸内細菌科は本来腸管内に常在し，市中感染症として尿路感染症，腹腔内感染症の原因微生物となる．近年，ESBL などのβラクタマーゼを産生するこれらの腸内細菌科が病院内感染症として問題となっている．

③起こしうる病院内感染症

大腸菌，*P.mirabiris* は尿路感染症，腹腔内感染症，カテーテル関連血流感染症，創感染症の原因微生物となり，*K.pneumoniae* はこれらに加えて院内肺炎の原因にもなりうる．

④選択すべき抗菌薬

感受性に応じてアンピシリン（クレブシエラは自然耐性），セファロスポリンなどを選択する．ESBL 産生菌の場合はカルバペネム系を用いる．

● シトロバクター，エンテロバクター

①菌名

Citrobacter freundii, *Enterobacter cloacae*, *Enterobacter aerogenes* が代表的な菌である．

②微生物学的な特徴

腸内細菌科に属する菌であり，健常人の腸管内にも常在していることがある．染色体に AmpC βラクタマーゼがエンコードされており，ペニシリン，アンピシリン，第一世代・第二世代セファロスポリンに耐性である．

③起こしうる病院内感染症

尿路感染症，創感染症，カテーテル関連血流感染症，腹腔内感染症，肺炎の原因となることがあるが，単なるコロナイゼーションであることも多い．喀痰や尿からこれらが検出された場合，原因微生物かどうかは臨床的な判断による．

④選択すべき抗菌薬

感受性に応じて第三世代以降のセファロスポリン，フルオロキノロン，アミノグリコシドを用いる．ただし前述のように第三世代セファロスポリンを投与中に AmpC βラクタマーゼの過剰産生が誘導されると治療に失敗することがあり（このような現象は特にエンテロバクター属で多く，5〜20％の頻度で起こるとされる），第四世代セファロスポリンを推奨する専門家もいる．ESBL 産生菌ではカルバペネム系を用いる．

● セラチア

①菌名

Serratia marcescens

②微生物学的な特徴

腸内細菌科に属するが，環境由来菌であり，ヒトの腸管内には常在しない．湿潤した環境を好み，病院内の水回りなどで検出される．染色体に AmpC βラクタマーゼがエンコードされており，ペニシリン，アンピシリン，第一世代・第二世代セファロスポリンに耐性である．

③起こしうる病院内感染症

カテーテル関連血流感染症や尿路感染症を起こすことがあるが，喀痰や尿から検出された場合はコロナイゼーションであることも多く，原因微生物かどうかは臨床的な判断による．

④選択すべき抗菌薬

シトロバクター，エンテロバクターと同様．

●緑膿菌

①菌名
Pseudomonas aeruginosa(図4).

②微生物学的な特徴
ブドウ糖非発酵グラム陰性桿菌に分類される.環境由来菌であり,特に湿潤した環境を好む.病院内では水回りからよく検出される.健常者において感染症の原因となることは稀だが,基礎疾患のある患者や免疫抑制状態の患者では原因微生物となり,強力な病原性を発揮する.

③耐性機序
緑膿菌は多くの抗菌薬に自然耐性であり,また治療中にもさまざまな耐性を獲得していく.緑膿菌の耐性機序としては,①AmpC,カルバペネマーゼ,稀にESBLなどのβラクタマーゼ,②外膜蛋白OprDの変異,③多剤排出ポンプ(efflux pump),④トポイソメラーゼをエンコードする遺伝子の変異,⑤アミノグリコシド修飾酵素産生遺伝子の獲得,など多彩であり,これらがいくつも重複していることがある.

④疫学
緑膿菌の薬剤感受性は,国・地域・病院・病棟ごとに大きく異なる.したがって,おのおのの施設のローカルファクターを把握しておくことが緑膿菌感染症においては特に重要である.

感染症法ではイミペネム($MIC \geq 16\,\mu g/mL$),アミカシン($MIC \geq 32\,\mu g/mL$),シプロフロキサシン($MIC \geq 4\,\mu g/mL$)に同時に耐性を示す株を多剤耐性緑膿菌と定義している.わが国での多剤耐性緑膿菌の検出率は臨床で分離される緑膿菌の数%を占めている.また抗緑膿菌薬2系統に耐性の緑膿菌は10〜20%にものぼる.

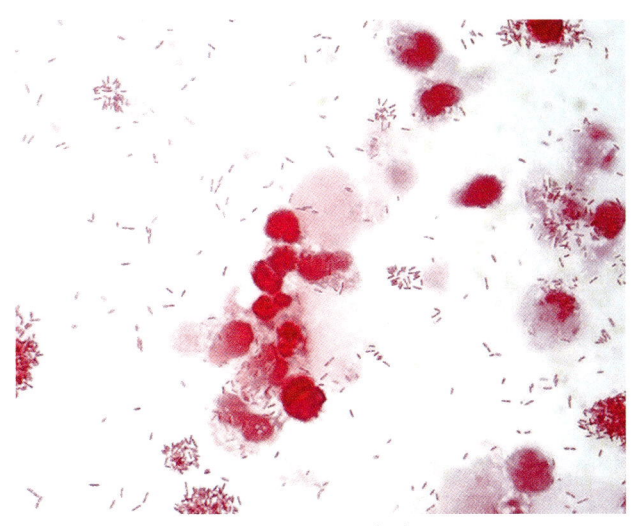

図4 *Pseudomonas aeruginosa*(尿)

⑤起こしうる病院内感染症

　尿路感染症，肺炎，カテーテル関連血流感染症，手術部位感染症，熱傷感染症などを起こす．喀痰や尿，創部から検出された場合はコロナイゼーションであることも多く，原因微生物かどうかは臨床的な判断による．

⑥選択すべき抗菌薬

　抗緑膿菌活性を有する抗菌薬は限られており，βラクタム系ではピペラシリン，セフタジジム，セフェピム，アズトレオナム，カルバペネムであり，その他はアミノグリコシド，フルオロキノロンのみになる．

　これらが常に感受性があるとは限らず，感受性結果が判明するまでわからないことや，治療中に耐性を獲得して治療に失敗することがあることから，重症緑膿菌感染症に対しては，これらの抗緑膿菌活性をもつ抗菌薬を2剤併用して治療開始することを推奨する専門家もいる．

　多剤耐性緑膿菌の治療については，データの蓄積が不十分であるが，海外ではコリスチン（2010年現在日本では未認可）が使用されることが多い．治療については感染症専門医へのコンサルトが望ましい．

●アシネトバクター

①菌名

　Acinetobacter baumannii（図5）が代表的な菌である．

②微生物学的な特徴

　ブドウ糖非発酵のグラム陰性球桿菌であり，緑膿菌と同様に環境由来菌である．緑膿菌に比べ病原性は低いが，乾燥に強く，抗菌薬にも耐性があり，消毒薬にも抵抗性であるため，人工呼吸器，人工透析装置，医療者の手指，水回りなど，さまざまな病院内環境に長期間にわたって存在し，免疫抑制状態の患者や体内異物の挿入

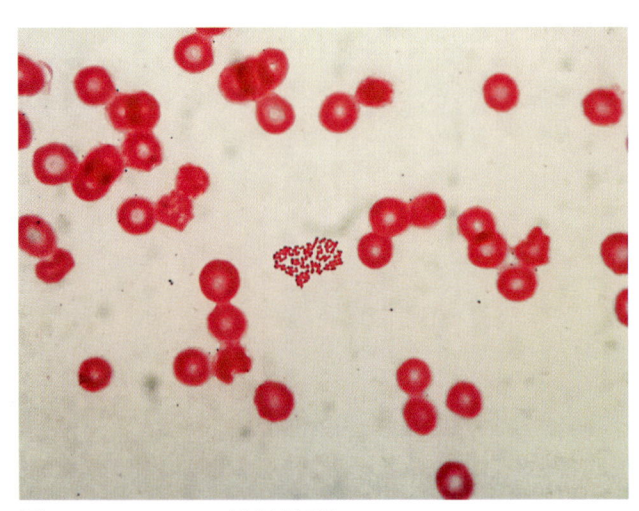

図5　*A.baumannii*（血液培養）

されている入院患者で原因微生物となることがある．

③耐性機序

　緑膿菌と同様にさまざまな耐性機序をもつ．アシネトバクターは染色体に AmpC βラクタマーゼがエンコードされているが，プラスミドにより ESBL やカルバペネマーゼがコードされた遺伝子を獲得することもある．この他に外膜ポーリンの透過性低下，多剤排出ポンプ(efflux pump)，トポイソメラーゼをエンコードする遺伝子の変異などの耐性機序をもち，これらが重複していることがある．

④疫学

　多剤耐性アシネトバクターは，1990 年代前半から海外では問題となっていたが日本では報告されていなかった．しかし，2009 年以降日本でも多剤耐性アシネトバクターによる院内感染がいくつか報告されている．

　多剤耐性アシネトバクターの定義は規定されていないが，多剤耐性緑膿菌に準じてカルバペネム，アミノグリコシド，フルオロキノロンの 3 系統の抗菌薬に耐性を示す株を指すことが多い．

⑤起こしうる病院内感染症

　カテーテル関連血流感染症，肺炎，創感染症，尿路感染症などを起こすことがある．喀痰や尿，創部から検出された場合はコロナイゼーションであることも多く，原因微生物かどうかは臨床的な判断による．

⑥選択すべき抗菌薬

　感受性に応じてアンピシリン・スルバクタム（スルバクタムがアシネトバクターに活性が高い）やカルバペネムを用いる．

　多剤耐性アシネトバクター治療についてはデータの蓄積が不十分であるが，コリスチン，ポリミキシン B，Tigecycline(すべて 2010 年現在日本では未認可)や，コリスチンとリファンピシンとの併用が有効であるとの報告がある．治療については感染症専門医へのコンサルトが望ましい．

●*Stenotrophomonas maltophilia*，*Burkholderia cepacia*

①微生物学的な特徴

　かつては *Pseudomonas* 属に分類されていたブドウ糖非発酵グラム陰性桿菌である．どちらも多くの抗菌薬に自然耐性があり，また，消毒薬にも抵抗性であるため，広域抗菌薬の投与歴のある入院患者で問題となる細菌である．緑膿菌と同様，湿潤した環境を好み，病院内では水回りで検出されることがある．カルバペネムを含む多くの抗菌薬に自然耐性であり，広域抗菌薬を投与した患者から検出されることが多い．

②起こしうる病院内感染症

　カテーテル関連血流感染症，肺炎，創感染症などの原因微生物となりうるが，喀痰から検出された場合はコロナイゼーションであることが多く，原因微生物かどうかは臨床的な判断による．

③選択すべき抗菌薬

　ST合剤(スルファメトキサゾール・トリメトプリム)が第一選択薬となる．S.maltophilia に対しては Ticarcillin・Clavulanic Acid も使用されるが，日本では販売されていない．感受性検査の結果と臨床効果は必ずしも相関しない場合があり，治療については感染症専門医へのコンサルトが望ましい．

嫌気性菌

●バクテロイデス

①菌名

　Bacteroides fragiris が代表的な菌である．

②微生物学的な特徴

　バクテロイデスは嫌気性グラム陰性桿菌であり，腸内細菌叢の主要な構成要素である．ほとんどすべての株がβラクタマーゼ(セファロスポリナーゼ)産生株であり，ペニシリンやセファロスポリンは分解されるが，βラクタマーゼ阻害薬配合ペニシリンやセファマイシンには分解される．

③疫学

　クリンダマイシン耐性株の増加が近年問題となっている．またβラクタム系全般に耐性となるメタロβラクタマーゼ産生株や，カルバペネム低感受性株の報告もある．

④起こしうる病院内感染症

　単独で感染症を起こすことは少なく，好気性菌との混合感染が多い．腹腔内感染症や膿瘍などではバクテロイデスが関与していることがある．

⑤選択すべき抗菌薬

　カルバペネム，βラクタマーゼ阻害薬配合ペニシリンなどが感受性を保っており，これらを用いる．メトロニダゾールも100%感受性であり欧米では第一選択薬であるが，日本では静注用製剤がないため使用しにくい状況にある．

　本来，嫌気性菌に有効とされるセフメタゾン，クリンダマイシンは耐性株が3割程度あり，エンピリックには使用できない．

真菌

●カンジダ属

①菌名

　Candida albicans が代表的な菌である．

②微生物学的な特徴

　カンジダ属は皮膚，消化器，泌尿器などに準常在的に存在する真菌である．

③疫学

　従来，侵襲性カンジダ症の大半は *C.albicans* によるものであったが，近年 non-*albicans Candida* の割合が大きくなってきており，約半数を占める．病原性は *C. albicans* が最も強いが，non-*albicans Candida* では耐性が問題になりうる．たとえば *C.krusei* や *C.glabrata* はボリコナゾール以外のアゾール系に耐性であり，*C.parapsilosis* や *C.guillermondii* はエキノキャンディン系に効きにくいことがある，などである．詳細については「30. 抗真菌薬」(276 ページ)を参照されたい．

④起こしうる感染症

　カンジダ属による感染症は，正常細菌叢の変化によってカンジダ属が粘膜で過剰増殖することによる局所の粘膜病変から，好中球減少患者や重症患者において，カテーテルなどからの血流へのアクセスを介し起こる，多臓器不全を伴うような播種性感染症までさまざまである．また解剖学的な異常や人工物のある患者では血流を介して腎盂腎炎，心内膜炎，髄膜炎などを起こすこともある．

　なお *Clostridium difficile* については「8. 病院内での下痢へのアプローチ」(68 ページ)を参照されたい．

文献

1) Mandell GL, et al：Mandell, Douglas, and Bennett's Principles and Practice of Infectious Diseases. 7th ed, Elsevier, 2010.
2) 青木眞：レジデントのための感染症診療マニュアル．第 2 版，医学書院，2008.
3) 一山 智，他：感染症診療の基礎と臨床〜耐性菌の制御に向けて〜．医薬ジャーナル社，2010.
4) 藤村享滋，他：各種抗菌薬に対する 2004 年臨床分離好気性グラム陽性球菌および嫌気性菌の感受性サーベイランス．日本化学療法学会雑誌，p543-561，2008.
5) 厚生労働省院内感染対策サーベイランス事業：院内感染対策サーベイランス公開情報 検査部門 2008 年報(1 月〜12 月)．http://www.nih-janis.jp/
6) Kallen AJ, Yi Mu, Sandra Bulens, et al：2005-2008 health care associated invasive MRSA infections, JAMA 304：641-647, 2010.
7) 岩田健太郎：抗菌薬マスター戦略―非問題解決型アプローチ―．メディカルサイエンスインターナショナル，2008.
8) 山口惠三，他：2007 年に全国 72 施設から分離された臨床分離株 12919 株の各種抗菌薬に対する感受性サーベイランス．The Japanese Journal of Antibiotics 62：346-370, 2009.
9) Peleg AY, Hooper DC：Hospital-acquired infections due to Gram-negative bacteria. N Engl J Med 362：1804-1813, 2010.
10) Jacoby GA, Munoz-Price LS：The new β-lactamases. N Engl J Med 352：380-391, 2005.
11) Jacoby GA：AmpC β-lactamases. Clin Microbial Rev 22：161-182, 2009.
12) Emergence of antibiotic resistance during therapy for infections caused by enterobacteriaceae producing AmpC β-lactamase：implications for antibiotic use. Antimicrobial Agents and Chemotherapy 52：995-1000, 2008.
13) 日本化学療法学会，日本嫌気性菌感染症研究会：嫌気性菌感染症診断・治療ガイドライン 2007，協和企画，2007.

27. 耐性グラム陽性菌の治療薬

笠原　敬

バンコマイシン(vancomycin, VCM), テイコプラニン(teicoplanin, TEIC)

●作用機序

細胞壁の構成成分であるペプチドグリカン末端の D-Ala-D-Ala に結合し，細胞壁の合成を阻害する．

●スペクトラム

グラム陽性菌をカバーするが，臨床的には特に下記のような細菌が適応となる．
- メチシリン耐性黄色ブドウ球菌(methicillin resistant *Staphylococcus aureus*：MRSA)
- メチシリン耐性コアグラーゼ陰性ブドウ球菌
- ペニシリン系薬に耐性の腸球菌(多くは *Enterococcus faecium*)
- ペニシリン耐性肺炎球菌

など

●PK-PD*，体内動態

バンコマイシン

　腎機能正常の成人では通常 1 回 1 g を 12 時間毎に投与する．目標のトラフ値(投与直前の血中濃度)としては従来は 10〜15 μg/mL とされてきたが，バンコマイシンに対する MIC(最小発育阻止濃度)が 2 μg/mL 以上の MRSA による感染症や，心内膜炎などでは 15〜20 μg/mL 程度と目標トラフ値を高めに設定する[1](場合によっ

---

* pharmacokinetics(薬物動態学)-pharmacodynamics(薬力学)の略．

てはバンコマイシン以外の抗MRSA薬を考慮する)．血中濃度測定のための採血は投与開始後3～5回目の投与直前(30分以内)に行うとよい．なおバンコマイシンの分子量は1485.3と大きく，グラム陰性菌に対してはその外膜を通過できないため無効である．また，経口のバンコマイシンが腸管から吸収されない理由でもある(腸管粘膜の破綻があると吸収されることもある)．

テイコプラニン

1回400 mgを12時間毎に3回投与する．これをローディング・ドーズという．その後，通常は24時間毎に400 mgを投与するが，血中濃度や腎機能などをモニターしながら調節が必要である．目標とするトラフ値は15 μg/mL前後である．血中濃度測定のための採血は3回のローディング・ドーズ投与後，4回目の投与直前に行うとよい．

テイコプラニンの体内動態は基本的にはバンコマイシンと同じである．組織移行性はバンコマイシンと比較して特別に良好というわけではなく，各組織への移行性は5～10％程度である．骨・関節組織への移行は比較的良好である．

●副作用

バンコマイシンの単剤投与による耳毒性・腎毒性はそのイメージよりも頻度は低く，腎毒性で0～7％程度と報告されている．ただし，バンコマイシンとアミノグリコシド系薬の併用による腎毒性には注意が必要である．

バンコマイシンの副作用として有名なものにred man症候群がある．これは急速に静注することにより生じる顔面・頸部・胸部の瘙痒感や発赤であり，I型の即時型アレルギー反応とは異なり，非免疫学的機序によるヒスタミン分泌が原因とされる．バンコマイシンを緩徐に投与するなどして対処する．

テイコプラニンはバンコマイシンよりも比較的副作用が少ないとされる．海外比較試験メタ解析データによると，腎毒性はテイコプラニンとバンコマイシンでそれぞれ4.8％と10.7％と報告されている．また，ヒスタミン遊離作用が少ないことからバンコマイシンでみられるような"red man syndrome"も稀とされる．

●耐性機序

黄色ブドウ球菌のバンコマイシンに対する耐性菌には，バンコマイシン耐性黄色ブドウ球菌(vancomycin resistant *Staphylococcus aureus*：VRSA)とバンコマイシン中等度耐性黄色ブドウ球菌(vancomycin intermediate resistant *Staphylococcus aureus*：VISA)がある．バンコマイシンのMICが16 μg/mL以上のものをVRSAと定義し，バンコマイシン耐性腸球菌(vancomycin resistant enterococcus：VRE)のもつ*van* Aまたは*van* B遺伝子と同じ遺伝子が原因である．一方，VISAはバンコマイシンのMICが4または8 μg/mLのもので，耐性機序は細胞壁代謝の変化による細胞壁の肥厚で，これはバンコマイシンの長期使用により誘導されるといわれる．VRSAは2005年までに世界で5株確認されている．

腸球菌については，本邦の感染症法でバンコマイシンの MIC が 16 μg/mL 以上の腸球菌(vancomycin resistant enterococci：VRE)について届出が求められている．耐性機序として重要なものは van A および van B 遺伝子があり，van A はバンコマイシン，テイコプラニンの両方に高度耐性を示し，プラスミド性に伝播する．van B は染色体上に存在し，バンコマイシンのみに耐性を示す．

リネゾリド(linezolid, LZD)

●作用機序

リネゾリド(ザイボックス®)はオキサゾリジノン系薬であり，リボソーム 50 S サブユニットに結合し，70 S 開始複合体の形成を阻害することで蛋白合成過程の初期段階を抑制する．その作用は静菌的である．

●抗菌スペクトラム

臨床的に重要なほとんどのグラム陽性菌に有効である．基本的に静菌性であるが，肺炎球菌および化膿性連鎖球菌に対しては殺菌性に作用するとされる．その他に，*Clostridium* spp., *Fusobacterium* spp., *Bacteroides* spp. などの嫌気性菌や，結核菌などの抗酸菌に対しても活性を有することが知られている．

日常臨床では，バンコマイシン耐性腸球菌感染症や MRSA(特にバンコマイシンの MIC が 2 μg/mL 以上の場合)による皮膚軟部組織感染や呼吸器感染症などが適応となる．MRSA の菌血症や心内膜炎，髄膜炎などに対しての有用性は確立されていない．

●PK-PD，体内動態

1 回 600 mg を 1 日 2 回投与する．腎機能障害や肝機能障害時の用量の調節は不必要である．このため TDM の必要もない．経口薬と静注薬があり，経口投与でも消化管からの吸収は速やかで，服用後 1〜2 時間でピークを迎える．生体利用率もほぼ 100％ に近く，半減期は 5 時間程度である．髄液を含む各組織への移行はグリコペプチド系薬と比較すると良好とされる(肺胞被覆液へ血漿中濃度の 4 倍，脳脊髄液へ 1.6 倍，骨へ 0.6 倍など)．

●使用上の注意点，副作用

血球減少，特に血小板の減少が報告されている．その他には悪心・嘔吐，下痢，便秘などの消化器症状が多い．モノアミン酸化酵素の阻害作用があり，選択的セロトニン再取り込み阻害薬の併用でセロトニン症候群を発症することがあるので併用注意となっている．また，チーズやアルコール，タラコなど，チラミンを多く含む

食物と同時に摂取することにより，重篤な血圧上昇をきたすことがあるため，摂取を控える．

アルベカシン（arbecacin, ABK）

●作用機序

アルベカシン（ハベカシン®）は，同じアミノ配糖体であるジベカシン（dibekacin, DBK，パニマイシン®）の誘導体であり，MRSAの産生するアセチルトランスフェラーゼやホスホトランスフェラーゼといった酵素に対する安定性を獲得し，MRSAを含む黄色ブドウ球菌に抗菌力を示す．作用機序は，細菌のリボゾームに結合し，蛋白合成阻害作用を示すことで，その作用は殺菌的とされる．

●スペクトラム

MRSAと緑膿菌を含むグラム陰性桿菌に活性をもつ．連鎖球菌と腸球菌には無効．

●PK-PD，体内動態

最高血中濃度（ピーク）が9〜20μg/mL，最小血中濃度（トラフ）が2μg/mL以下になるように投与設計を行う．アルベカシンはアミノグリコシド系薬であり，C_{max}/MICを大きくすることで有効性が期待できる．この観点から，1日1回投与が推奨されている．胸水，腹水，心嚢液，滑膜液への移行は良好であるが，髄液，疣贅，骨への移行は不良である．バンコマイシンよりも若干長めのpost antibiotic effectをもつ．

●使用上の注意点，副作用

アルベカシンと他の抗MRSA薬を比較した臨床試験は少なく，現時点でアルベカシンが第一選択となりうる感染症を明確に提示することは困難である．緑膿菌を含むグラム陰性桿菌とMRSAの混合感染でアルベカシンならば1剤で治療可能であるという意見がある一方で，本来，アミノグリコシド系抗菌薬であるアルベカシンはβラクタム系薬と併用してこそ相乗効果などの有効性が期待できるという意見もある．アルベカシンの臨床的有用性については，今後のさらなる知見の集積が待たれる．

キヌプリスチン（quinupristin, QPR），ダルホプリスチン（dalfopristin, DPR）

ストレプトグラミン系の抗菌薬であり，日本では2002年から使用可能となって

いる．ただし日本での適応菌種は"キヌプリスチン・ダルホプリスチンに感受性のバンコマイシン耐性 E. faecium" のみで，適応症は"各種感染症"となっている．一方，米国での適応は成人では VRE による敗血症または MSSA/S.pyogenes による複雑性皮膚・軟部組織感染症となっている．なお，MRSA による皮膚・軟部組織感染症や骨・関節感染症にもおそらく有効と考えられている[2]．刺激性が強く，250 mL 以上の補液で溶解したほうがよいことや，60 分以上かけて投与しなければならないこと（海外の第Ⅲ相臨床試験では注射部位反応が 33.4％に認められた），場合によっては刺激を緩和するため中心静脈への投与が必要なことや，肝機能障害の頻度が比較的高いことなどが注意点である．

Daptomycin

サイクリックリポペプチド系抗菌薬に属し，細菌の細胞膜に結合してカリウム排出による膜の急速な脱分極，および関連する DNA，RNA の分裂，ならびに蛋白合成を引き起こし，速やかな細菌死滅をきたし，その作用は濃度依存性である．米国での適応は Daptomycin に感受性のグラム陽性菌による複雑性皮膚軟部組織感染症および MSSA/MRSA による敗血症（右心系心内膜炎を含む）である．比較的多い副作用としては消化器系（下痢，便秘，嘔吐）がある．また頻度は低いが可逆性の骨格筋障害を起こすことがあり，最低週に 1 回は CPK（クレアチンホスホキナーゼ）をモニターすることが推奨されている．なお，Daptomycin は肺胞サーファクタントにより不活化されるため，呼吸器感染症には使用できない．

Tigecycline

グリシルサイクリン系抗菌薬に属し，蛋白合成阻害作用を示す．米国ではバンコマイシン感受性 E.faecalis や MRSA を含む複雑性皮膚軟部組織感染症や複雑性腹腔内感染症，市中肺炎に適応がある．わが国では 2007 年に承認申請が出されたが，その後に取り下げられた（理由は不明）．主な副作用は嘔気・嘔吐などの消化器症状で約 30％にみられる．

文献

1) Rybak MJ, et al：Therapeutic monitoring of vancomycin in adults summary of consensus recommendations from the American Society of Health-System Pharmacists, the Infectious Diseases Society of America, and the Society of Infectious Diseases Pharmacists. Pharmacotherapy 29(11)：1275-1279, 2009.
2) Drew RH, et al：Treatment of methicillin-resistant *Staphylococcus aureus* infections with quinupristin-dalfopristin in patients intolerant of or failing prior therapy. For the Synercid Emergency-Use Study Group. J Antimicrob Chemother 46(5)：775-784, 2000.

28. 耐性グラム陰性桿菌の治療薬

大路 剛

■はじめに

グラム陰性桿菌(Gram negative rod：GNR)の治療に用いられる抗菌薬は，緑膿菌に対する抗菌力の有無に注目されて分類されている．いわゆる"緑膿菌用抗菌薬"の特徴は次の2点である．すなわち，

第1に緑膿菌に対して抗菌活性を発揮することができる化学構造を有していること，

第2に緑膿菌がもともと産生するAmpC型などのClass C βラクタマーゼによって分解されない，またはされにくい，

ということである．これらの緑膿菌用抗菌薬は非緑膿菌用抗菌薬[たとえばアンピシリン(ampicillin，ABPC)やセファゾリン(cefazolin，CEZ)など]が無効な腸内細菌属に対しても有効なことが多い．したがって，緑膿菌用抗菌薬≒耐性グラム陰性菌治療薬とも言えなくもない．

しかし，これら"緑膿菌用抗菌薬"は腸内細菌属や緑膿菌以外のブドウ糖非発酵グラム陰性桿菌群(non-fermenting Gram negative rods：NFGNR)に常に有効なわけではない．特に近年問題となっているextended spectrum β-lactamase producing bacteria(ESBL産生菌)やClass C βラクタマーゼ過剰産生菌は，多くの"緑膿菌用"βラクタム系抗菌薬に耐性を獲得しており，臨床的には使用できない．また，GNRはそれぞれのクラスの抗菌薬に対応した耐性機構を有している．βラクタム系(モノバクタムも含む)に対してはβラクタマーゼ，アミノグリコシド系に対してはアミノグリコシド修飾酵素，フルオロキノロン，ST合剤，テトラサイクリン系には主に標的部位の変異で耐性をとることが多い．また，抗菌薬の透過性低下やefflux pump(薬剤排出ポンプ)といった抗菌薬を菌体外にくみ出す機構などによっても，それぞれの抗菌薬に耐性化することが可能である．各クラスの抗菌薬についてその耐性機構とともに概説する．

βラクタム系抗菌薬と耐性機構

●βラクタム系抗菌薬

　βラクタム系抗菌薬は臓器移行性や副作用の点から最も使用しやすいクラスの抗菌薬である．感染臓器については血流感染，呼吸器，尿路，腹腔内を選ばず使用可能である．中枢神経感染症に対しても炎症の存在下ではペニシリン系全般，第三世代移行のセファロスポリン系全般，モノバクタム系，カルバペネム系は治療可能な程度には移行することが知られている．

　ペニシリン系は主にグラム陽性球菌を標的として開発されてきた．ピペラシリン (piperacillin, PIPC)は緑膿菌が染色体性に有するClass C βラクタマーゼを誘導しないため，抗緑膿菌作用を発揮する．同様に他のClass C βラクタマーゼ産生能を有する腸内細菌に対してもこれを発現させないため，有効なことがある．しかし，Class C βラクタマーゼを持続的に過剰発現している腸内細菌属には無効である．

　セファロスポリン系は当初，主に黄色ブドウ球菌を意識して開発されてきた．緑膿菌用セファロスポリンのセフタジジム(ceftazidime, CAZ)は，さまざまなGNRの産生するClass C βラクタマーゼにも分解されがたいが，Class C βラクタマーゼの過剰産生によって耐性を獲得される．また第四世代と呼ばれるセフェピム(cefepime, CFPM)はClass C βラクタマーゼを過剰産生するようになったGNRの一部に対しても有効である．

　モノバクタム系はアズトレオナム(aztreonam, AZT)が使用されている．モノバクタム系は表1のようにさまざまなβラクタマーゼで分解される．有効な菌種および髄液移行性からはCAZと同様である．CAZ以外のβラクタム系と交差アレルギーを有さないため，βラクタム系アレルギー患者でのグラム陰性桿菌カバーに有用である．また髄液移行も良好であり，髄膜炎にも使用可能である．

　カルバペネム系抗菌薬はESBL産生菌およびClass C βラクタマーゼ過剰産生菌を含む多くのGNRに有効な広域抗菌薬である．メロペネム(meropenem, MEPM)，イミペネム(imipenem, IPM)，ドリペネム(doripenem, DRPM)などが代表的なカルバペネム系抗菌薬である．国際的に適切な用量で使用する場合は，いずれの抗菌薬でも臨床的な有効性は，一部のNFGNR(*Burkholderia cepacia*など)を除いて大きな違いはない．カルバペネム系抗菌薬をエンピリック治療(empiric therapy)として使用することは本来，稀である．しかし，院内発症の肺炎，CRBSI (catheter-related bloodstream infection，カテーテル関連血流感染症)や尿路感染症などでantibiogram上，ESBL産生菌をカバーすべき時はempiric therapyとして使用される．しかし，Class B βラクタマーゼ産生菌，特に染色体性にこれを有する*Stenotrophomonas maltophilia*などには無効であることは注意すべきである．また，緑膿菌などでもカルバペネマーゼ以外にもefflux pumpなどにより耐性を獲

表1 Ambler molecular 分類

Ambler Class	機能別分類	標的基質（抗菌薬）	産生する代表的な細菌	活性中心
A	ペニシリナーゼ	（PCG, ABPC, PIPC, CEZ）	*Staphylococcus aureus*, *Escherichia coli*, *Klebsiella pneumonia*	セリン
	ESBL	（PCG, ABPC, PIPC, CEZ）（CTX, CTRX, CAZ, AZT）	腸内細菌属：TEM 型，CTX-M 型，SHV 型 PER-1 型，VEB-1 型，VEB-2 型，GES-1 型，GES-2 型，IBC-2 型：*Pseudomonas aeruginosa*	セリン
	カルバペネマーゼ	（PCG, ABPC, PIPC, CEZ）（CTX, CTRX, CAZ, AZT）（CMZ, MEPM）	KPC1 型，KPC2 型，KPC3 型産生 *Klebsiella pneumonia*	セリン
B	カルバペネマーゼ	（PCG, ABPC, PIPC, CEZ）（CTX, CTRX, CAZ, AZT）（CMZ, MEPM）	*Stenotrophomonas* 属，*Aeromonas* 属，*Chryseobacterium* 属や *Acinetobacter* 属など：IMP 型，VIM 型，GIM 型，SPM 型，SIM 型など	（亜鉛）メタロβラクタマーゼ
C	セファロスポリナーゼ	（PCG, ABPC, PIPC, CEZ）（CTX, CTRX, CAZ, AZT）（CMZ）	*Enterobacter cloacae*, *Pseudomonas aeruginosa*, *Citrobacter freundii*, *Proteus vulgaris*, *Acinetobacter baumannii* など	セリン
	カルバペネマーゼ	（PCG, ABPC, PIPC, MCIPC, MPIPC, DMPPC±CEZ）（CTX, CTRX, CAZ, AZT）（CMZ, MEPM）	*Enterobacter aerogenes*（CMY 型）[1]	セリン
D	オキサシリナーゼ広域型	（PCG, ABPC, PIPC, MCIPC, MPIPC, DMPPC±CEZ）	*Pseudomonas aeruginosa*	セリン
	オキシリナーゼ（ESBL と同様に広範囲なタイプ）	（PCG, ABPC, PIPC, MCIPC, MPIPC, DMPPC±CEZ）（CTX, CTRX, CAZ, AZT）	*Pseudomonas aeruginosa*	セリン
	カルバペネマーゼ	（PCG, ABPC, PIPC, MCIPC, MPIPC, DMPPC±CEZ）（CTX, CTRX, CAZ, AZT）（CMZ, MEPM）	*Acinetobacter* spp	セリン

注1）PCG：ペニシリン G, ABPC：アンピシリン，PIPC：ピペラシリン，MCIPC：クロキサシリン，MPIPC：オキサシリン，DMPPC：メチシリン，CEZ：セファゾリン，CMZ：セフメタゾール（セファマイシン系の代表として），CTX：セフォタックス，CTRX：セフトリアキソン，CAZ：セフタジジム，AZT：アズトレオナム，MEPM：メロペネム（カルバペネム系の代表として記載）

注2）オキサシリナーゼ：黄色ブドウ球菌用ペニシリン（Class A のペニシリナーゼに分解されない）のオキサシリンを分解する β ラクタマーゼ

得されることも多い．また，カルバペネム系の使用量の増加は高度耐性緑膿菌の割合を増加させることが知られている[2]．

● βラクタマーゼ

　βラクタマーゼはβラクタム系を基質として分解する酵素である．大きく分けるとβラクタマーゼは細菌の染色体上のものとプラスミドやトランスポゾン上のものに分けられる．前者は細菌間で受け渡しはされないが，後者は細菌間で伝達されるため，感染制御の観点からも注意が必要である．

　βラクタマーゼの分類としては，Ambler molecular 分類と Bush-Jacoby-Medeiros 分類が主に使用される．前者は Class A，Class B，Class C，Class D といったアルファベットで記され，後者は Class 1，Class 2，Class 3，Class 4 といったように数字で記される．前者はβラクタマーゼ自体に注目して，後者は基質とする抗菌薬に注目した分類である．また活性中心に有する金属に注目して，セリンβラクタマーゼとメタロβラクタマーゼという分類もあり，後者はよく日本の臨床現場で耳にすることが多い．日本で一般的な Ambler molecular 分類を中心に別掲する（表1）[3]．Class A のβラクタマーゼは基本的にはペニシリナーゼである．大腸菌などの多くの腸内細菌属が産生することができる．また，この系統では ESBL や近年欧州を中心に問題となっているカルバペネマーゼである KPC 型βラクタマーゼが重要である．Class B はカルバペネマーゼである．*Stenotrophomonas maltophilia* が産生することが有名で，他に緑膿菌や *Acinetobacter baumannii* などが産生する．日本国内で入手可能なすべてのβラクタム系抗菌薬とβラクタマーゼ阻害剤配合抗菌薬が臨床的には無効である．Class C βラクタマーゼは基本的にはセフェロスポリナーゼであり，セファロスポリンとペニシリン系を分解することができる．Class C βラクタマーゼを過剰に産生することにより3世代以上のセフェム系にも耐性を獲得することができる．Class D βラクタマーゼは黄色ブドウ球菌用ペニシリンを分解する酵素として分類されたが，この Class の ESBL も存在している．

　βラクタマーゼ阻害薬は，βラクタマーゼの基質となることで抗菌薬の分解を競合的に阻害する．基本的に CLSI（clinical and laboratory standards institute）の感受性検査で有効である場合は臨床的にも有効である．しかし，すべての ESBL 産生株や Class C βラクタマーゼ過剰産生株やカルバペネマーゼ産生株に対してはクラブラン酸，スルバクタム，タゾバクタムいずれも無効である．

　臨床現場において重要なβラクタマーゼは ESBL（Class A と Class D），Class C βラクタマーゼ過剰産生とカルバペネマーゼ（Class A，Class B，Class D）であろう．これらのβラクタマーゼは当然，フルオロキノロン，アミノグリコシド，ST合剤への耐性には直接には関係しない．しかし，多くの場合，これらの抗菌薬にもさらされ続けることによって同時に耐性を獲得していることも少なくない．

●efflux pump や作用点の変異によるグラム陰性桿菌の
βラクタム系耐性獲得

efflux pump とは緑膿菌において特に問題となる耐性機構の1つである[4,5]．緑膿菌は efflux pump によってβラクタマーゼで分解できない抗菌薬を排出することができる．それに伴い，通常，緑膿菌に対して有効な抗菌薬（ピペラシリン，セフタジジム，セフェピム，アズトレオナムやカルバペネム系）の MIC が上昇し，ときに耐性となる．緑膿菌はまた，OprD 蛋白の変異により，抗菌薬の膜透過性を低下させることによっても耐性を獲得する．また，作用点の変異による耐性獲得はグラム陰性桿菌ではインフルエンザ桿菌［BLNAR（βラクタマーゼ非産生性アンピシリン耐性）］以外には特に臨床上大きな問題とはならない．

アミノグリコシド系

●アミノグリコシド系抗菌薬

グラム陰性桿菌の治療薬として臨床上重要なアミノグリコシド系抗菌薬は，ゲンタマイシン（gentamicin，GM），トブラマイシン（tobramycin，TOB），アミカシン（Amikacin，AMK）の3種類である．グラム陰性桿菌の治療薬としては腎障害や聴神経障害の点からやや使用しにくい．また，髄膜炎，肺炎，腹腔内感染症（特に膿瘍）の治療には通常，第一選択では使用しない．これはアミノグリコシド系が酸性環境で分解されてしまうことなどによると考えられている．特に肺炎ではアミノグリコシド単剤では治療失敗例が多いことが古くから知られている．

緑膿菌菌血症の治療では以前はβラクタム系抗菌薬とアミノグリコシド系の併用療法では相乗作用があるとされてきた．しかし，1990年代後半からはその臨床的意義は大きくないことが判明してきている[6~8]．また Infectious Diseases Society of America（IDSA）のガイドラインでも，βラクタム系抗菌薬単剤とアミノグリコシド系を併用した場合を比較して，有効性に差はないとされている[9]．しかし，緑膿菌やそれ以外のグラム陰性桿菌の緑膿菌用βラクタム薬への耐性傾向が強い医療施設では，単剤治療では原因微生物をカバーできない可能性がある．患者の状態が重篤な場合は，血液培養の感受性結果が判明するまではβラクタム系以外のクラス（アミノグリコシド系やフルオロキノロン）を組み合わせることも考慮されうる．

●アミノグリコシド修飾酵素

GNR はアミノグリコシド系抗菌薬に対しては，主にアミノグリコシド修飾酵素によって不活化し，耐性化する．耐性化の機序としてはリン酸化，アセチル化，アデニル化などさまざまである．それぞれ，また一部は同時にフルオロキノロンも不

活性化することが知られている[10]. このアミノグリコシド修飾酵素は染色体性に有している場合もあるが, プラスミドによって伝達されるものもある.

●膜透過性の低下

アミノグリコシド系も細胞膜の透過性が低下することにより耐性化することがある. アミノグリコシド系の細胞内への侵入は proton motive force と呼ばれる仕組みによっており, この部位の変異によって透過性が低下すると考えられているが稀であり, 臨床的に問題となることが多くはない.

フルオロキノロン

●フルオロキノロンの特徴

フルオロキノロンとして現在, 日本で使用可能なものはいろいろあるが, GNR用キノロンとしてはシプロフロキサシン(ciprofloxacin, CPFX), パズフロキサシン(pazfloxacin, PZFX), レボフロキサシン(levofloxacin, LVFX), モキシフロキサシン(moxifloxacin, MFLX)の4種類が代表的である. このなかで緑膿菌感染症に最もエビデンスが豊富で有効とされるのは CPFX である. CPFX は静脈注射製剤もある. フルオロキノロンはβラクタマーゼによる耐性機構とは無縁であることから, 感受性があれば ESBL 産生菌や Class C βラクタマーゼ過剰産生菌はもちろん, Class B βラクタマーゼ産生菌に有効なこともある. しかし, これらの広域βラクタマーゼを産生する GNR は多くの場合, さまざまな抗菌薬にさらされた末に耐性化していることが多く, 同時にフルオロキノロン耐性となっていることも少なくない.

CPFX は腎排泄であり, 腎機能低下での調節が必要である. 臓器移行性は中枢神経以外ではおおむね良好でβラクタムに次いで使用しやすいといえる. 中枢神経系については大量投与で多剤耐性緑膿菌髄膜炎の治療に成功したという報告[11]はあるが, 通常は使用を避けたほうが無難であろう.

ちなみに CPFX は希釈が必要で水分負荷が大きなことが難点であったが, 現在, 日本の添付文書でも太い静脈からは原液投与が可能とされている.

●トポイソメラーゼ2とトポイソメラーゼ4の変異

フルオロキノロン耐性は, その作用部位であるトポイソメラーゼの変異によるものが臨床上最も重要である. トポイソメラーゼ2(DNA gyrase)では *gyr* A または *gyr* B, トポイソメラーゼ4では *par* C または *par* E の変異によってフルオロキノロン耐性となる. 緑膿菌においては LVFX のほうが CPFX に比較してこの耐性を誘導しやすいとされている[12]. GNR ではトポイソメラーゼ2(DNA gyrase)の変異

によって耐性化することが一般的である．

●フルオロキノロン作用点のカバー

上記の作用点自体の変異と異なり，作用部位を *qnr* 遺伝子がコードする蛋白質が作用点を塞いでしまうという耐性機構がある．プラスミド伝達によって拡散する *qnr* 遺伝子はフルオロキノロンへの低レベル耐性獲得につながる．しかし，同時に同じプラスミド上で他の抗菌薬耐性を拡散させることが大きな問題となる．

高度耐性 GNR を生み出さないために

最も院内における耐性緑膿菌の頻度を増やす要素は，カルバペネム系抗菌薬の使用量とされている[2]．しかし，カルバペネム系の乱用によってのみ，さまざまな耐性が生み出されるわけではない．上述してきたように PIPC や CAZ，LVFX などの乱用もそれぞれの耐性を選択的に誘導する．また吸入での予防投与（特にコリスチン）は使用している抗菌薬に耐性の緑膿菌を選択していくため，メリットとデメリットを天秤にかけるべきだろう[13]．また，交差感染を防ぐためにも前述したように無用な蓄尿をやめるなど感染管理に注意を払うべきである．

文献

1) Kim JY, Jung HI, An YJ, et al："Structural basis for the extended substrate spectrum of CMY-10, a plasmid-encoded class C beta-lactamase". Mol Microbiol 60：907-916, 2006.
2) Lepper PM, et al：Consumption of imipenem correlates with beta-lactam resistance in *Pseudomonas aeruginosa*. Antimicrob Agents Chemother 46(9)：2920-2925, 2002.
3) Jacoby GA, Munoz-Price LS：The new beta-lactamases. N Engl J Med 352(4)：380-391, 2005.
4) Livermore DM：Multiple mechanisms of antimicrobial resistance in *Pseudomonas aeruginosa*：our worst nightmare? Clin Infect Dis 34(5)：634-640, 2002.
5) Livermore DM：Of *Pseudomonas*, *porins*, *pumps* and *carbapenems*. J Antimicrob Chemother 47(3)：247-250, 2001.
6) Vidal F, et al：Epidemiology and outcome of *Pseudomonas aeruginosa* bacteremia, with special emphasis on the influence of antibiotic treatment. Analysis of 189 episodes. Arch Intern Med 156(18)：2121-2126, 1996.
7) Kuikka A, Valtonen VV：Factors associated with improved outcome of *Pseudomonas aeruginosa* bacteremia in a Finnish university hospital. Eur J Clin Microbiol Infect Dis 17(10)：701-708, 1998.
8) Siegman-Igra Y, et al：*Pseudomonas aeruginosa* bacteremia：an analysis of 123 episodes, with particular emphasis on the effect of antibiotic therapy. Int J Infect Dis 2(4)：211-215, 1998.
9) Hughes WT, et al：2002 guidelines for the use of antimicrobial agents in neutropenic patients with cancer. Clin Infect Dis 34(6)：730-751, 2002.
10) Robicsek A, et al：Fluoroquinolone-modifying enzyme：a new adaptation of a common aminoglycoside acetyltransferase. Nat Med 12(1)：83-88, 2006.
11) Wain J, et al：Quantitation of bacteria in bone marrow from patients with typhoid fever：relationship between counts and clinical features. J Clin Microbiol 39(4)：1571-1576, 2001.

12) Gilbert DN, et al：Phenotypic resistance of *Staphylococcus aureus*, selected *Enterobacteriaceae*, and *Pseudomonas aeruginosa* after single and multiple in vitro exposures to ciprofloxacin, levofloxacin, and trovafloxacin. Antimicrob Agents Chemother 45(3)：883-892, 2001.
13) Matthaiou DK, et al：Risk factors associated with the isolation of colistin-resistant gram-negative bacteria：a matched case-control study. Crit Care Med 36(3)：807-811, 2008.

29. その他の治療薬

中村　造

ST 合剤

　ST 合剤はスルファメトキサゾールとトリメトプリムの合剤である．本邦にある ST 合剤はスルファメトキサゾールが 400 mg/錠とトリメトプリム 80 mg/錠の配合剤であるが，治療量としての表示は基本的にトリメトプリム量で記載されることが多い．そのため錠数でいうか，トリメトプリム量で○○ mg/kg といった表記がなされる．スルファメトキサゾール，トリメトプリムはそれぞれ別の作用機序で細菌内の葉酸代謝を阻害することで DNA 合成と RNA 合成を阻害し殺菌効果を得る．1 剤で 2 種類の葉酸代謝拮抗作用を有するため，細菌に対し耐性を獲得しにくいとされている．

●スペクトラム

　細菌：*E.coli*，*K.pneumoniae* などの腸内細菌科，*Staphylococcus* spp，*Listeria* spp，*Nocardia* spp，*S.maltophilia*，*Burkholderia cepacia* など
　真菌：*Pneumocystis jirovecii*
　原虫：トキソプラズマ

●PK–PD

　消化管からの吸収は 85％と良好であるとされ，静脈投与の場合とほぼ同様の血中濃度が得られる．各臓器への移行が良好であることも特徴で，髄液，関節液，胸水，腹水などの体液への移行も良好である．腎臓から排泄され，腎機能障害時には調節が必要である．

●実際の治療方法

単純性尿路感染症

投与量は，ST合剤 4錠/日 2回に分けて投与（トリメトプリム量で約5 mg/kg/日）．

大腸菌の感受性は比較的良好であるが，各地域のantibiogramに基づき80%以上の感受性率であればエンピリック治療として使用可能である．またβラクタム薬が移行しづらいとされる前立腺への移行も良好であることから，前立腺炎の治療には有効である．

ニューモシスチス肺炎（*Pneumocystis* pneumonia：PcP）

治療の際の投与量は，ST合剤 9～12錠/日 3～4回に分けて投与（トリメトプリム量で15～20 mg/kg）．

PCPの治療期間が標準で21日間であるため，比較的長期に使用する必要がある．その分，副作用も出現しやすい．HIV合併のPCPの場合はnon-HIVの症例に比較してST合剤による副作用が出現しやすく，21日間の治療を貫遂できず下記のペンタミジンなどへ変更することも少なくない．集中治療の患者における腎機能障害患者では，CHDF（持続的血液濾過透析）が適応されている場合に5 mg/kgを12時間毎に減量することで治療は可能である．CDHF以外のHD（血液透析）や末期腎不全患者におけるST治療量の投与は調節が困難であるため，臨床経過に合わせ増減する必要がある（具体的な投与方法は295ページ「32. 腎障害時（血液透析，急性血液浄化療法含む）/肝障害時の抗菌薬・抗真菌薬・抗ウイルス薬の使い方」参照）．

発症予防の投与量としては有効性が示されているレジメは数種類あり，1錠/日，2錠/隔日などが一般的である．アドヒアランスの点から1錠/日で使用されることが多い．また，ST合剤がトキソプラズマ症にも有効であることから，PCPの予防と同時にHIV患者においてはトキソプラズマ症の予防にもつながっているとされる．

MRSA感染症

投与量は，ST合剤 6～8錠/日 2～3回に分けて投与（トリメトプリム量で5～10 mg/kg/日）．

MRSAの治療薬としても使用できる点は臨床的に重要である．皮膚軟部組織感染症が主に適応となるMRSA感染症である．今後，市中感染型MRSAが増加する可能性もあり，同菌による感染症を外来で治療する際に有効な薬剤といえる．ただし，皮膚軟部組織感染症の主要菌であるA群β溶連菌については，*in vitro*でST合剤に感受性を示していても，臨床的には効果が期待できない．この点はエンピリック治療を行う際に念頭に置く必要がある．典型的には膿を伴う病変の場合には，黄色ブドウ球菌を積極的に考える．MRSA菌血症や重症MRSA感染症に対し，バンコマイシン，テイコプラニン，リネゾリドなどが副作用の点で使用できない場合には，ST合剤を使用する場合があるが，臨床効果が不安定とされ注意して使用する必要がある．また，内服で治療可能な点から人工物のMRSA感染症に対する

supression therapy として使用する場合もある.

●副作用

HIV 感染症患者では下記の副作用がより出現しやすいとされている.

- 消化器症状　悪心，嘔吐，食欲不振などの症状がみられることがある．肝機能障害．投与量が増えるに従い症状が強くなる傾向がある．
- 電解質異常　尿細管でカリウム排泄を拮抗するため血清カリウムの上昇がみられる．低ナトリウム血症もみられることがある．
- 腎機能障害　クレアチニンの尿細管排泄と競合するため，血清クレアチニンの上昇がみられる．つまり，腎機能障害が実際にない場合にも血清クレアチニンが上昇するため本当の腎機能障害と鑑別する必要がある．尿素窒素の上昇が見られないなどの場合には，この機序による見掛け上のクレアチニン上昇の可能性がある．
- 骨髄抑制　血小板減少，無顆粒球症，再生不良性貧血など．HIV では PCP の合併頻度が高く ST 合剤で治療が行われることが多いが，HIV 患者はウイルス自体により造血障害が起こりやすい状況であるため，ST 合剤による造血障害が出現しやすい．
- 皮疹　軽症なものから Stevens-Johnsons 症候群，中毒性表皮壊死症（TEN），薬剤性過敏症症候群（DIHS）などの重症薬疹がみられることがある．
- その他　薬剤熱も多くみられる．膵炎，無菌性髄膜炎なども稀にみられる．

ペンタミジン

芳香族ジアミジン誘導体の原虫薬．*P.jirovecii* に対し原虫薬であるペンタミジンが有効である点は，以前は *P.jirovecii* 原虫に分類されていたことを実感させる点である．

●スペクトラム

真菌：*P.jirovecii*

原虫：Leishmaniasis, Trypanosomiasis

●実際の治療方法と注意点

ニューモシスチス肺炎

治療の際の投与量は，3〜4 mg/kg/日　1日1回投与．副作用が出現しやすいため1時間以上かけて点滴で投与する．急速投与で血圧低下や不整脈などが誘発されやすいとされる．吸入での治療は効果が不確実なため，PCP の治療の際には全身投与が選択される．発症予防には吸入で行い，その際の投与量は 300 mg/回を4週

毎に行う．気管支攣縮を誘発しやすいとされるためβ刺激薬などの気管支拡張薬で前処置後にペンタミジンの吸入を行う．

●副作用

点滴で使用した場合に問題となり，吸入では基本的に副作用は出現しない．

腎機能障害，低血圧，低血糖，高血糖，膵炎，血小板減少，顆粒球減少など．心室性不整脈，発疹，発熱もみられることがある．

メトロニダゾール

細菌の細胞内に入り，フリーラジカルを発生させ，殺菌効果を発揮する．

●スペクトラム：

細菌：嫌気性菌(*Bacteroides* spp，*Clostridium difficile*，*Helicobacter pylori* など)，*Gardnella vaginalis*(bacterial vaginosis)
　　　※嫌気性菌のうち *Actinomyces* spp と *Propionibacterium* spp に無効．
原虫：*Entamoeba histolytica*，*Trichomonas vaginalis*，*Giardia lamblia*

●PK-PD

経口投与されるとほとんどが吸収され，経静脈投与の場合と同様の血中濃度が得られる．組織・各臓器への移行は良好であり，髄液への移行も 45〜89％と良好である．主に肝臓で代謝されるため腎機能障害時には調節不要であるが，クレアチニンクリアランス(C_{cr})が 10 mL/分未満となる重症の腎機能障害では50％に投与量を減量する必要がある．非代償期肝硬変では半減期が延長し副作用が増強するため，半量への減量が必要とされる．

●実際の治療方法

嫌気性菌感染症

投与量は，1,000〜2,000 mg/日　3〜4回に分けて投与．

現時点で嫌気性菌に対しメトロニダゾールはほとんど耐性がないとされるため，嫌気性菌の治療に大変有用である．抗嫌気性菌作用のある薬剤としては，他にクリンダマイシン，セファマイシン系(セフメタゾール)やβラクタマーゼ阻害薬配合剤(アンピシリン・スルバクタム，アモキシシリン・クラブラン酸，ピペラシリン・タゾバクタムなど)，カルバペネムなどがあるが，嫌気性菌の代表菌である *Bacteroides fragilis* はクリンダマイシンやセフメタゾールへの耐性化が進んでおり，腹腔内の嫌気性菌感染症にはクリンダマイシンとセフメタゾールは使用しづらい状況となっている．欧米にはメトロニダゾールの点滴溶剤が存在するが，本邦で

入手可能なものは経口薬のみである．腸管吸収が良好ではあるが，イレウスなどの腸管使用ができない状態では経口投与は適応外であるため，メトロニダゾールを使用した治療はできない点が問題である．注意したいのは E.coli をはじめとする腸内細菌科などの好気性グラム陰性桿菌には無効である点である．つまり嫌気性菌のみに有効であるため，腹腔内感染症などの場合には好気性グラム陰性桿菌に有効なβラクタム系抗菌薬薬などの抗菌薬と併用する必要がある．

Clostridium difficile 感染症（68 ページ「8．病院内での下痢へのアプローチ」参照）

投与量は，1,000〜1,500 mg/日　3〜4 回に分けて投与．

メトロニダゾール 1,000 mg/日を 10〜14 日間投与する．重症例ではバンコマイシンの投与がより有効であるため軽症例が適応となる．バンコマイシンの内服に比較して大変薬価が安いことは大きな利点である．

アメーバ赤痢

投与量は，1,500〜2,250 mg/日　3〜4 回に分けて投与．

治療反応性は良好であることが多い．効果は栄養型にみられ，囊子には無効であるため，メトロニダゾールのみの治療では後に再発することがある点には注意が必要である．囊子の治療にはパロモマイシンの使用が必要であるが，本邦では未認可薬剤である．

●副作用

消化器症状（悪心，嘔吐，食欲不振），末梢神経障害，頭痛，中枢神経障害，投与後 48 時間はジスルフィラム様反応（嫌酒薬作用）．

文献

1）青木　眞：レジデントのための感染症診療マニュアル．医学書院，2008．
2）大野博司：感染症入門レクチャーノーツ．医学書院，2006．

30. 抗真菌薬

上田晃弘

抗真菌薬の作用機序

　本邦で深在性真菌感染症に用いられる薬剤は，主にポリエン系，アゾール系，キャンディン系の3つに分けられる．

　ポリエン系抗真菌薬は，真菌の細胞膜を構成するエルゴステロールに接着し，細胞膜に穴をあけ，細胞内のカリウムや他の分子を流出させ，抗真菌効果を発揮する．

　アゾール系抗真菌薬は，チトクローム p450 の1つに接着することにより，真菌のラノステロールの C-14α のメチル化を阻害する．これにより，エルゴステロール濃度が減少し，細胞膜の合成阻害を引き起こす．

　キャンディン系抗真菌薬は，細胞壁を構成する 1,3β-D-グルカンの合成を阻害することにより，抗真菌効果を発揮する．

臨床的に問題となる真菌(表1)

　抗真菌薬の使い方を知るには，まず，臨床的に問題となる真菌とそれに対する抗真菌薬のスペクトラムを理解する必要がある．

　臨床現場で最も遭遇する真菌は Candida であり，免疫不全がない患者であって

表1　臨床的に問題となりうる真菌の例	
酵母(yeast)	*Candida* spp., *Cryptococcus neoformans*, *Tricosporon* spp.
糸状菌(mold)	*Aspergillus* spp., Zygomycetes, *Fusarium* spp., *Pseudallescheria boydii*, *Scedosporium prolificans*
二形性真菌(dimorphic fungi)	*Coccidioides* spp., *Paracoccidioides brasiliensis*, *Histoplasma capsulatum*, *Blastomyces dermatitidis*

表2 主な真菌に対する抗真菌薬のスペクトラム(文献1, 6を参考に作成)

	アムホテリシンB	アムホテリシンB リポソーム製剤	フルコナゾール	イトラコナゾール	ボリコナゾール	Posaconazole	ミカファンギン
Candida spp.	(＊1)	(＊1)					(＊3)
C.albicans	○	○	○	○	○	○	○
C.tropicalis	○	○	○	○	○	○	○
C.parapsilosis	○	○	○	○	○	○	○
C.glabrata	○	○	△	△	△	△	○
C.krusei	○	○	×	△	○	○	○
Cryptococcus neoformans	○	○	○	○	○	○	×
Aspergillus spp.	○(＊2)	○(＊2)	×	○	○	○	○
Zygomycetes	○	○	×	×	×	○	×

＊1 *C.lusitaniae* を除く
＊2 *A.terreus* を除く
＊3 *C.parapsilosis*, *C.guilliermondii* に活性がやや減弱していると言われるが,臨床的な意義は不明.

もカテーテル関連血流感染症などを起こす.その他,髄膜炎や肺炎をきたす *Cryptococcus*,好中球減少患者や移植患者で問題になりやすい *Aspergillus* がまず理解しておきたい微生物である.

Zygomycetes は,好中球減少患者,移植患者や重症糖尿病患者などの免疫不全患者で問題になりうる.二形性真菌は本邦では輸入感染症以外に問題になることは稀である.

なお,*Pneumocystis jirovecii* も真菌に分類されるが,治療はST合剤やペンタミジンが用いられ,本稿で触れる抗真菌薬を治療に用いることはない.

抗真菌薬のスペクトラム

表2を参照.

ポリエン系

アムホテリシンBとその脂質製剤(本邦ではアムホテリシンBリポソーム製剤のみ)がある.古くからある抗真菌薬だが,スペクトラムは広く,現在でも真菌感染症に信頼して使用できる薬剤である.薬物毒性が問題となるが,脂質製剤では軽減されている.スペクトラムは各薬剤で変わりはない.

●アムホテリシンB

▶ **スペクトラム**：*Candida* spp., *Cryptococcus* spp., *Aspergillus* spp., 接合菌
▶ **副作用**：腎毒性(腎機能障害，低K血症，低Mg血症，尿細管性アシドーシスなど)，経静脈投与時にみられる急性反応(発熱や悪寒など)，その他(消化器症状，静脈炎，正球性正色素性貧血，神経障害など)．
　□最も問題になるのは腎毒性である．腎機能障害を避けようとすると治療が不十分になりかねない．投与前に生理的食塩水を0.5～1L投与すると腎機能障害が減少したとする報告もある．
　□投与開始後，発熱や悪寒などの急性反応がみられることがある．投与を繰り返すごとに反応は徐々に軽快する．投与前にアセトアミノフェン，ハイドロコルチゾンの投与を行い，反応を減弱させることができる．なお，この反応はアレルギー反応ではなく，本来のアレルギー反応は本薬剤ではきわめて稀である．
▶ **主な適応症と投与量**
　□カンジダ症
　・血流感染：0.5～1.0 mg/kg/日
　・眼内炎：0.7～1.0 mg/kg/日＋フルシトシン(5-FC)
　□クリプトコッカス症
　・髄膜炎(induction therapy)，肺炎(重症)，クリプトコッカス血症：0.7～1.0 mg/kg/日＋フルシトシン(5-FC)
　□接合菌症：0.8～1.5 mg/kg/日
　□発熱性好中球減少症：0.5～1.0 mg/kg/日
▶ **剤形と投与方法**：静注用と経口用懸濁液がある．経口用懸濁液は消化管から吸収されず，口腔カンジダ症の治療などに使用される．静注用では上記の急性反応のため，少量で開始し，増量する必要があるが，できるだけ早く十分な投与量(少なくとも0.5 mg/kg)まで増量すべきである．24時間の持続点滴で毒性が減少するという報告がある．
　□静注用*：0.25 mg/kgより開始し，0.5 mg/kgを点滴静注(1 mg/kg/日または1.5 mg/kg/隔日まで)．3～6時間以上かけて徐々に行う．
　□腎機能障害時：調整不要．

●アムホテリシンBリポソーム製剤

▶ **スペクトラム**：アムホテリシンBと同様
▶ **副作用**：アムホテリシンBと同様だが，頻度は低い(腎毒性：アムホテリシンBリポソーム製剤18.7% vs アムホテリシンB 33.7%)．

---

* 薬剤添付文書より抜粋

▶**主な適応症と投与量**：
　□アスペルギルス症
　・侵襲性アスペルギルス症：3～5 mg/kg/日
　□カンジダ症
　・血流感染・眼内炎：3～5 mg/kg/日
　□クリプトコッカス症
　・髄膜炎(induction therapy)，肺炎(重症例)，クリプトコッカス血症：アムホテリシンBリポソーム製剤 3～4 mg/kg/日＋フルシトシン(5-FC) 100 mg/kg/日
　□接合菌症：5～10 mg/kg/日
　□発熱性好中球減少症：3 mg/kg/日
▶**剤形と投与方法**：静注用のみ
　□静注用*：2.5 mg/kgを1日1回，1～2時間以上かけて点滴静注．5 mg/kg(クリプトコッカス症では6 mg/kg)まで増量可．
　□腎機能障害時：調整不要．

アゾール系

　カンジダ，クリプトコッカスに有効だが，*C.glabrata*, *C.krusei* には活性が低い．糸状菌に対するスペクトラムはさまざまである．アムホテリシンBに比較して，副作用は少なく，安全性に優れている．チトクローム p450 を介した他剤との相互作用に注意が必要である(カルバマゼピン，フェニトイン，ワルファリン，リファンピシン，エファビレンツ，タクロリムスなど)．

●フルコナゾール

▶**スペクトラム**：*Candida* spp., *Cryptococcus* spp. 糸状菌には無効．
▶**副作用**：一般に少ない．消化器症状，皮疹，肝機能障害など．薬物相互作用に注意する．
　□併用禁忌薬*：トリアゾラム，エルゴタミン，ジヒドロエルゴタミン
▶**主な適応症と投与量**
　□カンジダ症
　・血流感染(重症ではない場合)：800 mg/日ののち，400 mg/日
　　▶*C.glabrata*, *C.krusei* の可能性を考える場合には，ミカファンギンやアムホテリシンB製剤が望ましい．
　・眼内炎：6～12 mg/kg
　・口腔咽頭炎：100～200 mg/日

---

*　薬剤添付文書より抜粋

・食道炎：200～400 mg/日
　□クリプトコッカス症
　・髄膜炎：consolidation therapy：400～800 mg/日，maintenance therapy（維持療法）：200 mg/日
　・肺炎（軽症から中等症）：400 mg/日
　□造血幹細胞移植時の予防：400 mg/日
▶ **剤形と投与方法**：経口薬と静注用がある．経口薬の生体内利用率は90％と高く，静注とほぼ同等の血中濃度が期待できる．髄液への移行は優れている．ホスフルコナゾール（静注用のみ）はフルコナゾールのプロドラッグであり，スペクトラムはフルコナゾールと同様である．フルコナゾールに比較し，薬液量が少ないという利点がある．
　□経口薬*，静注用*：50～100 mg（カンジダ症），50～200 mg（クリプトコッカス症）を1日1回経口または静注．400 mg/日まで増量可．
　□ホスフルコナゾール*：フルコナゾールとして50～100 mg（カンジダ症），50～200 mg（クリプトコッカス症）を1日1回点滴静注．400 mgまで増量可．初日，2日目は維持用量の倍量を投与．
　□腎機能障害時：クレアチニンクリアランス（C_{cr}）＜50 mL/分で50％に減量．

●イトラコナゾール

　糸状菌にまでスペクトラムが広がっている．ヒストプラズマ症，ブラストミセス症，スポロトリコーシスなどでは第一選択薬となる．一方，本邦でよく見られる深在性真菌症の治療では，他の抗真菌薬が第一選択薬として使用されることが多いと思われる．

▶ **スペクトラム**：*Candida* spp., *Cryptococcus* spp., *Aspergillus* spp.
▶ **副作用**：消化器症状，皮疹，肝機能障害など．心機能障害を起こすという報告がある．注射剤に含まれるシクロデキストリンは胃腸障害や肝機能障害を起こしうる．薬物相互作用に注意する．
　□併用禁忌薬*：ピモジド，キニジン，ベプリジル，トリアゾラム，シンバスタチン，アゼルニジピン，ニソルジピン，エルゴタミン，ジヒドロエルゴタミン，バルデナフィル，エプレレノン，ブロナンセリン，シルデナフィル，タダラフィル
▶ **主な適応症と投与量**
　□カンジダ症
　・口腔咽頭炎・食道炎：経口懸濁液 200 mg　24時間ごと
　□発熱性好中球減少症：200 mg/日静注　24時間ごと
▶ **剤形と投与方法**：カプセル製剤，懸濁液と静注用がある．カプセル製剤は吸収が

＊　薬剤添付文書より抜粋

不安定で，血中濃度は安定しないが，懸濁製剤は経口吸収に優れる．なお，イトラコナゾールの髄液への移行は不良である．
　□経口懸濁液＊：200 mg/20 mL を 1 日 1 回空腹時に経口投与．
　□静注用＊：投与開始から 2 日間は 1 日 400 mg を 2 回に分けて点滴静注．3 日目以降は 1 日 1 回 200 mg を点滴静注．
　□腎機能障害時：
　・経口懸濁液：C_{cr}＜10 mL/分で 50％に減量．
　・静注用：C_{cr}＜30 mL/分では使用しない．

●ボリコナゾール

侵襲性アスペルギルス症に対する第一選択薬として用いられる．
▶ **スペクトラム**：*Candida* spp., *Cryptococcus* spp., *Aspergillus* spp., *Fusarium* spp. や *Pseudallescheria boydii* などにも活性があるが，接合菌には無効．
▶ **副作用**：特徴的な副作用として視力障害が知られている．色覚の異常や，羞明が見られ，通常は可逆性である．その他，肝機能障害などアゾール系一般の副作用が見られる．薬物相互作用に注意する．
　□併用禁忌薬＊：リファンピシン，リファブチン，エファビレンツ，リトナビル，カルバマゼピン，長時間作用型バルビツール酸誘導体，ピモジド，硫酸キニジン，麦角アルカロイド，トリアゾラム
▶ **主な適応症と投与量**
　□アスペルギルス症
　・侵襲性アスペルギルス症
　　▶静注：1 日目 6 mg/kg 12 時間ごと，その後 4 mg/kg 12 時間ごと．
　　▶経口：体重 40 kg 以上で 400 mg 経口 12 時間ごと，その後 200 mg 経口 12 時間ごと，40 kg 未満で 200 mg 経口 12 時間ごと，その後 100 mg 経口 12 時間ごと．
▶ **剤形と投与方法**：経口剤と静注用があるが，経口剤の吸収は良く，生体内利用率は高い（96％）．代謝速度は個人差が大きい．髄液への移行は良い．
　□経口剤＊
　・体重 40 kg 以上：初日に 1 回 300 mg（最大 400 mg）を 1 日 2 回，2 日目以降は 1 回 150 mg または 200 mg（最大 300 mg）を 1 日 2 回食間投与．
　・体重 40 kg 未満：初日に 1 回 150 mg を 1 日 2 回，2 日目以降は 1 回 100 mg（最大 150 mg）を 1 日 2 回食間投与．
　□静注用＊：初日に 1 回 6 mg/kg を 1 日 2 回，2 日目以降は 1 回 3 mg/kg または 4 mg/kg を 1 日 2 回点滴静注．

＊　薬剤添付文書より抜粋

□腎機能障害時
- 経口剤：調整不要.
- 静注用：静注用製剤の添加物βシクロデキストリンの蓄積により腎機能障害が悪化するおそれがある．C_{cr}＜50 mL/分では静注は中止．あるいは経口薬へ変更.

●Posaconazole

本邦では未承認である．骨髄移植後 graft-versus-host disease（GVHD）や化学療法後の好中球減少期などのハイリスク患者で真菌症の予防に用いられる．また，さまざまな糸状菌に対するスペクトラムが広がっており，臨床的な有効性が期待される.

▶ **スペクトラム**：*Candida* spp., *Cryptococcus* spp., *Aspergillus* spp., 接合菌, *Fusarium* spp., *Pseudallescheria boydii*.

▶ **副作用**：消化器症状，発疹，肝機能障害などアゾール系一般と同様．薬物相互作用に注意する.

▶ **主な適応症と投与量**
  □ハイリスク患者における真菌症の予防：200 mg　1日3回

▶ **投与方法**：経口剤のみ.
  □腎機能障害時：調整不要.

キャンディン系

本邦で使用可能なキャンディン系の薬剤はミカファンギンのみである．海外では Caspofungin, Anidulafungin が上市されている.

●ミカファンギン

▶ **スペクトラム**：*Candida* spp., *Aspergillus* spp.
  □アゾール耐性のカンジダにも有効である．アスペルギルスに感受性を有するが，臨床的な有効性についての情報はまだ少ない.
  □*Trichosporon* spp. に無効であり，血液疾患領域で本薬剤使用下での *Trichosporon* spp. による breakthrough が報告されている.

▶ **副作用**：一般に少なく，消化器症状，肝機能障害，腎機能障害など．ヒスタミン遊離症状（瘙痒感，顔面浮腫，血管拡張）が報告されている.

▶ **主な適応症と投与量**：
  □アスペルギルス症
  - 侵襲性アスペルギルス症：100〜150 mg　24時間ごと
  □カンジダ症
  - 血流感染：100 mg　24時間ごと
  - 口腔咽頭炎：100 mg　24時間ごと

・食道炎：150 mg　24 時間ごと
□造血幹細胞移植時における真菌症の予防：50 mg　24 時間ごと
▶ **剤形と投与方法**：静注用のみ．髄液，眼球への移行は良くないとされる．

□静注用[*]：50〜150 mg を 1 日 1 回点滴静注．300 mg/日まで増量可．
□腎機能障害時：調整不要．

薬剤投与量の記載にあたっては海外の文献を参考にした箇所もあり，日本国内の保険適用量とは異なることがあり，注意していただきたい．

文献

1) Pappas PG, et al：Clinical Practice Guidelines for the Management of Candidiasis：2009 Update by the Infectious Diseases Society of America. Clin Infect Dis 48：503-535, 2009.
2) Perfect JR, et al：Clinical Practice Guidelines for the Management of Cryptococcal Disease：2010 Update by the Infectious Diseases Society of America. Clin Infect Dis 50：291-322, 2010.
3) Walsh TJ, et al：Treatment of Aspergillosis：Clinical Practice Guidelines of the Infectious Diseases Society of America, Clin Infect Dis 46：327-360, 2008.
4) Mandell GL, Bennett JE, Dolin R：Mandell, Douglas, and Bennett's Principles and Practice of Infectious Diseases：Expert Consult Premium Edition- Enhanced Online Features and Print, 7th ed, Churchill Livingstone, 2009.
5) 青木　眞：レジデントのための感染症診療マニュアル，第 2 版，医学書院，2007.
6) Gilbert DN, et al：The Sanford Guide to Antimicrobial Therapy, 2010：Guide to Antimicrobial Therapy, 40th ed. Antimicrobial Therapy, 2010.

---

[*]　薬剤添付文書より抜粋

31. 抗ウイルス薬

宇野健司・笠原　敬

■はじめに

本稿では，抗ウイルス薬，なかでも抗ヘルペスウイルス薬であるアシクロビル，ガンシクロビル，ホスカルネットを中心に説明する．まずはじめにヘルペスウイルス科の分類を表1に示す．

抗ヘルペスウイルス薬の歴史と種類

抗ウイルス薬のなかで，抗ヘルペスウイルス活性を有することが発見された最初の薬剤が1960年代に開発されたビダラビンであった．その後1977年に，より特異的な抗ヘルペスウイルス活性をもつアシクロビルが開発された．その後，サイトメガロウイルス（CMV）に有効な抗ウイルス薬（ガンシクロビルなど）が開発され，また，バリンエステル化によりバイオアベイラビリティの改善した製剤（バルガンシクロビル，バラシクロビル）が登場した．主な抗ヘルペスウイルス薬とその特徴を

表1　ヘルペスウイルス科の分類

type	ウイルス名	subfamily
HHV-1	herpes simplex virus-1（HSV-1）	α
HHV-2	herpes simplex virus-2（HSV-2）	α
HHV-3	varicella zoster virus（VZV）	α
HHV-4	Epstein-Barr virus（EBV）	γ
HHV-5	cytomegalovirus（CMV）	β
HHV-6	Roseolovirus	β
HHV-7	Roseolovirus	β
HHV-8	Kaposi's sarcoma-associated herpesvirus	γ

表2 主な抗ヘルペスウイルス薬

一般名	略語	代表的な商品名	剤型	HSV	VZV	CMV
ビダラビン	Ara-A	アラセナA	経口, 点滴, 外用	++	++	-
アシクロビル	ACV	ゾビラックス	経口, 点滴, 外用	+++	+++	±
バラシクロビル	VACV	バルトレックス	経口	+++	+++	±
ファムシクロビル		ファムビル	経口	+++	++	±
ガンシクロビル	GCV	デノシン	点滴	++	+	+++
バルガンシクロビル	VGCV	バリキサ	経口	++	+	+++
ホスカルネット		ホスカビル	点滴	++	++	+++

+++：活性あり(第一選択), ++：活性あり(第二選択), +：活性あり(第三選択), ±：活性の可能性あり
-：活性なし　　　　　　　　　　　　［「サンフォード感染症ガイド2009」（ライフサイエンス出版）より改変］

表2に示す.

抗ウイルス薬の作用機序

抗ウイルス薬の作用機序には以下の2つがある.

▶ **dGTPアナログ：アシクロビル, ガンシクロビル, バルガンシクロビル**

これらの薬剤は, ウイルスのチミジンキナーゼにより1リン酸化され, ついで宿主細胞内の酵素により3リン酸化され, 活性型となる. 活性型薬剤はDNA中のグアニン塩基の材料であるdGTPに類似するためウイルスDNA内に取り込まれるが, OH基をもたないためそれ以上DNAの複製を伸長することができなくなり, 結果的にDNA合成阻害を起こす.

▶ **DNPポリメラーゼ阻害：ビダラビン, ホスカルネット**

これらの薬剤は, ウイルスのもつDNAポリメラーゼのピロリン酸結合部位に直接結合し, ウイルスDNAの伸長を阻害する.

抗ウイルス薬のスペクトラム

主なヘルペスウイルスに対する薬物活性を表2に示す.

PK-PD

●PK（pharmacokinetics，薬物動態学）

▶アシクロビル

　経口アシクロビルのバイオアベイラビリティは10〜20％と低く，1回の服用量が増えるとバイオアベイラビリティは低下する．腎臓，肝臓，小腸に比較的高い組織移行を示す．髄液移行は血漿中の約50％程度である．また，胎盤移行性がある．蛋白結合濃度は9〜33％で，糸球体での濾過および尿細管分泌で62〜91％が未変化体として体外へ排泄される．正常腎機能での半減期は2.5〜3.3時間である．

▶バラシクロビル

　バラシクロビルはアシクロビルのバリンエステル化製剤であり，経口投与後に，腸あるいは肝臓でアシクロビルとL-バリンに分解される．バイオアベイラビリティは54％で経口アシクロビルと比較して高い．1〜2gのバラシクロビルを1日4回投与することによるAUC（血中濃度曲線下面積）は，アシクロビル5〜10 mg/kgの8時間毎点滴投与に匹敵する．

▶ガンシクロビル

　ガンシクロビルは体内に投与された後，眼内も含め広く分布する．脳脊髄関門を通過し，髄液移行は血漿中の約40％（24〜70％）である．胎盤通過性があるが，乳汁への移行性は不明である．蛋白結合率は1〜2％で，約90％が糸球体濾過あるいは尿細管分泌で，未変化体のまま体外に排泄される．正常腎機能の場合の半減期は3.5時間である．

▶バルガンシクロビル

　バルガンシクロビルはガンシクロビルのバリンエステル化製剤であり，バイオアベイラビリティは約60％と高い．腸あるいは肝臓でガンシクロビルとなり，感染細胞内で3リン酸化され活性型となる．バルガンシクロビルのAUC，半減期，排泄などのPKパラメータは，900 mg 1日1回経口投与がガンシクロビル5 mg/kg 1日1回の点滴投与に匹敵する．

▶ホスカルネット

　ホスカルネットは骨，軟骨組織に蓄積する．髄液移行は血漿中の10〜50％で，胎盤移行性の有無や乳汁移行性の有無はわかっていない．肝臓で代謝されず，正常腎機能では半減期は3.3〜6.8時間である．

● PD（pharmacodynamics，薬力学）

　抗菌薬の最小発育阻止濃度（minimum inhibitory concentration：MIC）や最小殺菌濃度（minimum bactericidal concentration：MBC）に相当するパラメータとして，

表3 各抗ウイルス薬のIC$_{50}$値（μg/mL）

	アシクロビル	ガンシクロビル	ホスカルネット
HSV-1	0.02〜0.9	ND	ND
HSV-2	0.3〜2.2	ND	ND
VZV	0.8〜4	ND	ND
CMV	2〜57	0.02〜3.48	ND

(ND：no data)

抗ウイルス薬ではIC$_{50}$（ウイルス活性を50％抑制する薬剤濃度）が用いられる．各薬剤のIC$_{50}$値を表3に示す．ただし実際には臨床現場でIC$_{50}$を測定することは困難である．

耐性機序

抗ウイルス薬の長期連続使用により，耐性化がみられることがある．各薬剤の耐性機序を以下に示す．

●アシクロビル

①チミジンキナーゼの減少または消失，②アシクロビルのリン酸化不全を引き起こすチミジンキナーゼの変化，③アシクロビル3リン酸に対した親和性の低下したポリメラーゼをもったウイルスへの変化，などが原因として挙げられる．

アシクロビル耐性ヘルペスウイルスは増殖能力が低下しており，健常人で問題になることはないが，免疫抑制患者では問題になることがある．また，アシクロビル耐性ヘルペスウイルスは，活性化にリン酸化の必要なガンシクロビルに対しては交差耐性を示すが，作用機序の異なるビダラビンやホスカルネットに対しては感受性である[1]．

●ガンシクロビル

①ガンシクロビルのリン酸化を阻害する蛋白の産生（UL97蛋白の変異株），②CMV DNAポリメラーゼ遺伝子の変異（UL54遺伝子）などがあり，これらは長期のガンシクロビル使用により誘導されうる．網膜炎をガンシクロビルで9カ月治療した患者の27％がガンシクロビル耐性を獲得していたという報告もある[2]．

●ホスカルネット

CMVではDNAポリメラーゼ遺伝子の変異によりホスカルネットに耐性化することが知られており，長期連続投与により誘導されることがある．ホスカルネットを6カ月，12カ月使用した患者の13％，27％がホスカルネット耐性を獲得してい

たという報告がある[3]．

副作用

アシクロビル，ガンシクロビル，ホスカルネットはすべて腎代謝の薬剤であり，腎機能障害のある患者に対しては調節が必要である（Sanford guide の 2010 年版なら Table 17 A などに記載がある）[4]．

その他のガンシクロビルの主な副作用には血球減少があり，またホスカルネットは，低カルシウム血症（死亡例の報告もある），低マグネシウム血症，低リン血症などの副作用がある．

注意すべき薬物相互作用

ホスカルネットはペンタミジンと併用すると腎障害の増強，低カルシウム血症が出現する頻度が高く，禁忌となっている．アシクロビル，ガンシクロビル，ホスカルネットはどれも腎障害作用の恐れのある薬剤の併用により腎機能障害をきたす場合がある．また，アシクロビル，ガンシクロビルに関しては，プロベネシドの併用により AUC が上昇することが知られており，注意が必要である．その他，主に併用が注意な薬剤として，アシクロビルではテオフィリン（テオフィリンの血中濃度上昇），ガンシクロビルでは骨髄抑制のある薬剤（血球減少）・イミペネム（痙攣），ホスカルネットではループ利尿薬など，血清カルシウム濃度に影響をきたす薬剤（低カルシウム血症）などが挙げられる．

標準投与量

標準投与量に関して表 4 に記載する．ただし，これらの投与量は Sanford の投与量に準じたものである[4]．

主なヘルペスウイルス疾患に対する抗ウイルス薬の実際の使用

●ヘルペス脳炎

脳炎に対するガイドラインが 2008 年米国感染症学会（IDSA）より発表されている[5]．

表4 各抗ウイルス薬の投与量

	治療	予防
アシクロビル（HSV）	点滴　脳炎：10 mg/kg（小児では20 mg/kg） 経口　400 mg 1日3〜5回	
アシクロビル（VZV）	800 mg 1日5回	曝露後：800 mg 1日5回
バラシクロビル（HSV）	500 mg 1日2回 （性器ヘルペス初発では1,000 mg 1日2回）	HIV（＋）性器ヘルペスでは500 mg 1日2回 HIV（−）性器ヘルペスでは500 mg 1日1回
バラシクロビル（VZV）	1,000 mg 1日3回	曝露後：1,000 mg 1日3回
ガンシクロビル（導入）	5 mg/kg 12時間毎	造血幹細胞移植：5 mg/kg 12時間毎7日，その後5 mg/kg 24時間毎 固形臓器移植：肝臓では5 mg/kg 24時間毎，肺では5 mg/kg 12時間毎　5〜7日の後バルガンシクロビル900 mg 24時間毎
ガンシクロビル（維持）	5 mg/kg 24時間毎	
バルガンシクロビル（導入）	900 mg 12時間毎	腎/膵/心移植後900 mg 24時間毎（肝移植後はFDAで承認されていない）
バルガンシクロビル（維持）	900 mg 24時間毎	
ホスカルネット（導入）	90 mg/kg 12時間毎	
ホスカルネット（維持）	90 mg/kg 24時間毎	

　このガイドラインでは日本では稀な疾患も鑑別に入ってはいるが，問診，身体所見，検査所見より鑑別を進めることができるようになっている．また，日本神経感染症学会からも単純ヘルペス脳炎診療ガイドラインが2005年に発表されており，インターネットで読むことが可能である[6]．どちらのガイドラインでも共通しているのは，「脳炎を疑った際には検査の結果を待たずにアシクロビルの治療を開始すること」である．ヘルペス脳炎患者では，アシクロビル投与が遅れるほど予後が悪化することが知られている．

　治療内容に関しては，日本神経感染症学会のガイドラインでは「アシクロビル10 mg/kg　1日3回　1時間以上かけて点滴静注，14日間．小児重症例では15 mg/kg　8時間毎　21日間．新生児例では10〜20 mg/kg　8時間毎　21日間．遷延例，再発例には1クール追加する．アシクロビル不応例はビダラビンの使用．ビダラビン15 mg/kg　1日1回　10〜14日間」である．またステロイドの併用［デキサメタゾンの投与（PSL換算で60 mg/day）14日間の投与］が推奨されているが，現時点ではまだ議論が分かれている．

●CMV感染症

CMV感染症は，患者の免疫状態によりその病態は非常に多彩である．これら患者の状態に分けて以下に説明する．

▶HIV患者でのCMV感染

約90％は網膜炎を呈するが，他に食道炎や大腸炎などがある．CD4陽性細胞数＜50/μLで発症しやすい．

網膜炎の一般的な治療は導入療法と維持療法に分かれる．導入療法はガンシクロビル5 mg/kg 12時間毎，あるいはバルガンシクロビル900 mgを12時間毎で開始し，白血球減少などの副作用で継続困難であればホスカルネット90 mg/kgを12時間毎に変更する．導入療法の期間は14〜21日間で，以後，維持療法として同治療を24時間毎とし，CD4陽性細胞数≧100/μLを6カ月以上確認して終了する．

▶固形臓器移植患者でのCMV感染症

「ドナーのCMV感染既往あり，レシピエントのCMV感染既往なし」の場合に問題となり，適切な予防策を取らなければ心肺同時移植患者の39％，心臓移植患者の25％，肝臓，膵臓移植患者の29％，腎移植患者の8％に全身感染症が出現する．

感染臓器としては，肺・肝臓・消化管・腎臓・網膜などがある．CMV感染症により移植臓器の機能不全を引き起こすこともある．予防投与がなければ免疫抑制の最も強い移植後3カ月で発症する一方で，網膜炎に関しては移植後6カ月以降に起きることが多い．終末器官のCMV感染症は古典的に組織診断が必要であるが，全身のCMV感染症には培養，抗原検査，PCRによりウイルス血症の証明が必要である．肝移植のレシピエントにおける研究では，pp65のアンチゲネミア法の至適Cut-offは，1スライドあたり4〜6細胞［PPV（positive predictive value）：50〜60.7％，NPV（negative predictive value）：96.6％］と報告されている[7]．

治療の最適期間は判明していないが，2〜3週間の治療の後，血中のPCRが陽性，あるいは抗原が陽性の場合には，治療期間の延長が必要であると考えられている．CMV感染症（網膜炎を除く）では，25％の再発があるといわれているが維持療法は不要とされている．しかし，二次予防に維持療法を行うほうがよいのか否かはまだ結論が出ていない．2008年のClinical Infectious Diseaseでの総説では，治療が正しく行われたとしても固形臓器移植患者13〜35％が再発するとされ，再発の主な要因としては，①CMV肺炎，②他臓器に発症している，③CMVのウイルス量が多いことが挙げられている．現在，二次予防薬としてバルガンシクロビルが用いられるが，その期間，効果，安全性はまだはっきりとしていない．

またCMV感染に対しては，感染症発症前に予防内服あるいは先制攻撃的治療（preemptive therapy）という2つの概念がある．予防内服とはリスクのある患者全例に対して抗CMV薬の処方を行うことであり，pre-emptive therapyとはCMV PCRやアンチゲネミアが陽性の際，症状が出る前に抗CMV薬を処方することである．予防内服ではコスト，副作用，CMVに対する抗体産生の遅延，長期使用に伴う薬

剤耐性，late-onset CMV 感染症発症などが欠点として挙げられ，一方で利点としては終末器官の発症予防，グラフト拒絶反応の減少，日和見感染症の減少，死亡率の減少が挙げられる．これら「予防投与と pre-emptive therapy 群」比較のメタアナリシスでは，ともに CMV 感染症発症を予防することができるが，グラフトの拒絶に関しては予防投与群に有意に少なく，なおかつ合併する真菌・細菌感染が予防投与群に少なく，さらに死亡率が予防投与群で少なかったと報告されている一方で，両群には差がなかったというメタアナリシスも存在する．さらに，late-onset CMV 感染症発症率の上昇が予防投与群で多かったという報告もあり，現在どちらのほうがよいのかという一定の見解は得られていない．つまり，各症例で白血球減少やその他のリスクとの兼ね合いのなかで治療戦略を立てる必要がある．予防投薬は，腎移植・肝移植・心肺移植ともに移植後 12 週〜24 週間行うのが良いとされている（肝移植後の患者では経口のバルガンシクロビルは FDA で推奨されていない）．予防投与の用量に関しては明確な推奨はないが，ガンシクロビルで 5 mg/kg/日あるいはバルガンシクロビルで 900 mg/日が妥当ではないかと考える[8]．

▶血液悪性腫瘍患者での CMV 感染症

　血液悪性腫瘍の患者での CMV 感染は脳炎，網膜炎，肝炎，胆管炎，膀胱炎，腎炎，骨髄抑制と多彩な病態を示す．細胞性免疫が CMV 感染防御での主要な役割を果たしており，それらを抑える薬剤（リツキシマブなど）や強力な抗腫瘍治療（白血病治療など）で CMV 感染症発症のリスクは増大する．適切な予防が行われなかった場合，血液悪性腫瘍患者における CMV 感染症発症のリスクは 5〜75％とされている．また，白血病患者における CMV 感染症発症による死亡率は 32〜58％と報告されている．診断は PCR 法，アンチゲネミアで測定される．発症予防に関しては固形臓器移植での記載と同じく，予防投与と pre-emptive therapy という 2 つの概念がある．どちらも CMV 感染症による早期死亡率を下げたが，いまだ CMV 感染症は血液悪性腫瘍患者での生存率に大きな影響を及ぼしている．その理由として予防投与の期間が短いことや late-onset CMV 感染症が挙げられる．

　Late-onset CMV 感染症は造血幹細胞移植後しばしばみられる感染症で，同種幹細胞移植患者の 3〜17％に起き，死亡率は CMV 感染症のない症例と比較し，13 倍に増加すると報告されている．late-onset CMV 感染症の主要なリスクファクターは CMV に特異的な T 細胞の機能不全であり，この機能不全を見る代用となるものは，①GVHD，②高容量のステロイド治療，③CD4 陽性細胞の低値，④以前の CMV 感染症発症，⑤ドナーのリンパ球輸注の既往，である．症状としては網膜炎，副鼻腔炎，脳炎，骨髄機能不全が早期の CMV 感染症と比べて多い．治療としてガンシクロビルが主流で，経口のバルガンシクロビルによる RCT（ランダム化比較対照試験）はまだない．また血液悪性腫瘍患者における CMV 感染症の特徴として，ガンシクロビル長期使用に伴いガンシクロビルの耐性が遺伝子上出現することがあり（UL97・UL54），治療に奏功しない．PCR でのウイルス量，アンチゲネミアの減少がみられない場合には耐性も考え，ホスカルネットへの変更も考慮が必要である．

●帯状疱疹

　水痘-帯状疱疹ウイルス（VZV）の回帰発症により起きる病態で，デルマトームに一致した部位に発赤，水疱形成をきたす．痛みは発赤，水疱形成の数日前より出現することが多い．病変部は一側性で側胸部・側腹部に多いが，三叉神経部位に出現することもあり，その際には角膜炎・ラムゼイハント症候群などの合併症を引き起こす．健常者では7～10日で水疱が割れ，症状が終息する．さらに新たな病変が出現したり再発したりする場合は免疫不全を強く疑い，悪性腫瘍やHIVなどの検索が必要である．診断は一般的には病歴と身体所見により可能である．検査としては血清抗体価のペア測定での4倍以上の上昇やPCR検査がある．

　治療は免疫正常者ではバラシクロビル1,000 mg　1日3回，またはファムシクロビル500 mg　1日3回　7日，あるいはアシクロビル800 mg　1日5回　7～10日が推奨される．RCTではバラシクロビル1,000 mg　1日3回のほうがアシクロビル内服より神経痛の改善，6カ月後の帯状疱疹後神経痛の改善が有意に認められた．ファムシクロビルはペンシクロビルのプロドラッグ製剤であり，半減期が長いため，バラシクロビルと同様に1日3回投与でよい．日本では帯状疱疹患者においてアシクロビルに対する非劣性が認められ，適応を取得している．米国では再発性の性器ヘルペスなどにも適応がある．一方，免疫不全者，あるいは三叉神経領域など合併症の可能性が考えられる際は，アシクロビル10～12 mg/kg静注　8時間毎7～14日で視力の変化などのチェックを行うべきである．

●ヘルペス食道炎（HSV・CMV）

　抗がん化学療法，移植，HIVなどの免疫抑制患者に発症し，健常者で見られることは少ない．ヘルペスウイルスのなかでは単純ヘルペスウイルス（HSV）のほかにCMVが原因ウイルスとして挙げられる．嚥下困難や嚥下時の疼痛が非常に強いことが特徴的で，食道内視鏡所見で単純ヘルペスウイルスでは"Volcano-Like"な辺縁明瞭な潰瘍所見，CMVではより縦長でより深い潰瘍所見が特徴的であり，診断は同部位の生検により得られる．鑑別診断としてはカンジダ食道炎が挙げられるが，その他の病原体としてクリプトコッカス，抗酸菌，ノカルジアがあり，HIV患者では特発性食道潰瘍も挙げられる．また，非感染症としては，薬剤性食道潰瘍（テトラサイクリン系抗菌薬，アスピリン，ビスホスホネート製剤など）も鑑別に挙がる．

　免疫抑制状態で発症した単純ヘルペスウイルスによる食道炎に対する治療はRCTがなく，確立した治療法はない．一般的に他の健常人での単純ヘルペスウイルス感染での治療期間よりも長期に投与が必要であり，アシクロビル400 mg　1日5回　14日～21日の治療期間が必要とされる[4]．

　また，CMVによる食道炎に対しての治療に関しては，AIDS患者におけるCMV食道炎に対して，ホスカルネット（90 mg/kg　1日2回）とガンシクロビル（5 mg/

kg 1日2回)のRCTが行われ，21日間の導入治療では2剤には治療効果に差がなかったという報告がある[9]．内服が可能な状況であれば，バルガンシクロビルの内服(900 mg12時間毎 14〜21日間)も有効である．治療期間に関してはっきりと決まったものはないが，3〜6週間の治療が必要であるとされ，CMV食道炎の維持療法については，AIDS患者では治療終了後は再発がない限り不要とされている[10]．つまり，CMVの食道炎に関してはガンシクロビルあるいはバルガンシクロビル，ホスカルネットでの治療を3〜6週間使用し，AIDS症例では再発がなければ中止する．その他の状況での維持療法に関しては一定の見解はない．

■おわりに

抗ウイルス薬，特にアシクロビル，ガンシクロビル，ホスカルネットに関しての紹介と実際の使用について記載した．現在でも検査や治療に関しては一定の見解がないものも多く，今後も引き続き情報の集積を待つ必要があると考える．

文献

1) Erlich KS, et al：Acyclovir-resistant herpes simplex virus infections in patients with the acquired immunodeficiency syndrome. N Engl J Med 320：293-296, 1989.
2) Jabs DA, et al：Cytomegalovirus retinitis and viral resistance：ganciclovir resistance. CMV Retinitis and Viral Resistance Study Group. J Infect Dis 177：770-773, 1998.
3) Weinberg A, et al：Mutations conferring foscarnet resistance in a cohort of patients with acquired immunodeficiency syndrome and cytomegalovirus retinitis. J Infect Dis 187：777-784, 2003.
4) Gilbert DN, et al：The Sanford Guide to Antimicrobial Therapy 2010. Fortieth ed：Antimicrobial Therapy, 2010.
5) Tunkel AR, et al：The management of encephalitis：clinical practice guidelines by the Infectious Diseases Society of America. Clin Infect Dis 47：303-327, 2008.
6) 日本神経感染症学会：単純ヘルペス脳炎ガイドライン．(Accessed at http://www.neuroinfection.jp/guideline001.html.)
7) Humar A, et al：Clinical utility of quantitative cytomegalovirus viral load determination for predicting cytomegalovirus disease in liver transplant recipients. Transplantation 68：1305-1311, 1999.
8) Torres-Madriz G, Boucher HW：Immunocompromised hosts：perspectives in the treatment and prophylaxis of cytomegalovirus disease in solid-organ transplant recipients. Clin Infect Dis 47：702-711, 2008.
9) Parente F, Bianchi Porro G：Treatment of cytomegalovirus esophagitis in patients with acquired immune deficiency syndrome：a randomized controlled study of foscarnet versus ganciclovir. The Italian Cytomegalovirus Study Group. Am J Gastroenterol 93：317-322, 1998.
10) Benson CA, et al：Treating opportunistic infections among HIV-infected adults and adolescents：recommendations from CDC, the National Institutes of Health, and the HIV Medicine Association/Infectious Diseases Society of America. MMWR Recomm Rep 53：1-112, 2004.

32. 腎障害時(血液透析, 急性血液浄化療法を含む)／肝障害時の抗菌薬・抗真菌薬・抗ウイルス薬の使い方

神谷 亨

腎障害や肝障害のある患者では，抗菌薬の代謝・排泄速度が遅くなり，薬物が体内に蓄積することによって副作用や毒性が発現する場合がある．したがって，腎障害・肝障害時は，抗菌薬の効果を最大限に発揮しながら，副作用や毒性の発現リスクを最小限にするために，抗菌薬の投与量や投与間隔の調節が必要な場合がある．

血中濃度上昇による副作用・毒性の代表例

- ペニシリン，カルバペネム系，キノロン系：痙攣，ミオクローヌス，昏睡．
- アミノグリコシド系：腎障害，聴力障害，神経毒性による筋力低下，呼吸停止．
- 合成ペニシリン，セフェム系：血小板機能低下による出血傾向など．

腎障害時の抗菌薬の使い方

主に腎臓以外から排泄される薬剤は，腎機能による投与量の調節は必要ない(表1)．これに対して，腎臓を主要な排泄経路とする抗菌薬は，その排泄速度が糸球体濾過量(GFR)に相関し，腎障害の程度に応じて表2に示すように1回投与量や投与間隔を調節する．実地臨床では，Cockcroft-Gault のクレアチニンクリアランス(C_{cr})推定式など*を用いて GFR の近似値を求める．

Cockcroft-Gault のクレアチニンクリアランス推定式

C_{cr}=(140−年齢)×体重(kg)/[72×血清クレアチニン(mg/dL)]（女性は×0.85）

*その他，「日本人の GFR 推算式」（日本腎臓学会）がある．

eGFR=194×血清クレアチニン$^{-1.094}$×年齢$^{-0.287}$（女性は×0.739）

表1 腎機能で調節不要の薬剤

抗菌薬	抗真菌薬	抗結核薬	抗ウイルス薬
アジスロマイシン	アムホテリシン	イソニアジド	アバカビル
セフトリアキソン	ミカファンギン	リファブチン	アタザナビル
クリンダマイシン	イトリゾール経口	リファペンチン	インジナビル
ドキシサイクリン	ボリコナゾール経口のみ		エファビレンツ
ミノサイクリン			サキナビル
メトロニダゾール			ダルナビル
モキシフロキサシン			チプラナビル
リネゾリド			デラビルジン
クロラムフェニコール			ネビラピン
ピリメタミン			ネルフィナビル
ナフシリン			ホスアンプレナビル
リファキシミン			ラルテグラビル
			リバビリン
			ロピナビル

● 留意事項

・腎機能が急激に変化している場合は，投与量，投与間隔もその変化に応じて速やかに調節すること．乏尿，無尿になっているのにキノロン系，カルバペネム系などの投与量を速やかに減量せず，痙攣を生じてから初めて投与量調節の必要性に気づく場合があるので注意する．

・血清クレアチニン値は腎機能の急激な変化を直ちには反映しない．したがって，腎機能が急激に変化している時は，推定 C_{cr} 値や eGFR 値は実際の腎機能を反映していないことに注意する．無尿や乏尿では C_{cr} を 5〜8 mL/分（C_{cr}＜10 mL/分）と推定する．

・高齢者では，（廃用による）筋肉量減少のために，腎機能が低下しても血清クレアチニン値が上昇しないことがしばしばある．結果，腎機能正常と誤って解釈し，過量投与の原因となることがあるので注意する．

・Cockcroft-Gault の C_{cr} 推定式における体重は，実測体重を用いて問題のないことが多い．ただし，肥満，浮腫，腹水などのある患者では，実際の腎機能より高い C_{cr} 値となるため，標準体重［身長 $(m)^2 \times 22 (kg)$］を用いるほうがよい．

・重症の場合，投与量がより多い，投与間隔がより短い設定の選択を考慮する．状況によっては，1つ上のカテゴリーの設定を選択する場合もある（例：C_{cr} 45 mL/分で重症の場合，C_{cr}＞50 mL/分の設定を選択する場合がある）．

・腎障害時であっても，基本的に初回投与量は腎機能正常者と同量でよく（loading dose），2回目以降は C_{cr} に応じた調節をすればよい．初回に loading dose を投与せずに腎障害に応じた維持量から開始した場合，抗菌薬を4回連続投与してようやく定常状態に達する．疾患が軽症で抗菌薬の半減期が比較的短い場合は，

表2 抗菌薬投与法一覧

抗菌薬	半減期（時間）（正常腎機能/腎疾患末期）	正常腎機能での投与量	投与量の調節方法	推定 C_{cr} (mL/分) による投与量調節			血液透析（HD）、腹膜透析（CAPD）持続的腎代替療法（CRRT）	備考
				>50	10~50	<10		
ペニシリンG	0.5/6~20	50~400万単位 4時間毎	1回投与量	100%	75%	20~50%	HD C_{cr}<10 と同量、透析後 50 万単位追加 CAPD C_{cr}<10 と同量 CRRT C_{cr} 10~50 と同量	Kが1.7 mEq/100万単位含まれていることに注意。ESRDでは1,000万単位/日が上限。
アモキシシリン	0.9~2.3/5~20	250~500 mg 8時間毎	投与間隔	8時間毎	8~12 時間毎	24 時間毎	HD C_{cr}<10 と同量、透析後 250 mg 追加 CAPD 250 mg 12 時間毎 CRRT 適応なし	
アンピシリン	0.8~1.5/7~20	250 mg~2 g 6時間毎	投与間隔	6時間毎	6~12 時間毎	12~24 時間毎	HD C_{cr}<10 と同量、透析後 250 mg~2 g 追加 CAPD 250 mg 12 時間毎 CRRT C_{cr} 10~50 と同量	
アモキシシリン・クラブラン酸	0.9~2.3・1/5~20・3~4	500 mg・125 mg 8時間毎	投与間隔	8時間毎	12時間毎	24 時間毎	HD C_{cr}<10 と同量、透析投与 APD 250 mg(AMPC)12 時間毎 CRRT 適応なし	
アンピシリン・スルバクタム	0.8~1.5・1/7~20・10~21	2 g・1 g 6時間毎	投与間隔	6時間毎	8~12 時間毎	24 時間毎	HD C_{cr}<10 と同量、透析後投与 CAPD C_{cr}<10 と同量 CRRT C_{cr} 10~50 と同量	
ピペラシリン	0.8~1.5/3.3~5.1	3~4 g 4~6時間毎	投与間隔	4~6時間毎	6~8時間毎	8 時間毎	HD C_{cr}<10 と同量、透析後投与 CAPD C_{cr}<10 と同量 CRRT C_{cr} 10~50 と同量	
ピペラシリン・タゾバクタム	0.71~1.2/2~6	3.375~4.5 g 6~8時間毎	投与間隔	100%	2.25 g 6 時間毎 C_{cr}<20 8 時間毎	2.25 g 8 時間毎	HD C_{cr}<10 と同量、透析後 0.75 g 追加 CAPD 4.5 g 12 時間毎 CRRT 2.25 g 6 時間毎	
セファゾリン	2/40~70	1~2 g 8時間毎	投与間隔	8時間毎	12時間毎	24~48時間毎	HD C_{cr}<10 と同量、透析後 0.5~1 g 追加 CAPD 0.5 g 12時間毎 CRRT C_{cr} 10~50 と同量	HDまたは、透析後 月2g、水2g、全3g投与
セファドロキシル	1.4/22	0.5~1 g 12時間毎	投与間隔	12時間毎	12~24 時間毎	24~48時間毎	HD C_{cr}<10 と同量、透析後 0.5~1 g 追加 CAPD 0.5 g 24 時間毎 CRRT 適応なし	
セファクロール	1/3	250~500 mg 8時間毎	1回投与量	100%	50~100%	50%	HD C_{cr}<10 と同量、透析後 250 mg 追加 CAPD 0.5 g 24時間毎 CRRT 適応なし	
セフメタゾール	/	2 g 12時間毎	投与間隔	12時間毎	24時間毎	48 時間毎	データなし	
セフォタキシム	1/15	2 g 8時間毎	投与間隔	8~12時間毎	12~24 時間毎	24 時間毎	HD C_{cr}<10 と同量、透析後 1 g 追加 CAPD 1 g 24 時間毎 CRRT 1 g 12 時間毎	

（つづく）

表2 抗菌薬投与法一覧（つづき）

抗菌薬	半減期(時間)(正常腎機能/腎不全期)	正常腎機能での投与量	投与量の調節方法	推定 C_{cr}(mL/分)による投与量調節 >50	10〜50	<10	血液透析(HD)、腹膜透析(CAPD)持続的腎代替療法(CRRT)	備考
セフェピム	2.2/18	2g 8時間毎	投与間隔	8時間毎	12〜24時間毎	1g 24時間毎	HD C_{cr}<10と同量、透析後1g追加 CAPD C_{cr}<10と同量 CRRT C_{cr} 10〜50と同量	
イミペネム	1/4	500mg 6時間毎	投与間隔	6時間毎	250mg 6〜12時間毎	125〜250mg 12時間毎	HD C_{cr}<10と同量、透析後投与 CAPD C_{cr}<10と同量 CRRT C_{cr} 10〜50と同量	
メロペネム	1.1/6〜8	1g 8時間毎	投与間隔	8時間毎	12時間毎	500mg 24時間毎	HD C_{cr}<10と同量、透析後投与 CAPD C_{cr}<10と同量 CRRT C_{cr} 10〜50と同量	
ドリペネム	1/18	500mg 8時間毎	投与間隔	8時間毎	250mg 8〜12時間毎	データなし	データなし	
アズトレオナム	1.7〜2.9/6〜8	2g 8時間毎	1回投与量	100%	50〜75%	25%	HD C_{cr}<10と同量、透析後0.5g追加 CAPD C_{cr}<10と同量 CRRT C_{cr} 10〜50と同量	
シプロフロキサシン	3〜6/6〜9	500mg 12時間毎(経口) 400mg 12時間毎(点滴)	1回投与量	100%	50〜75%	50%	HD C_{cr}<10と同量、透析後投与 CAPD C_{cr}<10と同量 CRRT C_{cr} 10〜50と同量	
レボフロキサシン	7	500mg 24時間毎	1回投与量、間隔	500mg 24時間毎	250mg 24時間毎 500mg 48時間毎	250〜500mg 48時間毎	HD C_{cr}<10と同量、透析後投与 CAPD C_{cr}<10と同量 CRRT 500mg 48時間毎	
バンコマイシン	6〜8/200〜250	1g(15mg/kg) 12時間毎	1回投与量、間隔	1g 12時間毎 (500mg 6〜12時間毎)	1g 24〜96時間毎 (500mg 24〜48時間毎)	1g 4〜7日毎 (500mg 48〜96時間毎)	HD C_{cr}<10と同量、透析後投与 CAPD C_{cr}<10と同量 CRRT C_{cr} 10〜50と同量	目標トラフ値 約15μg/mL(または15〜20)
テイコプラニン	33〜190/62〜230	6mg/kg 24時間毎	投与間隔	24時間毎	48時間毎	72時間毎	HD C_{cr}<10と同量、透析後投与 CAPD C_{cr}<10と同量 CRRT C_{cr} 10〜50と同量	初回loading必要 目標トラフ値 10〜20μg/mL
エリスロマイシン	1.4/5.6	250〜500mg 6時間毎	1回投与量	100%	100%	50〜75%	HD 100% CAPD 100% CRRT 100%	
クラリスロマイシン	2.3〜6/22	500mg 12時間毎	1回投与量	100%	75%	50〜75%	HD C_{cr}<10と同量、透析後投与 CAPD C_{cr}<10と同量 CRRT C_{cr} 10〜50と同量	

（つづく）

表2 抗菌薬投与法一覧（つづき）

抗菌薬	半減期（時間）正常腎機能/腎疾患末期	正常腎機能での投与量	投与量の調節方法	推定 C_{cr} (mL/分) による投与量調節 >50	10～50	<10	血液透析(HD)、腹膜透析(CAPD)、持続的腎代替療法(CRRT)	備考
ST合剤	9～10/20～50	TMP 5 mg/kg 8時間毎	投与間隔	8時間毎	C_{cr} 30～50 8時間毎 C_{cr} 10～29 12時間毎	24時間毎	HD C_{cr}<10と同量、透析後投与 CAPD C_{cr}<10と同量 CRRT C_{cr} 30～50と同量	
ゲンタマイシン	1.8/20～60	1.7 mg/kg 8時間毎	投与間隔	8時間毎	12～24時間毎	48時間毎	HD C_{cr}<10と同量、透析後半量追加 CAPD 3～4 mg/L 透析液から除去される CRRT C_{cr} 10～50と同量	目標トラフ値<1 μg/mL
トブラマイシン	1.8/20～60	1.7 mg/kg 8時間毎	投与間隔	8時間毎	12～24時間毎	48時間毎	HD C_{cr}<10と同量、透析後半量追加 CAPD 3～4 mg/L 透析液から除去される CRRT C_{cr} 10～50と同量	目標トラフ値<1 μg/mL
アミカシン	1.4～2.3/17～150	7.5 mg/kg 12時間毎	投与間隔	12時間毎	24時間毎	48時間毎	HD C_{cr}<10と同量、透析後投与 CAPD 15～20 mg/L 透析液から除去される CRRT C_{cr} 10～50と同量	目標トラフ値<1 μg/mL
フルコナゾール	37/100	100～400 mg 24時間毎	1回投与量	100%	50%	50%	HD C_{cr}<10と同量、透析後投与 CAPD C_{cr}<10と同量 CRRT C_{cr} 10～50と同量	
イトラコナゾール	21/25	100～200 mg 12時間毎	1回投与量	100%	100%	50%	HD C_{cr}<10と同量、透析後投与 CAPD C_{cr}<10と同量 CRRT C_{cr} 10～50と同量	cyclodextrin蓄積のため、C_{cr}<30では静注薬は使用しない
ボリコナゾール	/	6 mg/kg 12時間毎2回後、4 mg/kg 12時間毎	1回投与量	100%	100%	100%	100%	cyclodextrin蓄積のため、C_{cr}<50では静注薬は使用しない
リファンピシン	1.5～5/1.8～11	600 mg 24時間毎	1回投与量	100%	50～100%	50～100%	HD C_{cr}<10と同量 CAPD C_{cr}<10と同量 CRRT C_{cr} 10～50と同量	
エサンブトール	4.7～15	15～25 mg/kg 24時間毎	投与間隔	24時間毎	24～36時間毎	48時間毎	HD C_{cr}<10と同量、透析後投与 CAPD C_{cr}<10と同量 CRRT C_{cr} 10～50と同量	
ピラジナミド	9/26	25 mg/kg 24時間毎	1回投与量	100%	100%	12～25 mg/kg 24時間毎	HD 透析終了毎に25 mg/kg投与 CAPD C_{cr} 10～50と同量 CRRT C_{cr} 10～50と同量	
アシクロビル	2～4/20	5～10 mg/kg 8時間毎	1回投与量、間隔	100% 8時間毎	100% 12～24時間毎	50% 24時間毎	HD C_{cr}<10と同量、透析後投与 CAPD C_{cr}<10と同量 CRRT 5～10 mg/kg 24時間毎	

（つづく）

表2 抗菌薬投与法一覧（つづき）

抗菌薬	半減期（時間）（正常腎機能/腎疾患末期）	正常腎機能での投与量	投与量の調節方法	推定 C_{cr} (mL/分) による投与量調節 >50	10~50	<10	血液透析（HD），腹膜透析（CAPD）持続的腎代替療法（CRRT）	備考
ファムシクロビル	2.3~3.0/10~22	500 mg 8時間毎	1回投与量，間隔	100% 8時間毎	100% 12~24時間毎	50% 24時間毎	HD C_{cr}<10と同量，透析後投与 CAPD C_{cr}<10と同量 CRRT 適応なし	
バラシクロビル	2.5~3.3/14	1 g 8時間毎	1回投与量，間隔	1 g 8時間毎	1 g 12~24時間毎	0.5 g 24時間毎	HD C_{cr}<10と同量，透析後投与 CAPD C_{cr}<10と同量 CRRT 5~10 mg/kg 24時間毎	
ガンシクロビル	3.6/30	導入 5 mg/kg 12時間毎（点滴）	1回投与量，間隔	5 mg/kg 12時間毎	1.25~2.5 mg/kg 24時間毎	1.25 mg/kg 週3回	HD C_{cr}<10と同量，透析後投与 CAPD C_{cr}<10と同量 CRRT データなし	
		維持 5 mg/kg 24時間毎（点滴）		2.5~5.0 mg/kg 24時間毎	0.6~1.25 mg/kg 24時間毎	0.625 mg/kg 週3回	HD C_{cr}<10と同量，透析後 0.6 mg/kg 追加 CAPD C_{cr}<10と同量 CRRT データなし	
		1 g 8時間毎（経口）		0.5~1 g 8時間毎	0.5~1 g 24時間毎	0.5 g 週3回	HD C_{cr}<10と同量，透析後 0.5 g 追加 CAPD C_{cr}<10と同量 CRRT データなし	
バルガンシクロビル	4/67	900 mg 12時間毎（経口）	1回投与量，間隔	900 mg 12時間毎	450 mg 24~48時間毎	使用しない	使用しない	

アミノグリコシド系	1日1回投与法 腎機能に応じた投与量					
C_{cr} (mL/分)	>80	60~80	40~60	30~40	20~30	10~20	0~10
	mg/kg/24時間				mg/kg/48時間	mg/kg/72時間
ゲンタマイシン／トブラマイシン	5.1	4	3.5	2.5	4	3	2
アミカシン	15	12	7.5	4	7.5	4	3

loading dose を考慮しなくても問題のないことが多いが，疾患が中等症〜重症の場合は，すばやく定常治療域に達することが重要であり，loading dose を考慮する．
- 腎障害時の抗菌薬投与量，投与間隔の表は出典によって多少の違いがあるが，使い慣れたものを使用すればよい（腎障害時のより詳細な抗菌薬投与法については，Johns Hopkins の ABX Guide などが参考となる．http://prod.hopkins-abxguide.org/）．
- 一般的に，血液透析（HD）と腹膜透析（CAPD）では C_{cr}＜10 mL/分の投与量が適応され，持続的腎代替療法（CRRT）では，C_{cr} 10〜50 mL/分の投与量が適応される．ただし，必ず成書で確認すること．
- 血液透析（HD）では，透析中に抗菌薬の一部が除去されるため，透析終了後に抗菌薬が投与されるようにタイミングを調節する．投与間隔が長い場合は，透析後に追加投与する場合もある．
- 表2の投与量は，国内の保険適用量と異なるものがあることに留意する．

●治療薬物モニタリング（therapeutic drug monitoring：TDM）

治療薬物の有効性を増し，毒性のリスクを減らす目的で，近年，薬剤部から医師への情報提供として臨床現場で活用されているものに TDM がある．患者の年齢，性別，体重，Cr 値，薬物血中濃度などの臨床データを基に，薬剤師がコンピュータのソフトウェアを用いて薬物動態的解析を行い，医師に薬剤の推奨投与量や投与間隔の情報を提供するものである．TDM 支援ソフトウェアのある抗菌薬には，バンコマイシン，テイコプラニン，アルベカシンなどがある（日本 TDM 学会ホームページ，ソフトウェアの紹介を参照のこと．http：//jstdm.umin.jp/index.html）．

TDM 解析の結果は，腎機能正常時はもちろんのこと，腎障害時にも有用な指針を与えてくれるため，これらの薬剤の投与量決定に迷った場合は，薬剤部に TDM 解析を依頼して，その指針に従って初期投与量，投与間隔を決定するのも1つの方法である．その後，血中濃度をモニターして投与方法に微調整を加えるとよい（参考：バンコマイシンの場合，通常4回目の投与直前にトラフ値を測定する）．腎機能が急激に変化している場合や，血液浄化療法を必要とする状況では，TDM 解析が使用できないことに注意する．それぞれの薬剤の目標トラフ値を表3に示す．

肝障害時の抗菌薬の使い方

肝臓を主たる代謝・排泄経路とする抗菌薬は，肝障害時にはその薬剤や代謝産物が体内に蓄積し，副作用や毒性発現につながる可能性がある．表4に肝障害時に投与量の調節を考慮する薬剤を示す．しかし，どの程度の肝障害時にどのような投与量や投与間隔の調節をすればよいのかは，腎障害時と比べてデータが乏しい．添付文書を見ても「注意して使用すること」，「減量を考慮」などの記述のみで，しば

表3 薬剤の目標トラフ値，ピーク値[4,5,6]

抗菌薬	目標トラフ値	目標ピーク値
バンコマイシン	少なくとも15 μg/mL（MRSA株のMICが1 mg/Lの場合） 15～20 μg/mL（MRSAによる菌血症，心内膜炎，骨髄炎，髄膜炎，院内肺炎）	ピーク値と毒性の因果関係は乏しい
テイコプラニン	10～20 μg/mL（重症では≧20 μg/mL）	<60 μg/mLで腎毒性減少
アルベカシン	<2 μg/mLで腎毒性減少	9～20 μg/mL

＜採血のタイミング＞ トラフ値（最低血中濃度）：通常，次の薬剤投与の直前（30分以内）．ピーク値（薬剤毎に異なる）：バンコマイシンおよびテイコプラニン（点滴終了後1～2時間），アルベカシンなどのアミノグリコシド系（点滴終了直後，または筋注後30分）．

表4 肝障害時に投与量の調節が必要となりうる抗菌薬[2,3]

抗菌薬	抗真菌薬	抗結核薬	抗ウイルス薬
セフトリアキソン（重症肝腎障害max 2 g/日） キヌプリスチン・ダルホプリスチン クロラムフェニコール クリンダマイシン メトロニダゾール ナフシリン	ボリコナゾール（Child-Pugh A and Bでは，維持量を50%に減量） イトリゾール	イソニアジド リファブチン リファペンチン リファンピシン	アバカビル アタザナビル インジナビル エファビレンツ ダルナビル デラビルジン ネビラピン ネルフィナビル ホスアンプレナビル リマンタジン ロピナビル

しば明確な指針がない．一般的に，①急性の肝障害，②腹水や黄疸のある重症の肝不全，③同時に腎不全がある場合（主として肝臓で代謝・排泄される薬剤でも，少量は尿からも排泄されているものであり，肝障害と腎障害の合併は薬剤の蓄積を助長する）は，表3に示された薬剤について添付文書などを確認して投与量の調節を検討する．

文献
1) Gilbert B, et al：Use of antibacterial agents in renal failure. Infect Dis Clin North Am 23(4)：899-954, 2009.
2) Gilbert DN, et al：The Sanford Guide to Antimicrobial Therapy. 40th ed, Antimicrobial Therapy, 2010.
3) Bartlett JG：Pocket book of infectious disease therapy 2005-6. 13th ed, p41-61, Lippincott Williams & Wilkins, 2005.
4) Mandell GL, et al：Principles and Practice of Infectious Diseases. 7th ed, p270-271, p458, p718-

741, Churchill Livingstone, 2010.
5) Rybak MJ, et al：Therapeutic monitoring of vancomycin in adults summary of consensus recommendations from the American Society of Health-System Pharmacists. The Infectious Diseases Society of America, and the Society of Infectious Diseases Pharmacists. Pharmacotherapy 29：1275-1279, 2009.
6) 抗MRSA薬使用の手引き　硫酸アルベカシン　社団法人日本化学療法学会　http://www.chemotherapy.or.jp/journal/reports/koMRSAiinkai.html

あとがき

本書は2009年8月に出版された『市中感染症診療の考え方と進め方—IDATEN感染症セミナー』の続編である．

毎年2回のIDATEN感染症セミナーは現在も進行中であり，市中感染症を中心としたサマーセミナーと病院内感染症・免疫不全患者感染症を中心としたウインターセミナーから成り立っている．

本書は後者をメインにとりあげている．大曲貴夫先生，そして編集委員の笠原敬先生，岩渕千太郎先生らと話し合い，2010年春先より編集会議が進んで行った．

「日本人による執筆で日本語で，2010年の時点での国内の臨床感染症（病院内感染症・免疫不全者感染症）の現場の雰囲気をまとめたい」という強い思いのベクトルに，バックグラウンドが異なるさまざまな人たちを放り込んだらどんな本ができあがるだろうか？ ということを念頭において作業が進んだ．こうして非常に優れた一冊ができあがった．市中感染症診療を扱った前書と一緒に目を通していただけると，国内における現在の臨床感染症の大枠が理解できるのではないかと思う．

本書がこうして完成することができたのも，IDATEN世話人を中心とした，本書の執筆陣のみなさん，そして毎回セミナーの運営で協力していただいている現地スタッフのみなさんのおかげであり，とても感謝している．本書の構想がでて，編集会議，執筆と話が進むなかで，2010年4月以降は，個人的には日常業務の合間をぬってやりくりしていく毎日であった．そのときに私の職場であるICU/CCUをローテートしてくれ，手となり足となり私を助け，そして昼夜を問わず患者さんの診療にたゆまぬ努力を惜しまなかったローテーターである17人—住田鋼一，池田響子，角張玲奈，中村嘉，岩田啓芳，東田京子，福留賢二，碓井文隆，勅使河原悟，来住知美，林理生，堀裕貴，夜久英憲，張耀明，木下高之介，岩切正樹，渡部寛—うちの最高のシニア・ジュニアレジデントに本書を贈りたい．またいつものことながら，わがままに30半ばまで好き勝手生きてきた自分を温かく見守ってくれた両親と姉に感謝しています．ありがとう．

この一冊が読者の日々の感染症臨床の現場で役に立ち，ひいては目の前にいる患者さんの健康状態の改善につながり，そして日本のこれからの臨床感染症のさらなる発展につながることを祈ってあとがきを終わりにしたい．

2011年1月正月の夜中，いつものICU奥にて

日本感染症教育研究会　感染症セミナー担当

大野博司

和文索引

あ

アシクロビル　285
アシネトバクター　254
　──，多剤耐性　255
アスペルギルス　218
アズトレオナム　82, 264
アゾール系抗真菌薬　279
アミノグリコシド系抗菌薬　267
アムホテリシン B　278
アムホテリシン B リポソーム製剤　278
アメーバ赤痢　275
アルブミン　131
アルベカシン　261
アンピシリン・スルバクタム　255
亜急性髄膜炎
　──，HIV 患者の　208
　──，免疫不全患者の　209

い

イトラコナゾール　280
インフルエンザワクチン　133
医療関連肺炎　109
医療ケア関連肺炎（HCAP）　39

え

エンテロバクター　252
液性免疫回復　182
液性免疫の低下　223

お

オプソニン化　164
黄色ブドウ球菌　118

か

カテーテル関連血流感染症　59
　──，短期留置型カテーテル CRBSI での抗菌薬の投与期間　63
　──，長期留置型カテーテル CRBSI での抗菌薬の投与期間　64
　── のエンピリック治療　61
　── の合併症　64
　── の原因微生物　61
　── の最適治療（definitive therapy）　62
　── の診断　60
カテーテル関連尿路感染症　52
　──，予想される原因微生物　54
　── の診断　53
　── の治療　54
　── の定義　53
カテーテル関連無症候性細菌尿の定義　53
カルバペネマーゼ　251
カルバペネム系抗菌薬　264
カンジダ属　256
ガンシクロビル　285
肝硬変による免疫抑制　129
肝細胞癌　133
肝障害時の抗菌薬の使い方　300
肝排泄の抗菌薬　150
感染性心内膜炎　97, 99
　──，人工弁の　87

き

キヌプリスチン　261
キャンディン系抗真菌薬　282
気管支鏡検査　224
偽痛風発作　15
急性細菌性髄膜炎　203
　── のエンピリック治療　205
　── の原因微生物　204
急性髄膜炎の古典的三徴　203

く

クリプトコッカス髄膜炎　209
　── の治療　32
クリンダマイシン　82
クレブシエラ　251
クロストリジウムディフィシル感染症 → CDI
グラム陰性桿菌　249
グラム陽性球菌　244

け

下痢症の鑑別診断，院内で発症した　69

結核　146
　——，透析患者の　148
血液透析（HD）　300
血液透析時の発熱　147
血液ブラッドアクセス感染　153
嫌気性菌　256

こ

コアグラーゼ陰性ブドウ球菌（CNS）　118
個人防護装備　233
好中球減少　222
抗菌薬ロック　155
抗菌薬ロック療法　156
抗真菌薬　276
　——のスペクトラム　277

さ

サイトメガロウイルス（CMV）感染症　290
サイトメガロウイルス（CMV）肺炎　225
サイトメガロウイルスアンチゲネミア　194
サイトメガロウイルス感染症に対する pre-emptive therapy（先制攻撃的治療）　238
サイトメガロウイルス抗原　238
ザイボックス　260
細菌性髄膜炎の診療アルゴリズム　204
細胞性免疫回復　182
細胞性免疫障害　192
　——で問題となる原因微生物　193
　——をきたす薬剤　192
細胞性免疫不全　223
細胞内寄生微生物　192

し

シトロバクター　252
ジスルフィラム様反応（嫌酒薬作用）　275
持続的腎代替療法（CRRT）　300
手術創部感染症の予防法　81
手術創分類（surgical wound classification）　83
手術部位感染症　77, 86, 109
　——の原因となる微生物　86
　——の診断　78
　——の診断基準　79
　——の治療法　78
　——の定義　77
　——のリスクファクター　80
腫瘍熱　176
重症肺炎球菌感染症　133
重症敗血症　21
術後心内膜炎の原因微生物　88
術後の発熱
　——，基礎疾患に関連した感染症　14
　——，手術領域別の手術部位感染症（SSI）　14
　——，非感染性疾患　14, 15
　——，ルートと関連した感染症　13
　——の原因　10
　——へのアプローチ　10
心臓血管外科術後感染症　86
心内膜炎，MRSA の　91
侵襲性糸状菌感染症　217
真菌　256
　——，臨床的に問題となる　276
深部切開部（deep incisional）手術部位感染症の診断基準　79
人工関節感染　117
　——の外科的治療　121
　——の原因微生物　118, 122
　——の抗菌薬　122
　——のリスク因子　117
人工呼吸器関連肺炎　39, 232
　——で多剤耐性菌が原因微生物と想定されるリスク　42
　——の原因微生物　41
　——の診断　40
　——の治療期間　44
　——の治療における抗菌薬の用法・用量　43
　——の病態生理　39
　——のマネジメントの考えかた　42
　——の予防　46
　——を引き起こす要因　40
人工呼吸器関連肺炎の予防策　233
　——，加湿器用の水の管理　234
　——，気管チューブの挿管ルート　233
　——，吸引カテーテルのタイプと交換　234
　——，手指衛生　233
　——，上部消化管蠕動運動の促進　233
　——，人工呼吸回路の交換　234
　——，人工呼吸器用加湿器のタイプ　234

―――, 挿管中の持続的声門下吸引　234
―――, 半坐位(セミリカンベント体位)の保持　233
――― の予防的抗菌薬投与における問題点　235
人工物感染　7, 87
人工弁心内膜炎　89
人工弁心内膜炎の治療　89
腎盂腎炎, 気腫性　140
腎障害時の抗菌薬の使い方　294
腎排泄の抗菌薬　150

す

スケドスポリウム　218
ステロイド・免疫抑制薬使用中の患者　241
ストレプトグラミン系抗菌薬　261
スルファメトキサゾール・トリメトプリム　256, 271
髄液検査　206
髄液検査再検　207
髄膜炎の原因微生物, 細胞性免疫低下時の　32

せ

セファゾリン　82, 100
セフォタキシム　131
セフメタゾール　82
セラチア　252
接合菌　218
浅部切開部(superficial incisional)手術部位感染症の診断基準　79
潜在結核の治療　197
全身性炎症反応症候群　10, 20
――― の診断基準　10

そ

造血幹細胞移植　181
造血幹細胞移植時
――― のウイルス感染対策　238
――― の環境・食品の感染対策　240
――― の感染症予防　238
――― の原虫感染対策　239
――― の細菌感染対策　238
――― の真菌感染対策　239
――― のワクチン　240

臓器・体腔(organ/space)手術部位感染症の診断基準　79

た

ダイアライザー　147
ダプトマイシン　262
ダルホプリスチン　261
多剤耐性病原菌(MDRP)　39
帯状疱疹　292
大腸菌　251
単純性尿路感染症　272
胆嚢炎　139
―――, 気腫性　139

ち

チゲサイクリン　262
治療薬物モニタリング　300
中心静脈カテーテル感染　109
腸内細菌科　249

て

テイコプラニン　258
デバイス　7
デバイス感染の治療　7
デバイス抜去　100

と

トキソプラズマ症　272
トポイソメラーゼ　268
糖尿病患者において特に問題となりやすい感染症　137
糖尿病患者の免疫不全　137
糖尿病性足病変　137
糖尿病性足病変感染症のエンピリック治療　138
特発性細菌性腹膜炎　129
――― の診断方法　129
――― の治療　130
――― の治療期間　132
――― の予防方法　132

に・の

ニューモシスチス肺炎　272, 273
入院中の患者の背景　3
尿毒症による免疫不全　145
尿路カテーテル感染　109
尿路感染症　52
　——, 透析患者が遷延する　149
　—— の診断　52
　—— のリスク　52
脳ヘルニア　203

は

ハベカシン　261
バイオフィルム　7, 87, 100
バイタルサイン, 術後の異常　10
バイタルサインがくずれるときに考える7疾患　11
バクテロイデス　256
バラシクロビル　285
バルガンシクロビル　285
バンコマイシン　82, 89, 90, 99, 258
バンコマイシン（経口）　71
バンコマイシン耐性黄色ブドウ球菌　246, 259
バンコマイシン耐性腸球菌　248
バンコマイシン中等度耐性黄色ブドウ球菌　259
パロモマイシン　275
破傷風トキソイド　134
肺炎球菌ワクチン　133
敗血症　11, 21
　—— の定義　20
敗血症性ショック　21
発熱性好中球減少症　173, 186, 223, 240
　——, 遷延する　227

ひ

ビダラビン　285
ピペラシリン　264
日和見感染症, 同種造血幹細胞移植治療後の　183
非感染性疾患
　——, SIRSを起こす　21
　—— による発熱の原因, ICUでの発熱　22
脾機能低下
　—— による免疫不全　164
　—— をきたす疾患　164
脾臓摘出後に起こる重症感染症　31
脾摘後重症感染症　166
　—— に必要な検査　166
　—— のエンピリック治療　166
　—— の原因となる微生物　166
　—— の治療　168
　—— の予防　167
病院内感染症
　——, 代表的な　13
　——, 頻度の高い　4
病院内肺炎　39
　—— の病態生理　39
病院内肺炎発生の予防　46

ふ

ファムシクロビル　285
フサリウム　218
フルオロキノロン　268
フルコナゾール　279
ブドウ糖非発酵グラム陰性桿菌　249
ブラッドアクセス感染の種類　154
プロテウス　251
腹水の培養　130
腹膜透析→CAPD

へ

ヘパリン　157
ヘルペス食道炎　292
ヘルペス脳炎　288
ベンゾジアゼピン離脱症候群　15
ペースメーカ, 留置するタイミング　101
ペースメーカ感染　97
　—— で必要な検査　98
　—— の症状・所見　98
　—— の診断　99
　—— の治療　99
　—— の治療期間　101
ペニシリン耐性肺炎球菌　258
ペンタミジン　275

ほ

ホスカルネット　285
ボリコナゾール　281
ポケット感染　97, 99
ポリエン系抗真菌薬　277
放射線治療　172
膀胱膿症　149

ま・み・む

マルチプロブレム　171
ミカファンギン　217, 282
無症候性細菌尿　140

め

メチシリン耐性黄色ブドウ球菌　244, 258
メチシリン耐性コアグラーゼ陰性ブドウ球菌
　247, 258
メチシリン耐性表皮ブドウ球菌　109
メトロニダゾール　274
メトロニダゾール(経口)　71
免疫不全
　――, HIV陽性患者　32
　――, 糖尿病患者の　137
　――, プレドニゾロンによる　173
免疫不全患者
　――, 高齢者　242
　――, ステロイド投与下　241
　――, 造血幹細胞移植以外の化学療法による　240
　――, 造血幹細胞移植時　238
　――, 脾摘後/脾機能不全患者　242
　――の肺陰影　222
免疫不全状態での感染症予防　237
免疫不全
　――の患者の発熱　27
　――の原因微生物　28
　――の種類　28
免疫抑制薬　174

よ

陽子線治療　173
腰椎穿刺でオーダーすべき項目　107

り

リード感染　97, 99
リネゾリド　260
緑膿菌　253
　――, 多剤耐性　253

る・ろ

ルート・カテーテル類, チェックすべき　23
ローカルファクター　6

欧文索引

A

Acinetobacter 109
Acinetobacter baumannii 254
Ambler molecular 分類 265, 266
AmpC 型βラクタマーゼ産生菌 250
antibiogram 187
Aspergillus 277
Aspergillus 抗原 194
A 型肝炎 133

B

βラクタマーゼ 266
βラクタム系アレルギー 264
βラクタム系抗菌薬 264
Bacteroides fragilis 274
Bacteroides fragiris 256
biofilm 7
Burkholderia cepacia 255
Bush-Jacoby-Medeiros 分類 266
B 型肝炎 133, 146
B 細胞 181

C

CA-ASB 53
CA-UTI (catheter associated urinary tract infection) →カテーテル関連尿路感染症
Candida 276
Candida albicans 256
Candida glabrata 257
Candida guillermondii 257
Candida krusei 257
Candida parapsilosis 257
CAPD 145, 300
CAPD 関連腹膜炎 156
―― の診断 156
CAPD 出口部感染 158
CAPD 腹膜炎 145
CD toxin 迅速検査 70
CD4T 細胞 181
CD8T 細胞 181
CDI 69, 109, 275
―― , 診断の各種検査の感度・特異度 69
―― の感染対策 73
―― の再発例に対する治療 73
―― の重症度基準 71
―― の主要な発症リスク 70
―― の治療方針 71
―― の治療方法,重症度に応じた 72
Citrobacter 109
Citrobacter freundii 252
Clostridium difficile 感染→CDI
Clostridium difficile 感染症→CDI
CMV 感染症 290
CMV 肺炎 225
Cockcroft-Gault のクレアチニンクリアランス推定式 294
CRBSI (catheter-related bloodstream infectin) →カテーテル関連血流感染症
Cryptococcus 277
Cryptococcus 抗原 194

D・E

device 7
DTP (differential time to positivity) 法 60
early presumptive therapy 227
EBV 感染 184
EGDT (early goal directed therapy) 165
Enterobacter 109, 252
ESBL (extended spectrum β lactamase) 249
Escherichia coli 251

F・G

fever work-up 11, 19
―― の適応,ICU での 20
―― の適応,術後 12
FUO (fever of unknown origin), 固形腫瘍多発転移患者の 174
GVHD (graft versus host disease) 181
GVL (graft versus leukemia) 効果 181
GVT (graft versus tumor) 効果 181

H

HAP (hospital-acquired pneumonia) →病院内肺炎
HCAP (healthcare-associated pneumonia) 39

head to toe アプローチ　24
HIV　192
hyperinfection, *Strongyloides stercoralis* の　223

I

ICU での発熱　18
　——, 感染症による発熱の原因　22
　——, 非感染性疾患による発熱の原因　22
　——, へのアプローチ　18
　—— へのアプローチ：アルゴリズム　24
ICU でよくみられる発熱の臓器別原因疾患　19

J・K・L

jolt accentuation　203
Klebsiella pneumoniae　251
local factor　6

M・N

MDRP　39
MIA 症候群　147
MRCNS　247
MRSA　109, 244, 258
MRSA 感染症　272
MRSA 腸炎　69, 246
MRSE　109
MSSA　109
NK 細胞　181
non-*albicans Candida*　257

O・P

OPSI（overwhelming postsplenectomal severe infection）→脾摘後重症感染症
Pneumocystis jirovecii pneumonia（PcP）　225
Pneumocystis jirovecii 感染の予防　196
Pneumocystis jirovecii 肺炎　241
Posaconazole　282
pre-emptive therapy（先制攻撃的治療）　184, 227
　——, サイトメガロウイルス感染症に対する　238
Proteus mirabiris　251

Pseudomonas　109
Pseudomonas aeruginosa　253

R・S

Refeeding 症候群　15
SBP →特発性細菌性腹膜炎
sepsis　11
Serratia　109
Serratia marcescens　252
SIRS（systemic inflammatory response syndrome）　10, 20
SPACE　109
SSI（surgical site infection）→手術部位感染症
Stenotrophomonas maltophilia　255, 264
ST 合剤　256, 271

T・U

TDM　300
toxin A　70
toxin B　70
UTI　52

V

VAP（ventilator-associated pneumonia）→人工呼吸器関連肺炎
Vibrio vulnificus　133
VISA　246, 259
VP シャント感染でオーダーすべき検査　107
VP シャント術後髄膜炎　108
　—— の原因微生物　108, 109
　—— の抗菌薬の投与期間　112
　—— の症状　109
　—— の診断方法　109
　—— の治療　110
　—— の予防　113
VP シャントの再挿入のタイミング　112
VP シャント抜去のタイミング　112
VRE　248
VRSA　246, 259